口腔数码摄影

——从口腔临床摄影到数字化微笑设计

主 编 刘峰 副主编 李祎 师晓蕊

第3版

编 者（按姓氏拼音排序）

韩 亮 何 畏 何桐锋 黄 懽 江 山

李 祎 刘 峰 刘 星 刘诗铭 刘欣然

彭 勃 师晓蕊 田 雨 王 莹 徐明明

许桐楷 余 涛 张振生

人民卫生出版社

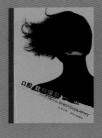
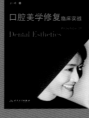
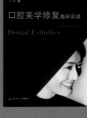

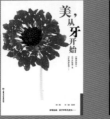
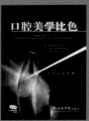

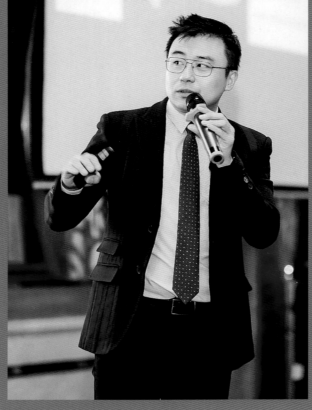

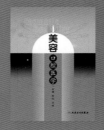
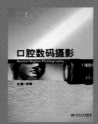
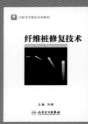
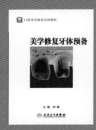

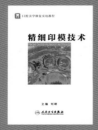
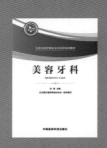
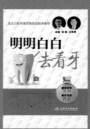
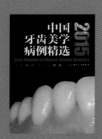

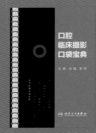
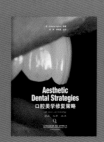

刘　峰　主任医师

北京大学口腔医院门诊部副主任、门诊部培训中心主任、综合科主任

中华口腔医学会·口腔美学专业委员会常务委员

中华口腔医学会·口腔修复专业委员会委员

中国整形美容协会·口腔整形美容分会常务委员

全国卫生产业企业管理协会·数字化口腔产业分会　前任主任委员兼名誉会长

欧洲美容牙医学会（ESCD）认证会员兼中国区主席

国际计算机牙科学会（ISCD）认证国际培训师

美国美容牙医学会（AACD）、日本审美齿科学会（JEAD）会员

核心期刊发表论文、讲座五十余篇

担任《中华口腔医学杂志》等多种学术期刊的编委、审稿专家

主编、主译出版专著 19 本

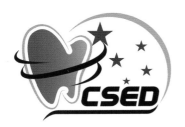

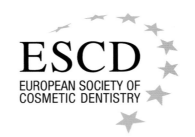

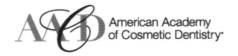

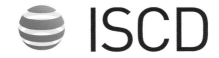

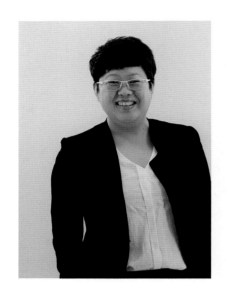

李 祎

口腔修复学硕士，副主任医师，北京大学口腔医院门诊部综合科医师，中国整形美容协会口腔整形美容分会委员，日本审美齿科学会会员。一直从事口腔美学修复的临床和教学工作，在北京大学口腔医院门诊部培训中心举办的美学修复系列继续教育项目中担任部分理论教学及临床指导工作。2012 年获得首届"VITA 杯医技修复技术比赛"全国第二名。参与编写《口腔数码摄影》(第 2 版)《纤维桩修复技术》《美学修复牙体预备》《精细印模技术》等专业书籍。中华口腔医学会口腔美学临床摄影规范专家组成员。

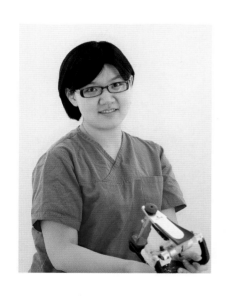

师晓蕊

口腔修复学博士，主治医师，2010 年毕业于北京大学医学部口腔医学院，师从徐军教授。中华口腔医学会口腔美学专业委员会青年委员，全国卫生产业企业管理协会数字化口腔产业分会委员，日本齿科审美学会会员，欧洲美容牙科学会（ESCD）会员。关注咬合异常的临床检查、诊断及多学科综合分析，病例收入《中国牙科美学病例精选 2015》。参与国际多中心合作项目 2 项，并参与人民卫生出版社《口腔数码摄影（第 2版）》《纤维桩修复技术》《美学修复牙体预备》《精细印模技术》《口腔固定修复学》等临床专著的编写，完成多项国内外专业培训，担任维也纳大学第一届跨学科咬合重建学习班全程翻译。曾获欧洲美容牙科学会（ESCD）2016 年会 Poster评选三等奖。2016 年赴维也纳大学访问交流。

韩 亮

曾任中华口腔医学会副秘书长,《中国口腔医学继续教育杂志》编委、主编助理,中华口腔医学会口腔设备器材分会委员（兼工作秘书）,北京大兴兴业口腔医院副院长。毕业于第四军医大学口腔医学院,口腔医学硕士。目前主要从事口腔门诊经营管理、口腔门诊团队建设、口腔医学数字化研究、口腔健康科普宣传的相关工作。多次参与口腔医疗机构、金融机构、社区、媒体等组织的口腔专业讲座和健康科普宣传活动。

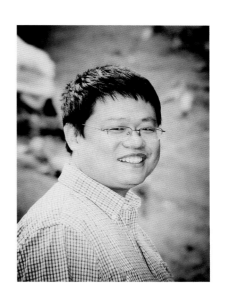

何 畏

口腔正畸学硕士,毕业于西安交通大学口腔医学院,中国首位国际认证口腔美学DSDmaster,中华口腔医学会口腔美学专委会委员,西安雅至口腔负责人,作为特邀编委参编了由王兴、刘峰主编的《中国牙齿美学病例精选2015》并有2个病例被收录。义获嘉美学讲师,韩国"Taward World"口腔医院特邀医师,国内最早研发DSD数字设计并用于临床的医生之一。韩国第34届口腔年会的特邀嘉宾,分别在北京、上海、福建、杭州、南京、长春、大连、长沙等二十多个城市开展全国DSD美学设计巡讲,为上千名牙医进行现场实战授课。

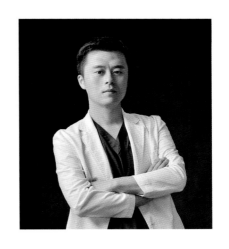

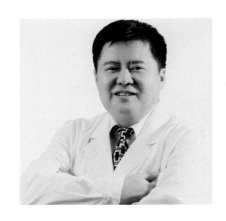

何桐锋

　　中华口腔医学会会员，北京口腔医学会口腔种植学专业委员会常务委员，北京口腔医学会镇静镇痛专业委员会委员，国际口腔种植医师学会会员（ICOI），华人美学牙科学会（IFED 国际美学牙科联盟成员）前荣誉副会长，世界牙科论坛《美容与种植》杂志编委，Dental ED 会员。1985 年毕业于第四军医大学，于中国人民解放军总政治部机关门诊部口腔科工作 13 年，退伍后创建"华彬齿科"，目前拥有北京枫景口腔门诊部等 2 家高品质诊所。

　　何桐锋医师是国内最早运用全瓷技术开展牙齿美容修复的医师之一，在口腔美容、种植、失败案例二次修复、疑难复杂案例的诊断与治疗方面有丰富的临床经验。

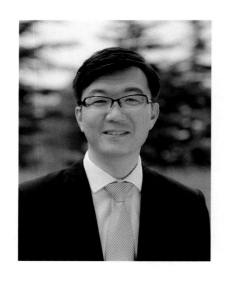

黄　懽

　　丹麦奥尔胡斯大学皇家牙科学院博士毕业。北京盖德口腔主任，华人美学牙科学会秘书长，北京口腔医学会民营口腔医疗分会秘书长，中华口腔医学会美学分会委员，2014 年美国加州大学（UCLA）牙科学院美学修复培训中国区主任，2008 年至今任 glDE/Loma Linda 种植及美学大师课程中国区主任，DTI《世界牙科论坛报》中文版总编，《美容与种植》中文版主编，《种植论坛报》中文版主编，美国牙科学会 ADA 会员，中华口腔医学会口腔器械材料分会常委。

江　山

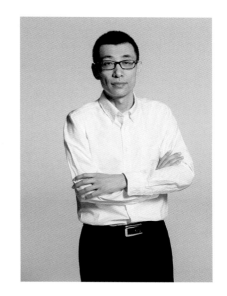

　　北京诺亚口腔主任。1989 年毕业于首都医科大学口腔系，进入北京精良齿科，负责临床美学修复。1993 年出版国内第 1 本烤瓷修复技术专业著作。1995 年，加入义获嘉伟瓦登特公司，就任中国技术总监，在全国各大口腔医院、院校举办了数百次的演讲。2002 年，参与 EMAX 铸瓷研发和试用，并命名 EMAX 为"易美"。 2004 年参与了国内口腔医学教材的编写。2005 年成立北京诺亚口腔诊所，2006 年率先开展了国内最早的不磨牙瓷贴面技术，积累了很多 MICD 微创瓷贴面的临床经验。2016 年担任 EMAX 的全球美学大赛的评选专家之一。

刘　星

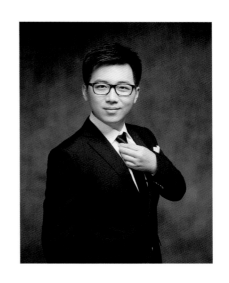

　　2014 年毕业于北京大学口腔医学院，师从邓旭亮教授，获得口腔修复学博士学位。现为北京大学口腔医院门诊部综合科医师，临床方面主要侧重于固定修复学、综合性美学治疗、口腔医学数字化的工作及研究，科研方面主要致力于骨再生及材料生物组织相互作用的相关课题。现为中华口腔医学会会员，欧洲美容牙科学会（ESCD）会员。2016 年晋级第二届 CEREC 好声音全国比赛八强。

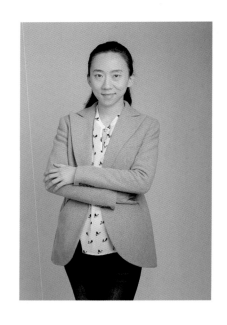

刘诗铭

毕业于北京大学口腔医学院，口腔修复学博士，中华口腔医学会会员，修复专委会会员，欧洲美容牙科学会（ESCD）会员。关注口腔修复材料相关的临床和基础研究，擅长牙体缺损修复设计，牙列缺损的多学科综合治疗以及种植修复，发表多篇国内核心期刊、EI 以及 SCI 收录文章，参与《纤维桩修复技术》，人民卫生出版社《口腔固定修复学》等专著的编写。自 2012 年起参与北京大学口腔医院门诊部培训中心美学牙科培训，担任维也纳大学第三届跨学科咬合重建学习班全程翻译。2016 年赴瑞士日内瓦大学访问交流。

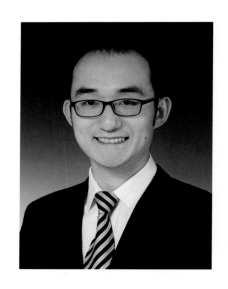

刘欣然

毕业于北京大学口腔医学院，2013 年取得口腔修复学博士学位，师从王新知教授。全国卫生产业企业管理协会数字化口腔产业分会青年委员。欧洲美容牙科学会（ESCD）会员。毕业后就职于北京大学口腔医院门诊部综合科，临床主要专注于各类口腔直接、间接固定修复以及综合性口腔美学治疗。参与《美容牙科》（北京市美容牙科主诊医师培训教材）、《中国牙齿美学病例精选 2015》等专业著作的编写，在中华口腔医学会口腔美学专业委员会"一步一步做好口腔美学临床摄影"工作中担任实习教师。2017 年赴日内瓦大学访问交流。

彭 勃

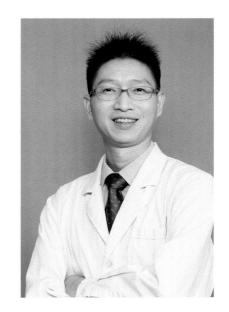

1996 年毕业于中南大学湘雅口腔医学院（原湖南医科大学），现任瑞尔齿科深圳地区医务总监，资深美容修复专科医生。美国美容牙科学会 AACD 会员，欧洲美容牙科学会 ESCD 会员。担任中国整形美容协会口腔整形美容分会第一届委员，中华口腔医学会口腔美学专业委员会委员，全国卫生产业企业管理协会数字化口腔产业分会常务委员。曾赴韩国、美国、德国、意大利进行美学牙科专业学习与深造。在口腔美学修复及口腔数码摄影等方面积累了丰富经验并发表多篇美学修复临床专业论文。2016 年获国际计算机牙科学会（ISCD）认证培训师。

田 雨

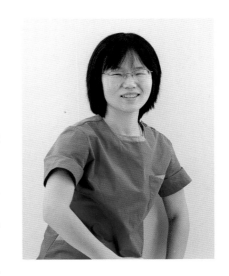

博士，北京大学口腔医学院门诊部综合科主治医师，中华口腔医学会牙周专业委员会会员。2000—2010 年就读于北京大学口腔医学院，师从孟焕新教授，获口腔临床医学学士、硕士和博士学位。目前主要从事牙周病的综合治疗设计、牙周手术和非手术治疗以及种植外科治疗等。专注于牙周和种植体周红白美学相关的软硬组织处理。

参加多项牙周领域相关的国家自然科学基金和首都卫生行业发展基金等科研项目，以第一作者在国内外学术刊物发表论文 3 篇，其中 SCI 收录 1 篇。

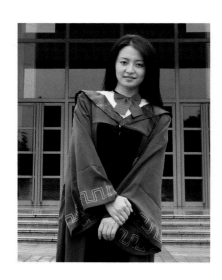

王 莹

　　口腔修复学硕士，住院医师。中华口腔医学会会员，中华口腔医学会口腔生物医学专业委员会会员。2013年毕业于北京大学口腔医学院，现就职于北京大学口腔医院门诊部综合科从事口腔综合治疗工作，以涉及牙体、修复及牙周等多疾病的综合治疗为主要研究方向。研究生期间从事骨再生方面的基础和临床研究，主攻可降解支架和可降解膜的设计、制备、细胞与动物实验评价以及临床前应用研究。第一作者身份发表SCI论文2篇，累计影响因子5.874。

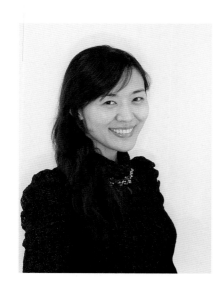

徐明明

　　博士，副主任医师，中华口腔医学会修复专业委员会委员，中国生物材料学会青年委员，现任北京大学口腔医院科研处副处长。专注于口腔美学修复、功能性颌骨缺损数字化修复及口腔材料学研究。参与"国家863计划""国家支撑计划""国家自然科学基金"等多个研究项目课题，实现了重度颌骨缺损的数字化序列修复；致力于多中心口腔医学临床研究和数字化医学研究平台建设，作为负责人组织建立了我国第一个以口腔医学临床研究为目的、多点多层多中心的网络平台，并将此平台在基层推广应用。发表相关文章16篇，其中SCI收录6篇，主译论著1本。2014年获国际计算机牙科学会（ISCD）认证培训师。

许桐楷

2001 年考入北京大学医学部口腔医学专业，2009 年获口腔临床医学博士学位，同年留校工作至今。2012—2013 年，赴美国罗切斯特大学，完成高等口腔综合医师培训项目（AEGD）。回国后被聘为北京大学口腔医院首批综合主治医师。曾多次赴日本、德国、法国、俄罗斯等国进行学术访问和交流。现任中国整形美容医师协会口腔整形美容分会青年委员，欧洲美容牙科学会（ESCD）会员。参编参译多部口腔医学专著，撰写论文若干。主要研究方向为口腔色彩学、全瓷粘接修复及口腔教育学。

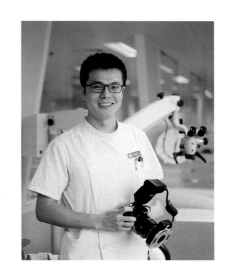

余 涛

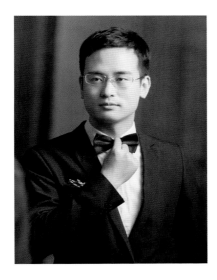

2015 年毕业于北京大学口腔医学院，获口腔医学临床博士学位，就职于北京大学口腔医院门诊部综合科，口腔综合医师，于国内核心期刊发表论文数篇，参与 1 本口腔医学专业论著编写、2 本口腔医学专业论著翻译工作。第一作者身份发表 SCI 论文影响因子 11.4。

张振生

德倍尔口腔（Diamond's Dental）创始人兼院长，全国卫生产业企业管理协会数字化口腔产业分会会长，国际计算机牙科协会（ISCD）认证培训师，国际口腔种植医师学会（ICOI）会员，华人美学牙科协会（CAED）常务理事，美国牙医协会（ADA）会员，欧洲美容牙科学会（ESCD）会员。2003 年开始应用口腔 CAD/CAM 系统，是国内使用椅旁 CAD/CAM 系统最早、制作椅旁 CAD/CAM 修复最多的专家之一。德国 SIRONA 牙科学院顾问以及 CEREC 高级培训讲师，曾受邀到国内众多大学院校进行椅旁 CAD/CAM 数字化美学修复的高级系列培训课程。2016 年获欧洲美容牙科学会年会 Poster 评选第一名。

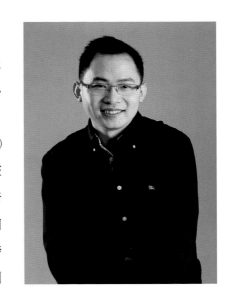

前言

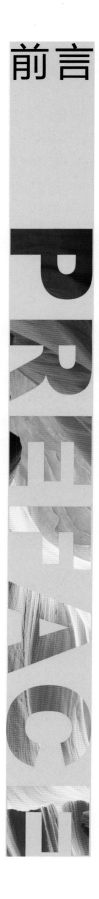
PREFACE

医学摄影在临床工作中的意义早已被各学科的医学工作者所认识，尤其是带有手术性质的医学学科的工作者，对此的认识更为深刻。口腔医疗是一门实践性非常强的医学学科，利用摄影手段加强病例资料的记录，利用摄影影像对病例进行分析、方案设计，强化和患者及其他相关部门的信息交流，对于我们的临床治疗设计、患者教育、同行交流等方面能力的提高都会有很大的帮助。

摄影近年来在口腔医学中得到了广泛的应用，尤其是在口腔美学治疗中，摄影的作用更是举足轻重的。近年来口腔美学领域发展如火如荼，成熟的口腔临床摄影技术是其发展的重要支持。本书重点介绍口腔医学各亚学科通用的基本临床影像的拍摄，同时结合口腔美学治疗的需要，重点介绍了国际上各个口腔美学相关学会的规范、标准，以及临床影像在口腔美学治疗中的应用。

时隔五年，再次修订出版第 3 版，章节框架整体与前两版相比较有了一定的调整。

前半部分为基础知识、摄影器材选择和基础应用部分，结构上虽然没有明显变化，但内容较前两版更加充实，并且能够体现出在时代日新月异、硬件设备迅速提升换代的时代，该如何认识我们的临床摄影器材。

后一半内容变化较大。对各种临床影像进行全新的梳理，可以令临床医生更清晰地理解和记忆各种临床影像；影像的后期处理和应用部分，加入了近年来非常火热的"数字化微笑设计 DSD"的基本流程，将摄影对临床的指导作用充分发挥；基于临床摄影的口腔美学治疗中也加入了相关的综合性口腔美学治疗病例，更好地展示临床摄影的意义；附件中收录的多种规范和拍摄要点，可以成为临床拍摄最直接的助手……

本书贴近时代的发展，全面展示口腔临床摄影的意义、原则、方法、标准与规范，既可作为学习口腔摄影的入门读物，也可以作为对口腔美学治疗感兴趣的医生、技师进一步提高的读物。对于已经读过前两版的老读者，相信从第 3 版中也能获得更全面、更深入、更系统、更具时代感的知识体系，有助于更清晰地理解科学、规范的口腔临床摄影的理念和方法。

希望不同层次的读者都能从本书中读到有益的内容，能够对每位读者的工作都有一定的帮助与启发。

刘 峰
2016 年 7 月

自序
第 3 版

时隔五年，再次接到出版社修订《口腔数码摄影》第 3 版的邀约。虽然前前后后已经主编出版了 10 余本专业书籍，但对于《口腔数码摄影》这本书的感情仍旧无法替代。

十多年前，在我还是一个很小的医生的时候，凭借自己的好奇心和不放弃的韧性，在北大口腔几位老师、前辈的支持之下，在临床摄影这个小小的技术领域找到了小小的突破点，与此同时，也对于自己的口腔美学临床工作有了极大的促进。也得益于临床摄影的帮助，我留存了大量的临床病例资料，成为了在中国能拿出大量成功案例的口腔美学医生之一。

非常幸运的是，在早年间我就开始和江山、何桐锋等业内的前辈们有了很深的交往，向他们学习了很多口腔美学的临床技术；同时在很多年前就和韩亮、黄懂等年龄相仿的业内精英成为兄弟、战友。在这些具有共同志向的同道的带领之下，我有了第一次主编一本书的机会，那就是《口腔数码摄影》，那时是 2005 年。

2006 年，第 1 版《口腔数码摄影》出版，成为中国第一本专门针对口腔临床摄影技术的专著。由于捕捉到了一个技术的空白，这本书迅速被广大临床医生所知晓，成为很多希望学习口腔临床摄影技术的医生的首选读物。在几年之中，几次加印，很多医生通过学习这本书走入了口腔临床摄影的天地。《口腔数码摄影》，以及之后一年出版的、完全由我一个人执笔完成的《口腔美学修复临床实战》，成为早期我的两本代表作，很多医生认识我，就是从这两本书开始。

摄影技术对于口腔临床医生确实是非常具有意义的。随着口腔临床摄影技术的普及，中国的口腔美学医生的临床能力有了快速的提高，2010 年前后，我们已经能看到一批技术实力超群、临床摄影能力很强的年轻医生涌现出来。

一枝独秀不是春，百花齐放春满园。

那时的感觉，是中国口腔美学的初春已到，全国各地，点点花开。

2010 年下半年，接到出版社修订出版《口腔临床摄影》第 2 版的邀约。客观地讲，由于自己对于临床摄影认识的逐渐深入，那时已经感觉到第 1 版书的内容稍显单薄，有不少新的内容可以进行添加，仔细地修正。经过四个月的奋战，第 2 版书在 2011 年顺利出版。

第 2 版希望实现的感觉是一本金色的宝典，通过阅读这本书，口腔医生可以迅速的入门口腔临床摄影，就像挖掘到一片未曾涉足的金矿。口腔美学领域一直是口腔临床医生学习的重点，临床摄影技术又是实现、记录口腔美学治疗的必须工具，于是《口腔数码摄影》第 2 版依旧持续热销，五年内又是几次断货、多次加印。

近几年来，各地能拿出非常精美的病例的医师、讲师已经随处可见，各种讲课中拿出照片质量很低的讲师已经越来越少。2014 年底，开始协助王兴会长编辑《中国牙齿美学病例精选 2015》，全国各地临床医生交过来的一百多份口腔美学病例中，拍摄非常精美的比例非常之高，有一些病例图片拍摄的水平已经让我自己感到惊叹。一切都说明，中国的口腔美学临床治疗能力已经有了极大的提高，中国的口腔临床摄影水平，已经有了本质的改变。

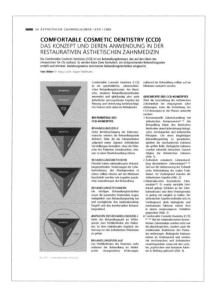

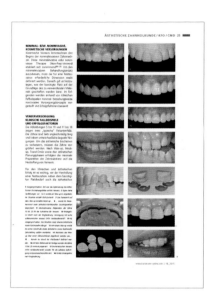

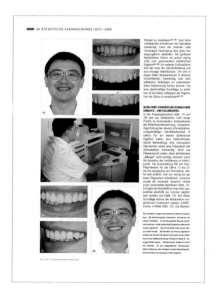

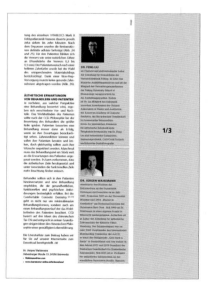

这样一种认识，在和谭建国、樊聪等老师开始发起、筹备和成立中华口腔医学会口腔美学专业委员会的过程中，也被逐渐加强。

最近这些年我参与了很多国外口腔美学专业学会的活动，最早是美国美容牙科学会 AACD，然后是欧洲美容牙科学会 ESCD、日本审美齿科学会 JAED，近两年还在 ESCD 兼任了中国区主席的工作。在与国外同行、国外学会的接触过程中，我越来越迫切地感受到，中国需要自己的口腔美学组织，中华口腔医学会应该设立这样的下属机构。

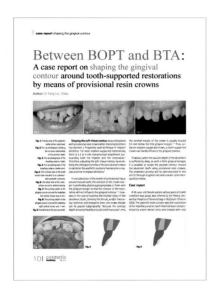

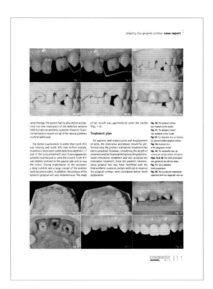

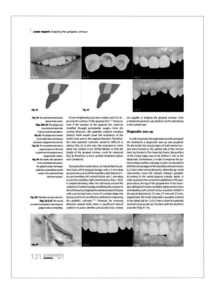

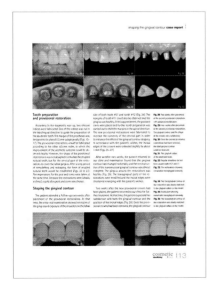

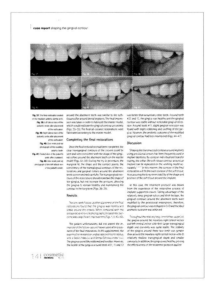

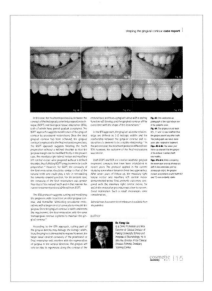

终于，经过将近两年的前期准备，在做了很多具体筹备工作之后，中华口腔医学会口腔美学专业委员会在 2015 年 9 月正式成立。在学会还没有正式成立之前，谭建国老师就和我说，我们的专业委员会要为我们国家的口腔美学事业做一点实事，努力促进更多同仁的成长，同时也要努力在国际舞台上展现中国的风貌。其中一个具体的工作，或者说口腔美学专业委员会成立以后要做的第一个具体工作，就是建立"中国口腔美学临床摄影规范"，即"CSED 美学临床摄影规范"。

为什么要设立我们中国自己的规范呢？

AACD 有自己的临床摄影规范，在早期是被口腔美学医生广泛学习、认可的一套规范；但是后来，ESCD 认为 AACD 的标准比较简单、局限，仅仅考虑"美观"展示，而对于咬合、功能等问题的考虑过少，不能满足口腔美学治疗的需要，于是 ESCD 制定了自己的规范，成为被很多欧洲医生认可、遵循的规范。仔细研究可以发现，AACD 和 ESCD 两套规范的差异是非常明显的。

中国的口腔美学医生应该遵循哪一套规范呢？AACD，还是 ESCD？在来自 15 个专业院校、7 个亚专业、29 名临床专家的反复探讨下，我们结合口腔美学分析、设计、展示的需要，共同确定了由 16 张影像所组成的"CSED 美学临床摄影规范"。

这个规范是由我负责初步起草的，非常感谢谭建国主任委员把这个艰巨的任务交给我。虽然临床摄影对于我来讲似乎早就是轻车熟路，就像李谷一演唱《难忘今宵》一样，但是真的让我来起草一份能够代表中国思想的、融合口腔美学各专业需求的规范讨论稿，还是非常具有难度的。于是，利用这个契机，我带领自己的团队开始进一步认真学习、推敲，向自己并不是非常熟悉的其他专业的老师请教，在各种场合与不同领域的专家进行探讨。这个过程对于我和我的团队都是极大的促进。

当我们 CSED 的规范最终出炉以后，我的心情非常激动。我很清楚，我们的规范和 AACD 差异很明显，代表着口腔美学治疗理念的进步；我们的规范和 ESCD 有很大程度的接近，但仍有较多的区别，其中一些改变，代表着中国口腔美学医生的临床思考。我们可以很自信的向世界展示我们的规范，传达来自中国的口腔美学思想。

在制定 CSED 规范的同时，我接到了《口腔数码摄影》第 3 版的修订邀约，我感到这个时机恰到好处。通过这次的学习与思考，我们对于各种临床常用影像进行了新的梳理，对口腔临床摄影有了进一步的思考，对于和临床摄影相关的其他领域有了更多的涉猎，在这一次修订过程中，正可以全面的书写、表达出来。

这一次的修订和以往还有一个很大的不同，我被通知这本书作为人民卫生出版社的一本较为经典的专业图书，第 3 版将同期在国外发行英文版。这对于我是一个巨大的压力，同时更是一个巨大的动力。据我所知，中国医生出版的专业著作在国外以英文版的形式出版的还比较少见，如果做好，会更快的让更多国外医生认识、了解中国这个领域的发展，这与我自己、我们专业委员会希望做的工作目标非常一致。

整理书稿的过程中，回想起第 1 版出版当年的一些往事，看到江山、何桐锋、韩亮、黄懂这几个熟悉的名字，一路走来，他们每个人都已经是中国口腔医学领域、口腔美学领域中重要的引领者，感谢当年他们给我的机会，帮助我从一个小小的医生开始起步；再看看身边的李祎、师晓蕊、许桐楷、田雨、刘欣然、刘诗铭、刘星、王莹、余涛等许多科室、院里的年轻医生，还有虽然不在一起工作但一直保持着紧密联系的彭勃、张振生、何畏等民营医生中的佼佼者，是他们构成了我的强大团队，是我能够完成一项项任务的坚实后盾，有他们和我相互学习、相互促进、共同成长，是我人生中的幸福。

相信在大家的共同努力之下，这本书的第 3 版将再次焕发口腔美学的魅力。希望这本书能够帮助更多的临床医生做好自己的工作，也希望被更多的国外医生阅读，帮助中国口腔美学在世界范围内塑造更完整、清晰的形象！

最后我要特别感谢北大口腔优秀的徐明明副主任医师，她是我生活、工作、事业上完美的伴侣，时时刻刻都会给我最重要的支持、最坚定的信心，让我可以在我喜欢的道路上，一路狂奔！

刘　峰

2015 年 12 月 1 日

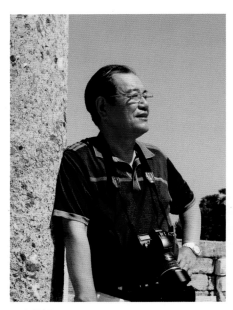

王兴教授

王兴教授

序

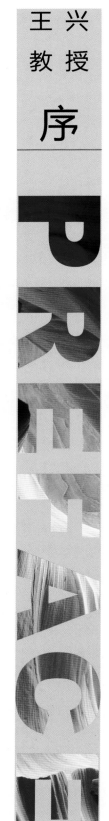

PREFACE

赞刘峰医生「口腔数码摄影」第3版正式出版

刘峰医生早在 2006 年就出版了自己的第 1 版《口腔数码摄影》，2011 年完成第 2 版修订。现在呈现在我们面前的是他的第 3 版修订。这次修订再版的《口腔数码摄影》不仅对原版进行了重新梳理，而且增添了很多新的内容，使其理论更加系统，更具临床指导意义和价值。

口腔临床医生要想提高自己的临床工作水平，要想完成高水平的研究课题，必须积累完整的图像资料，同时完整的高质量的影像资料也是教学工作所必需的。然而，一些临床医生对此缺乏足够认识，无论是在做学术报告还是给学生讲课时，其图像资料极大地影响学术报告或教学的效果，甚至让人对其水平产生怀疑。近年来由于数码摄影技术的飞速发展，在口腔医学领域已完全替代传统的胶片摄影，一本有关数码摄影技术及其在口腔医学领域具体应用的专著对口腔医生学习、应用数码摄影技术就显得非常重要。

近年来刘峰医生已经出版了自己的十多本专著，我也曾经阅读过他的一些作品，很赞赏刘峰医生的勤奋与努力。刘峰医生借助口腔临床摄影在不断提高自己临床技术的同时，又使诸多口腔界的同道分享了他依靠口腔临床摄影技术积累的临床病例资料，特别是在口腔美学修复领域，刘峰医生的工作得到了同道们的认可与肯定。他出版的《口腔数码摄影》专著，常常成为许多口腔医生学习数码摄影技术的工具书，可以说这些工作为推动我国口腔临床工作以及临床研究水平的提高做出了贡献。

得知人民卫生出版社还将这一次修订的第 3 版《口腔数码摄影》同步翻译出版英文版，推向国外市场，让更多国外的同行了解、认识中国，促进国际交流与合作。我相信这一专著的国内外出版发行，是一件值得我们自豪的好事。我也衷心地希望我们中国口腔医学工作者的工作得到国际同道的认可，为促进口腔医学的进步，增添中国口腔人贡献。

祝贺刘峰医生的第 3 版《口腔数码摄影》中英版出版发行，希望口腔医生们能从阅读这本专著受益。

中华口腔医学会名誉会长

王兴

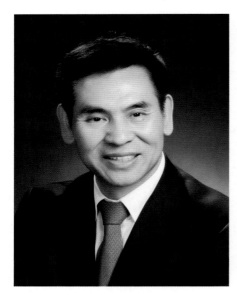

俞光岩教授

数字化技术已渗透到各行各业，使人们的工作和生活发生革命性的变化。数字医学的出现极大地提高了疾病诊治的精确性和便利性，口腔数码摄影则是数字医学的具体体现。

口腔疾病诊治过程中，既要治疗疾病，恢复正常的生理功能，还要特别注意颜面和口腔形态的美观。图像资料不仅是病情分析和治疗设计所必需的病历资料，也是医生和患者之间信息沟通以及医学同行之间进行学术交流和技术培训的重要载体。因而，口腔数码摄影在口腔医学中越来越凸显其重要性。

我们很欣喜地看到，刘峰主任早在 10 多年前就致力于口腔数码摄影的研究和应用，并编著出版了首版《口腔数码摄影》。更为可喜的是，这本书出版以后受到了广大读者的普遍欢迎。时隔 5 年，第 2 版出版。再隔 5 年的今天，第 3 版《口腔数码摄影》就要面世了。而且，按照人民卫生出版社的计划，本书将作为经典的专业图书，同期在国外发行英文版，这在我国的专业图书中并非常见。

刘峰主任倾心于口腔美学临床摄影，不仅著书立说，而且带领热心于口腔美学摄影的同道一起研究与实践，形成了一支专业队伍，还和口腔美学专业委员会的专家一起制订了"中国口腔美学临床摄影"的规范，有力地推动了我国口腔美学的发展。

第 3 版《口腔数码摄影》的作者多达 18 名，可见其是一个强大团队的智慧和经验的结晶，内容更加丰富、新颖和完善，对口腔美学摄影以致整个口腔医学的指导和促进作用更加显现，相信会有更多的读者喜欢。鉴于此，我愿竭力将其推荐给我们的口腔界同仁。

中华口腔医学会会长

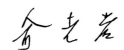

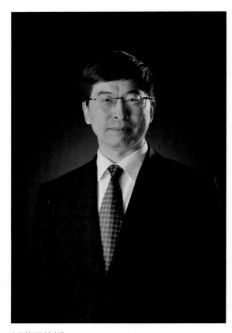

刘洪臣教授

刘峰医师担任主编的《口腔数码摄影——从口腔临床摄影到数字化微笑设计》第 3 版将要出版发行了。该专著是在前两版的基础上作了新的补充和修定，全书共分为九章四十节，从口腔摄影的历史和现实意义、临床摄影基本概念和基础知识、临床摄影基本技术、临床静物影像和临床操作影像、影像的后期处理、口腔临床基本影像拍摄、口腔美学临床摄影规范以及口腔临床摄影设备与器材的选择与应用等多方面多层次对口腔摄影进行了全面系统的介绍。特别是基于临床影像在口腔美学治疗实例的应用等内容，临床实用性强，对临床指导有很强的意义，是国内较全面的关于口腔数码摄影的专著。

口腔医学，特别是口腔临床医学是一个特殊的行业，留取口腔影像资料在口腔疾病的诊断、治疗中有很重要的作用。在口腔修复、正畸及口腔颌面部美学设计、修复、矫正前后效果对比评估的作用不可取代，对医疗纠纷的处理也可提供客观的证据。因此，口腔摄影是口腔专业人士应该掌握的特殊专业知识和技能。该书的再版对口腔摄影技术的普及提高提供了最新的知识和技能，是一部具有临床实用价值的参考书，值得向口腔专业读者推荐。

刘峰医师是我认识的一位很勤奋，有独到视角而又不断努力的青年口腔医学专家。我们是同行，在许多学会、协会共事，他是中华口腔医学会修复专业委员会的委员，口腔美学专委会的常委，中国整形美容协会口腔整形美容分会的常委。刘峰医师已主编出版了 10 余部关于口腔美学、口腔修复、口腔摄影等方面的专著，足见其勤奋。作为年轻有为的青年学者，一本专著在 10 年内已出版第 3 版，且将是中英文版同步发行，足见其不断进取的学术和敬业精神。相信在他和他的团队的努力下，可为我们提供更多、更新的专业理论和技术的新成就，我们充满期待，也对他有信心。

中华口腔医学会副会长

中国整形美容协会副会长

解放军总医院（301 医院）口腔医学中心主任

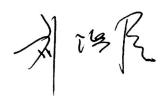

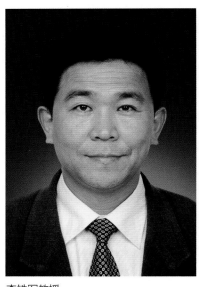

李铁军教授

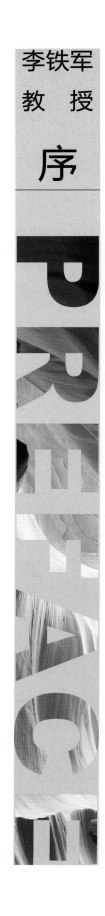

李铁军教授序 PREFACE

　　大约是 10 年前，有位叫刘峰的青年医师送我一本他自己刚出版的书，即第 1 版的《口腔数码摄影》，它立刻引起我的兴趣。其一，我当时刚开始业余爱好摄影，一本将摄影与口腔职业相结合的书自然吊足了我的味口；其二，当时我与刘峰不熟，见面才知道他是来自我院第一门诊部的年轻才俊，"这么年轻就出版专著了"，这是我见到人、拿到书时的第一闪念。匆匆读完，觉得这是一本难得的好书，作者把"摄影"和"医学摄影"中所涉及的基本概念、实用技术、器材设备等与口腔医学中的临床应用紧密结合起来，通过自己大量的口腔临床摄影实践，向读者呈现了各种类型口腔临床摄影的实拍案例和图片说明，编排精美、图文并茂。我国口腔医学事业发展方兴未艾，各种新技术、新疗法层出不穷，各种发展归结为一个总趋势——国际化，这当然包括临床资料的收集、整理、展示、交流等，特别是在口腔美学诊疗领域，要有规范的、符合学术和美学标准的临床图像资料，才能拿出来与国内外同行交流、分享，所以《口腔数码摄影》的出版可谓是正逢其时，它倍受推崇和关注就毫不意外了。之后，作者又先后出版几部相关的专著，如《口腔美学修复临床实战》《中国牙齿美学病例精选 2015》等，《口腔数码摄影》也经历再版，日前刘峰医师又把《口腔数码摄影》第 3 版的书样拿给我，请我写个序。我的专业是口腔病理，临床实践中很少涉及本书中所介绍的临床摄影操作，但基于上述的机缘，我欣然接受了这个邀请。

"自古英雄出少年"，刘峰医师在口腔医学摄影方面的探索和孜孜以求的精神，在我们北医口腔的年轻医师中是非常突出的。他是修复科大夫，业余爱好摄影，也是我院在口腔美学治疗方面进行多学科协作和探索的几位专家之一。他不仅敏锐地抓住了与口腔医学临床密切相关的临床摄影这个主题，"心到－手到"，把自己在这方面的热情和特长，及时梳理成册与读者分享，而且他看准方向、持之以恒，不断拓展、进步，每一次再版内容都有许多更新，每一本新书都伴随和见证他自己的学术成长。这是难能可贵的，也是他们这个年资的医师中不多见的。生活中常期待"在最美的岁月里相遇"的爱情，同样，在一个人的职业生涯里，把最有激情、最富于想象力的年华交付于对专业梦想的追求，也是非常令人羡慕的。我一直认为写书、写文章一定要有感而发，作者先要感动自己，才能有机会感动他的读者。我从刘峰医师的这 3 版《口腔数码摄影》中读到了他的感动和执着。

摄影术诞生的这 170 余年中，人类社会经历了一场意义非凡的视觉革命。有人甚至将摄影术在人类文明进步中的作用与印刷术相提并论。摄影在人和现实之间建立了一种接近于真实的视觉替代关系，这种替代帮助我们实现了多种从未有过的视觉抵达，如人迹罕至的奇特风光或未曾谋面的名人雅士等。

医学摄影，作为摄影的一个应用门类，是以真实客观地记录医学科学活动过程为本质特征的，它是医学研究、疾病防治和医学教学中图像信息收集、存储、展示、交流的重要手段。一图胜千言，医学图像在医教研工作中的作用是无法替代的。口腔医学是临床操作多、实践性较强的一门医学学科，利用摄影实时记录患者口内、外状况，用以病例分析、治疗设计、疗效评估、交流展示、资料存储等，这已成为口腔科医师日常工作的一部分。特别是近年来兴起的美学牙科治疗，对临床摄影的技术和规范要求更高。因此，《口腔数码摄影》的第 3 次修订出版是非常必要和及时的。我注意到作者在新的一版中专门加入了有关美国、欧洲和我国口腔美学临床摄影规范的内容，还将同步出版英文版，我想这也是我国口腔医学发展进程的一种客观反映，从蓬勃兴起到规范有序，从零星引进到全面接轨，不断在国际大视野下审视我们的医教研工作，在日常工作中自觉遵守"规则"，让规矩成习惯，在日积月累中提升专业水平，通过交流不断增强我们在国际同行中的话语权。我相信，新一版的《口腔数码摄影》对进一步规范我国口腔临床实践中医学图像的收集、处理和应用等方面将会起到积极地推动作用。

影像的力量是巨大的，"百闻不如一见"，"眼见为实"，愿口腔同仁们在临床工作的各个环节均不忘拿起相机，真实地记录和见证每个细节，愿《口腔数码摄影》能始终伴随大家的循证、求实之旅。

北京大学口腔医院副院长

自序
第 2 版

PREFACE

又一次为自己的新书作序，这一次的心境，少了一些激动，多了一分平静。

年初接到出版社的再版修订邀请，才发现，距离《口腔数码摄影》一书的出版已经五年的时间了。而我把照相应用在临床上的时间，也已经十多年了。

五年来，几千本第 1 版《口腔数码摄影》陆续销售出去，我想应该会有上万名、甚至几万名口腔医生曾经读过。一方面，那本书应该能帮助到不少医生，让他们能够认识到临床摄影的重要性、提高临床摄影能力、拍摄出规范的临床摄影图像；另一方面，我也从中受益匪浅，凭借那一本书，当年还是一名主治医师、北大口腔一名普通小大夫的我，被许许多多的同行、前辈所认识和认可，获得了无数交流、学习、提高的机会。

《口腔数码摄影》是我这几年来一步步走上新的高度的第一个台阶，我深深地感谢当年帮我创造这个机会、给我这个机会的谭建国老师、郭航老师，协助我一起完成书稿的江山医生、何桐锋医生、黄懽医生、韩亮医生，以及人民卫生出版社的老师们。

五年前，谈到口腔临床摄影，似乎还是一门很高深的学问，很多临床医生对于单反相机、微距镜头感到距离很远，拿到手里感到无所适从；五年后，专业院校中几乎每个科室中都会有几台相机，大型医院的口腔科几乎都配备了单反相机，有一定专业追求的开业医生更是临床摄影的热衷追捧者，其中不乏拍照水平非常专业的顶级高手。

几年前，中国口腔科医生在国际专业学术会议上的发言，经常会因临床摄影水平的不足而被诟病；现在，各种类型国际专业学术会议中病例质量最高的、拍摄水平最高的经常都是我们中国口腔医生，临床摄影再也不是中国口腔医生的软肋。

口腔临床摄影的概念已经被广大口腔医生所接受，临床摄影已经成为了很多口腔医生日常工作中不可分割的部分，普及程度迅猛得超乎当年的想象。每当看到或想起这些变化和发展，感觉到为中国口腔医学事业的发展发挥了一份微不足道的力量，我都会感到很自豪。

当然，几年来也经常有朋友向我提出第 1 版《口腔数码摄影》中的一些不足，比如有些章节内容过于精炼，造成读者理解会有点吃力；有些内容介绍的较少，读者有兴趣了解更多内容、更多新的进展等等。

趁着这次再版修订的机会，我将全书完完整整的重新梳理了一遍，增添了很多读者感兴趣的内容，相信可以令对摄影没有基础的医生更好地理解和掌握；同时，针对一些有拍摄经验的医生容易感到困惑的问题，以及一些有争议、有进展的问题，都进行了有针对性的深入剖析，相信可以使很多医生走出迷惑、少走弯路。

将此书献给广大口腔医学同仁，希望对广大口腔医生有所帮助。

刘　峰

2011 年 6 月 12 日

徐韬教授

序

第 2 版

PREFACE

很高兴看到由刘峰医师主编的《口腔数码摄影》时隔五年再版，这不仅是对他本人的辛勤付出最好的肯定，也说明口腔界对美学牙科有了更大的需求。这从一个侧面反映出中国口腔医学事业的迅速发展，令人欣慰。

数码摄影同传统摄影相比，具有照片清晰度高、易于处理存储传输、使用成本低等优点，已成为口腔治疗，尤其美学牙科中必不可少的辅助工具。如实记录患者治疗过程中的阶段形态、研究分析治疗方案，对提高医疗质量具有重要意义。宝贵的照片资料不仅有助于医生更好地和患者进行沟通、提高诊疗效率，还是和同行进行技术交流的最具说服力的展示。

刘峰医师作为北京大学口腔医学院一名普通医生，在完成医教研工作任务的同时，利用业余时间刻苦钻研，从看似普通的为患者拍照为切入点，拓展研究领域，发展美学牙科，取得了一定的成绩。每一位年轻人都应该学习他这种钻研精神，在加快建设人才强国的今天，牢固树立人人都可以成才的观念，时刻保持创新意识。青年是我们事业的希望，北大口腔愿意为青年人才提供平台，创造机会，使大批青年人才持续不断地涌现出来。

开卷有益，相信此书能够对口腔从业者有所帮助。

北京大学口腔医学院院长

2011 年 6 月

自序

第 1 版

致每位追求美的口腔界同仁

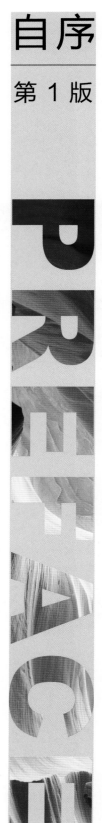

虽然早就在各种专业杂志、专业报纸上发表过很多关于口腔数码摄影和美学修复方面的文章，但这本《口腔数码摄影》从确定选题到写作再到印刷完成，还是经历了一年多的时间。现在，这本书终于和大家见面了，这也可以算是我送给自己工作十年的一份特别的礼物。

作为一名年轻的口腔修复医生，我能够主编这样一本专业书籍，得益于我工作的北京大学口腔医院门诊部各级领导的大力支持与培养；正是他们的支持与培养，使我有幸比较早的拥有了自己的专业单反数码相机，接触了口腔数码摄影，并且把摄影和口腔美学的临床工作非常紧密地结合起来；正是这种结合，使得我的摄影技术与专业水平得到了相互促进，获得了比一般医生更快的提高，也因此得到了很多业内同仁、前辈的认识与肯定。通过出版这本书，我把几年来学到的一点点知识、积累的一点点经验拿来与大家共享，希望能促进国内口腔临床数码摄影的普及应用，并推动口腔美学的进一步迅速发展。也希望借这本书，能够结交更多追求美的口腔界同仁朋友。

随着经济水平和生活水平的提高，越来越多的人开始追求美。有些人在减肥、健身，为了得到、保持好身材不惜流汗、挨饿，甚至吃药、手术；有些人走上手术台，进行各种各样的整容手术，以改变自己不很理想的容貌；很多人也认识到，完美的微笑会给人带来更加迷人的魅力。我们所从事的口腔美学的工作，正是帮助人们获得更有魅力的微笑，这也是目前口腔医学发展的一个非常热门的方向。

微笑的力量是强大的。微笑是人具有良好心境的表现，真诚的微笑代表着心底的平和、心情的愉快；微笑是你能够善待人生、乐观处世的表现，展露了人的内心是充满阳光的；微笑是具有充足自信的表现，说明人对自己的魅力和能力抱有积极、肯定的态度；微笑是内心真诚友善的自然表露，说明了人心底的坦荡和善良；职业上的微笑还可以表现出乐业敬业的精神。微笑既能给他人以美感，也能给自己以轻松。微笑是一种无声的问候，能够在人和人之间播下友谊的良种；微笑又像是有形的雨丝，能够细细滋润每一个人的心灵。

蒙娜丽莎的微笑是西方微笑的代表，神秘而矜持，她的微笑令人心醉神迷、令世界为之痴狂，正像歌曲《蒙娜丽莎的微笑》歌词所写的"她的微笑那么神秘那么美"；龙门石窟里毗卢遮那佛的微笑是东方微笑的典范，集智慧、高贵、平和于一体，那微笑也会使整个世界为之宁静。就算是在寂寞、沮丧、凄凉的时候，只要抬头专注于他们的微笑，片刻间就会心净如水、心情舒畅而温暖。

微笑如此重要，我们的口腔美学的工作就是帮助患者得到更加具有魅力的微笑，因为微笑时会暴露牙齿，牙齿是微笑的重要组成部分。口腔美学是一个复杂的边缘学科，口腔美学医生不仅要有口腔科的各种专业知识，还要懂得美学、美学心理学、色彩学等人文科学。口腔美学的治疗方式包括了口腔修复科、牙体科、正畸科、牙周科、种植等多方面的内容，要通过综合的"微笑设计"，充分利用各种手段，达到帮助患者改变微笑、提升魅力的目的。这是一个美的认识、分析与创造的过程，需要对美的敏感、对美的观察能力、对美的分析和创造能力。因此，口腔美学不同于其他口腔治疗，并不只是一项专业性的技术工作，更是一项艺术性的工作，对于口腔医生的要求更高。

为了扩展自己的业务范围，拥有更大量的患者群，很多医生开始接触口腔美学治疗。但是，掌握了牙齿漂白、树脂充填、烤瓷冠、铸瓷冠、贴面等治疗修复方法就是掌握了口腔美学吗？如何才能让自己更深入的理解、灵活的应用美学设计的思想呢？如何才能更快、更准确地进行美学分析、美学设计呢？

一个口腔医生也许可以很好的补牙、拔牙、镶牙，甚至能做好个别牙齿的"瓷冠"，但并不一定能够真正给患者带来"美"。仅仅掌握一些口腔美学技术是不够的。好的口腔美学医生不仅要掌握各项口腔美学技术，同时还要具有良好的美学意识和美学素质，并且还需要了解一些美学心理学。从简单的"充填"、"贩卖瓷冠"到"创造美丽"需要的是对"美"的认识与悟性，需要的是一种美学意识和艺术的气质。

那么美学意识和艺术气质是什么呢？我们具不具有良好的美学意识和艺术气质呢？美学意识首先是一种发现美的能力，是一种对美的敏感性。可以问一下自己，对于生活中点点滴滴的美是不是还能感受到呢？春天的第一抹新绿、夏日的繁花似锦、秋季的灿烂、冬季的银装素裹，是不是还能体会到美呢？一个人要想出色的完成口腔美学工作，就如同艺术家、音乐家一样，首先应当是一个充满激情、热爱生活、对美敏感的人。

美学意识和艺术气质哪里来的呢？是天生的吗？的确，有些人天生就充满了艺术的气息，浪漫的气质，对美的把握能力很强，美学素质很高，很容易就可以胜任美学创造的工作，但是这样的天才是少数人；具有这样的天才不去搞艺术工作、反而进入到牙科行业的更是极微乎其微；大部分人——当然也包括我自己，都不具备这样的天才，我们都需要在生活中不断培养自己的美学素质、逐步提高自己对美的把握能力，这样才能更好的完成带有美学创造性质的口腔美学工作。

有了对美的敏感性，时刻不忘对美的欣赏，才会对美了解、对美理解，并且进一步产生出对不美的事物、对美中不足的部分的敏感性。这样才能发现美学缺陷，才能更好的创造美。这也就是成功地完成口腔美学工作的基础。

培养自己的美学素质有很多途径，生活中的美蕴含在许多形式中，比如绘画、舞蹈、雕塑、建筑等艺术中，甚至日常的美食中都蕴含着很多的美，经常有意识地接触、欣赏、思考都可以提高自己的美学素质。

有什么非常行之有效、立竿见影的培养美学素质的办法呢？那就是摄影！摄影是陶冶情操、提高自身美学素质与美学意识的一个非常好的、非常有效的途径。摄影首先能够帮助我们捕捉和再现美，可以将美好的景色或人物凝固成为美丽的画面。摄影更是艺术与技术的完美结合，通过摄影我们可以创造出、表达出许多常人并未注意到的、并没有体会到的美。其实，我们所追求的口腔美学，也正是需要将各种各样的牙科技术与艺术的设计、制作完美地结合起来，才能达到"更美、更自然"的治疗效果。因此，摄影与口腔美学之间有着很大的共通性。同时，摄影又是一项重要的美学技术，可以在口腔美学工作中发挥重要作用。因此，要想让自己更好的完成口腔美学的各项工作，首先学习摄影吧！

回顾我自己大学毕业十年的经历，正是由于能够敏锐地观察到口腔美学的发展方向、认识到口腔摄影的重要作用、坚决投入购买摄影设备、努力钻研摄影技术并做到与口腔美学专业紧密结合，才使我得到的迅速成长。非常希望更多的年轻、有抱负的、追求美的口腔界同仁能够认识到口腔摄影在口腔美学中的重要性与必要性，并且通过阅读这本书，专业水平得到更快的提高。

由于本人知识、阅历有限，书中难免还会存在一些纰漏，也希望各位同仁予以多多包涵，不吝赐教、指正，本人万分感谢！

刘　峰

2006 年 1 月 19 日

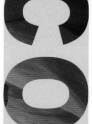

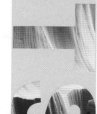

目录

CONTENTS

第一章

口腔医学摄影的历史和意义

摄影，可以将生活中的美进行捕捉与再现

（图 1-1）；

摄影，是艺术与技术的完美结合，
甚至可以展现出眼睛可能会忽略掉的美

（图 1-2）；

摄影，我们用眼睛去看、用心去捕捉、用脑去思考，
可以培养我们对美的认识，提高我们感知美的能力，
帮助我们创造更多的美

（图 1-3）。

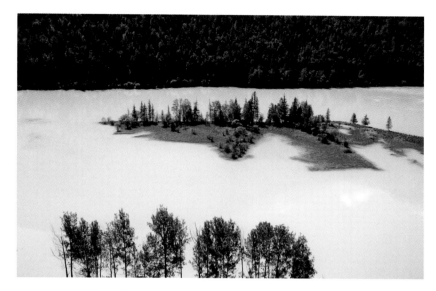

新疆喀纳斯·2004

◎图1-1
大自然的美景，让人们油然产生
拍摄的欲望。摄影使我们可以和
亲人、朋友去分享美好的瞬间、
美丽的回忆。

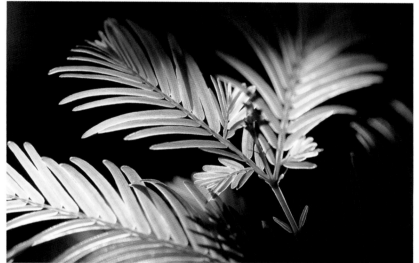

北京玉渊潭·2005

◎图1-2
平凡中也蕴含着美，摄影帮我们
捕捉到可能被忽略掉的美。

慕尼黑郊外·2005

◎图1-3
摄影是艺术与技术的完美结合。
独特的视角与构思，可以获得不
同韵味与美的享受，展现出自己
对生命的热爱和对美的理解。

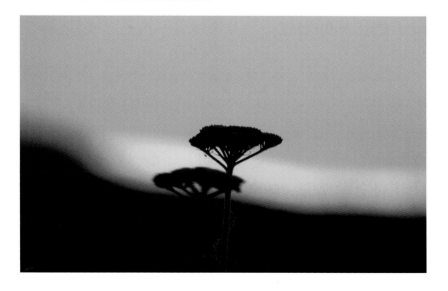

第一节　摄影的历史和发展

摄影是运用光学成像等科学原理，使真实景物在平面里得到影像记录或反映的过程。

根据成像方式和效果的不同，摄影的子概念可分为图片摄影、电影摄影及电视摄影等。图片摄影伴随着摄影术的诞生而出现，是传统定义上的摄影，是狭义"摄影"的同义词。图片摄影指以照相机为主要工具，对现实生活进行平面影像记录或反映的摄影。图片摄影获得的结果俗称"相片""照片"。

一、摄影术的诞生

公元前 400 多年，中国哲学家墨子观察到小孔成像的现象，并记录在他的著作《墨子·经下》中，成为有史以来对小孔成像最早的研究和论著，为摄影的发明奠定了理论基础。墨子之后，古希腊哲学家亚里士多德和数学家欧几里德、春秋时期法家韩非子、西汉淮南王刘安、北宋科学家沈括等中外科学家都对针孔成像有颇多论述，针孔影像，已为察觉乃至运用，但只可观察，无法记录（图 1-4）。[1, 2]

在现代摄影术迅速发展成熟的今天，仍有一些摄影爱好者钟爱粗旷简朴的小孔成像技术，自行设计、制作基于小孔成像原理的照相机，拍摄具有特殊风格的影像。2012 年

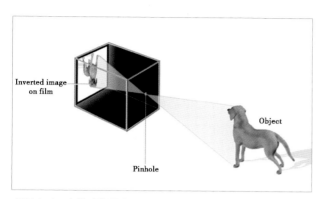

◎图 1-4　小孔成像原理

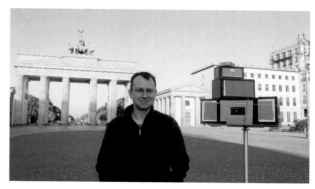

◎图 1-5　笔者 2012 年在柏林勃兰登堡门广场偶遇的小孔成像相机爱好者

9 月，笔者在德国柏林勃兰登堡门广场偶遇了一位小孔成像相机爱好者，正在使用自制的小孔成像相机拍摄全景照片。经过 40 分钟的曝光，获得了这张非常质朴的勃兰登堡广场的全景照片（图 1-5、图 1-6）。

　　人类有史以来，就一直在用绘画的手段记录客观事物。但是人类总是感觉到不满足，一直在寻找能够完全忠实地记录现实的方法。1725 年，德国阿道夫大学的舒尔策教授在画家们广泛使用"绘画暗箱"的基础上，做了关于硝酸银感光性试验；19 世纪初，英国托马斯·韦奇伍德做的银盐感光实验使感光化学的研究又向前迈进了一步。但是，由于没有找到合适的银盐溶剂，他们"拍摄"的影像都不能固定和保存。

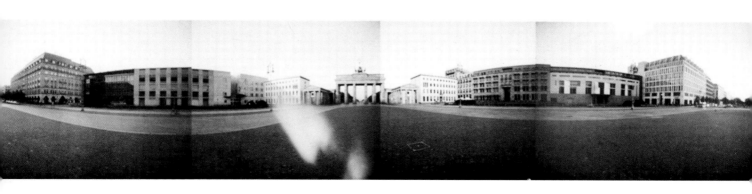

◎图 1-6　小孔成像相机拍摄的柏林勃兰登堡门广场

世界摄影历史上，第一张完成摄影成像的图片，是在 1826 年的夏天，由法国摄影术和印刷制版的发明者尼埃普斯（NicephoreNiepce 1765-1833，图1-7）制成。[3]

尼埃普斯曾是法国尼斯市市长，在法意战争（公元1793年）中受伤，一只眼睛失明。1822 年开始研究沥青感光板，即将沥青涂于铅锡合金板上，经长达八小时的曝光以后，洗去未硬化的部分，再用黑色金属板作底衬，即显现出与被摄景物相同正片。

尼埃普斯在 1826 年将自己发明的感光底片放置在由巴黎光学机械师修瓦力（Chevalier）制造的摄影机中，拍摄出了世界摄影史上第一张照片——《窗外》（图1-8）。这张照片的景物是尼埃普斯自己家窗口外的屋顶，现收藏在美国得克萨斯大学收藏馆中。他发明的这个摄影方法称为"日光蚀刻法"，后来经过改进，普遍为印刷制版界所采用，因此世界印刷制版界尊崇他是印刷制版的伟大发明家。

但是，这发明在摄影界却未获得官方的认可。1827 年 9 月，英国画家包耳（Bauer）邀请尼埃普斯在英国皇家学会作专题演讲，同时也奏请了英王乔治四世驾临听讲。这本是能让这一发明被大众了解、被官方认可的重要机会，不料一向谨言慎行的尼埃普斯却没有赴约前往演讲，这让英国国王和当局非常反感，因而否认了尼埃普斯的这一发明的重要性。

之后还有许多人在孜孜不倦地研究、改进照相的设备、材料和方法。

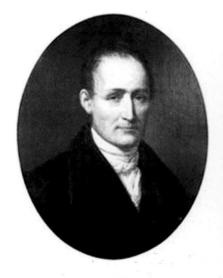

◎图 1-7　尼埃普斯

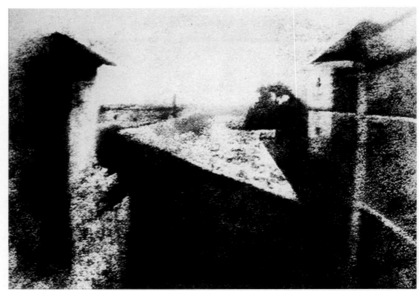

◎图 1-8　《窗外》

1837 年，德国科学家慕尼黑大学矿物学教授柯贝尔（Kobell 1803—1875）和数学教授斯坦哈尔（Steinheil 1801—1870）宣称他们发明出摄影术，他们使用的定影剂是阿摩尼亚。但是历史文献认为他们发明的只是底片，而没能制成真正的像片。柯贝尔教授制作的四张底片今天还珍藏在德国慕尼黑的"德意志国家博物馆"里，拍摄的是慕尼黑的建筑物。

世界摄影历史最光辉灿烂的时间是 1839 年，法国人画家达盖尔（Louis J M Daguerre 1789—1851，图 1-9）发明"银版摄影技术"正式问世。

达盖尔在 1829 年结识了尼埃普斯，之后两人合作，在尼埃普斯以往的研究成果基础上，共同进一步研发摄影、感光相片技术。三年后尼埃普斯去世，达盖尔继续独立进行实验。达盖尔将感光版放在自制的照相机内，经由透镜进入投射光影而达到曝光效果，再利用汞显影箱中的汞（水银）蒸汽作用使影像显现出来，之后置在食盐水中定影，终于形成了永久性的影像照片。

1839 年 1 月 9 日，达盖尔于法国科学学会上宣布了他的发明，这成为人类历史上第一个被广泛认可的摄影技术，并命名为"达盖尔照相术"。

达盖尔的方法比尼埃普斯最初的方法实际可行的多。尼埃普斯第一张永久性照片曝光花费了八个小时，而达盖尔的方法只需要曝光 20～30 分钟，并且影像更加清晰鲜明。

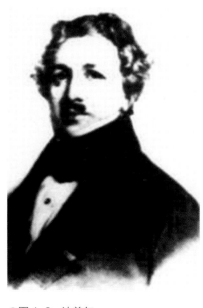

◎图 1-9　达盖尔

达盖尔的方法后来又经过不断改进，同年 8 月 18 日，他发明的熏蒸氯气银版显像法，使曝光时间进一步缩减为数分钟；采取硫代硫酸钠定影后，影像更可以更久的保留而不会消失。达盖尔因银版照相法获得专利，并且获得法国国会颁授的"帝国勋章"，该勋章的授奖日后来被确定为摄影技术诞生日。

摄影术诞生后很快风靡了整个世界，后来的一些书中曾描写当时的情况："摄影技术以彗星爆炸式的威力，突然涌现于一向平静而又自满的维多利亚时代的欧洲。达盖尔在 1839 年发表了他的摄影制作法，几个月内，欧洲就出现了一种新的行业，新的技术、新的艺术形式以及新的流行玩意。不论是巴黎还是伦敦，光学商店（人们在那里购买到镜头），以及药房（那里出售冲洗药品）都挤满了摄影爱好者，急于购买自己的摄影机和感光版……"。

二、摄影的意义

摄影术是 19 世纪人类重大的发明之一。摄影术不仅使人的视觉得以延伸,同时它使瞬间成为永恒,从某种意义上实现了人们想让时间停止不再流逝的愿望。摄影这一划时代的技术诞生以后,人类丰富了美和艺术的概念及其内涵,并且促进了人类对于智性与理性的追求。

正是由于摄影术的诞生,使人类的知识教育与思想传播不仅仅是凭借文字、美术绘画以及声音之类的媒介,而是有了新的、更加形象、更加准确的媒介。摄影对于人类整体精神层面的改观,以及对政治、社会和文化生态的改变,甚至可以与印刷术在中世纪的出现所带来的思想革命相提并论。

摄影术和电话、汽车、飞机等等新工具的诞生一样,首先作为一种工具和技术,延伸到了人类社会生活的诸多领域,同时也作为一种意识形式进入了人类的精神世界。摄影术诞生后的一百多年间,电影、电视和各种视频信息媒介以及由互联网联接而成的视觉化社会逐渐形成,成为今日人类交流最重要的载体之一。

1. 建立真实的视觉关系

因为摄影的出现,使得人类历史似乎被自然而然地划分为了“古代”和“近现代”。

在视觉化的历史观中,摄影技术产生前出生的人物,都属于恍若遥远的“古代”,孟德斯鸠、伏尔泰、卢梭等巨匠,虽然在离世时距离摄影术的诞生已不足百年,然而他们留给后人的形象,都是戴着假发的装束。虽然他们的神情与面目或庄严、或睿智、或恬静、或肃穆,但给予我们的印象,和两千多年前的苏格拉底、柏拉图、亚里士多德分别并不明显,这就是绘画的局限性,不同的笔墨但绘就的是相似的“古人”形象(图1-10、图1-11)。

绘画术无论怎样的逼真,无论怎样的生动传神,都是一幅画,很难获得等同于客观视觉的真实感受。当我们观看优秀的绘画作品的时候,经常会情不由己地惊叹:“真像!”。但当人们看到人物的照片时,却会脱口而出:“这是……!”。“像”和“是”将绘画和摄影与现实之间的距离关系作了清晰的区分。

得益于摄影术,达尔文的圆颅美髯、爱因斯坦狮毛般的长发和执著探究的眼神,成为这些人物代表性的标志。与之前的画像不同,这些的照片记录了他们被拍摄时那一刻的精神状态,也留存了他们作为一个独特的生命体留在人间的完全真实的形象,这种切实的感受给观看者“真实”的感觉(图1-12、图1-13)。

摄影术的诞生对传统的绘画和雕塑也产生了戏剧般的影响,促使保守的艺术形式在

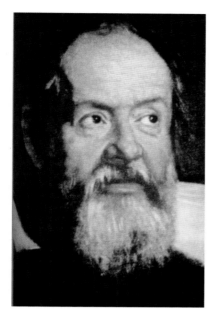

◎图 1-10　亚里士多德画像
（公元前 384 ～前 322）

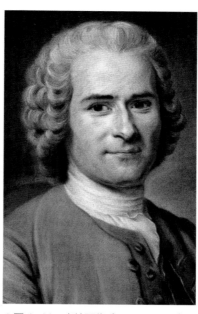

◎图 1-11　卢梭画像（1712~1778）

19 世纪中叶向现代艺术大步迈进。摄影对美术的革命性的影响在于促成了西方近现代美术观念的根本改变和重建，摄影术的诞生给西方绘画艺术的风格及流派带来了极大的冲击，从表现手段上将绘画从历史上的具象表现追求中解放出来，推向一个更广阔的艺术空间。苏珊·桑塔格说："摄影解放了绘画，使之能够从事其伟大的现代主义使命——抽象化分离。"

摄影术出现之前，西方绘画是以"摹仿"为主流的古典写实主义的绘画，追求与自然逼真，画面造型严谨。摄影术出现之后，西方绘画开始改变为以"表现""抽象"为主流，画面表现画家的主观情绪，但造型则不完全以自然逼真为最终标准。因此可以说摄影对近现代西方美术观念的改变与重建所发挥了不可替代的作用。

可以说，摄影在人和现实之间建立了一种接近于真实的替代关系。

在摄影术诞生之前，对世界各地物产和风俗的细致描绘只能通过文字、图画，然而只有摄影的传达才可以给人真实的亲历感觉。在此之后，人类技术能够到达的地方，摄影都可以帮助我们实现视觉到达，譬如月球、太空、宇宙和星际世界，都有照相机的镜头替代我们实现观看乃至某种程度的"亲历"梦想。

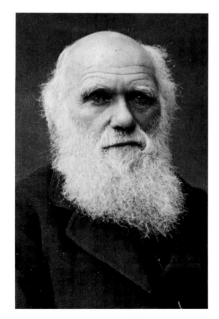

◎图 1-12　达尔文照片（1809~1882）

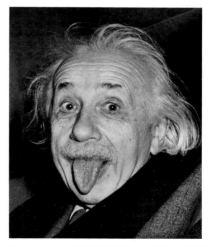

◎图 1-13　爱因斯坦照片（1879~1955）

并且，人类肉眼有可能忽略的、或者难以观察到的细节，摄影有时会更加清晰的反映出来。比如佛罗伦萨的大卫像，真实的去看时似乎并不觉得那么威严，但从不同角度拍摄的脸部侧面特写，却会给人表情各异的威严的感受，这正是由于摄影让观看者看到了观望时所忽略的细节，那可能是即便身临其境也难得的发现。

2. 智性的培养

印刷术是人类历史上一个意义重大的发明，因为它增加了同一部著作的印数，因而使更多具备阅读能力的人都获得了接受教育的机会。摄影术进一步降低了人类接受教育的门槛，人们无需通过认字，就可以读懂照片的意思，并理解照片的内涵。因此摄影本身具有比文字更广泛的教育功能，赋予更多人们更普遍的受教育机会。

人类中不识字者的数量，经常是超过识字者的数量。在识字者的人之中，成年以后不再读书或者长期没有阅读习惯的人，也永远超过具有经常阅读习惯的人群。尤其是现代人，许许多多的人将浏览网页、手机讯息视为阅读，而无论是网页还是手机讯息，视觉优先的心理促使人们总是首先观看照片，或者主要是通过观看图像来获取信息。在由摄影为基础构建的现代化视觉化社会中，图像遍布了网络、报刊、书籍等视觉所及的几乎所有地方。无论文化程度高低、教育时间长短，绝大多数人都可以从照片中读懂拍摄者所传递的信息，从而获得智性上的满足与提高。

3. 理性的建立

摄影术诞生 170 多年以来，人类的近代历史是战争连绵的历史，尤其是 20 世纪，人类经受的战争的惨烈、伤亡和损失的程度，可谓史无前例。摄影术诞生以来一直热衷于记录视觉可及的一切，日常中的生活景象从来没有被摄影师忽略过，而具有特殊历史意义的事件更是吸引着许许多多摄影师的视点。

无论是人为的还是自然的，摄影中的灾难与不幸始终是阅读者关注的焦点。战争和苦难，促使了摄影主体价值观从单纯追求美、追求艺术，增加了对于真的追求，并确立了以真为标准的摄影价值观，同时摄影迅速渗入到政治、文化和社会风尚、民众心理等各个领域。

三、摄影术在中国的起步

在中国的封建社会，由于长期奉行闭关自守的政策，西方先进的科学技术迅速传入有很大的困难；即使能够传入中国，发展和传播也会受到封建势力的种种限制。但摄影术发明和走向盛行的年代，已经到了中国进入半殖民地半封建社会的开端，在那样的特定的历史条件下，摄影术在发明后的几年内就很快传入了中国。

摄影术诞生后不久，就爆发了欧洲列强侵略中国的第一次鸦片战争。1842 年，清政府签订了不平等的《南京条约》，条约规定了中国沿海五个城市——广州、福州、厦门、宁波、上海被划为通商口岸。优惠的关税协议吸引了大批外国商人、传教士等各个阶层的人们，在日益频繁的外交、经济贸易交往中，摄影术传入了中国。

摄影术在中国的应用也很早就出现在清政府的外交活动中。有关材料记载，两广总督兼五口通商大臣，在历史上被称为中国第一个"外交官"的耆英，1843 年在和英国人璞鼎查打交道时，就曾经接受了璞鼎查本人及妻女的照片，在当时在外交活动中赠送自己的照片已经成为一种礼节。

1844 年 8 月，耆英到澳门同法国使臣拉萼尼谈判签约时，意大利、英国、美国、葡萄牙等各国官员也都向他索取"小照"，于是他将一式四份"小照"分赠四国官员。他在给皇帝的奏文中说："请奴才小照，均经给予"。

"小照"是中国旧有的名词，原本是人们对画像的称呼，当摄影传入中国后的一段时间内，曾经借用"画小照"这个名词来称呼摄影。慈禧太后也对"小照"非常感兴趣，在颐和园里拍摄了不少"小照"（图 1-14）。

摄影术传入中国初期的情况，在当时就有一些文字记载。1846 年，香港的一份报纸上有一则引人注目的广告："香港银版摄影和锌版印刷公司有香港及中国彩色与黑白照片出售。"这说明当时的香港已有人在做照相生意了。

◎图 1-14
慈禧太后的
一组"小照"

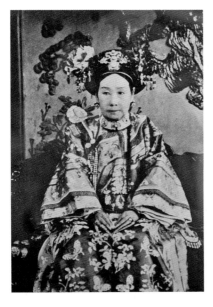
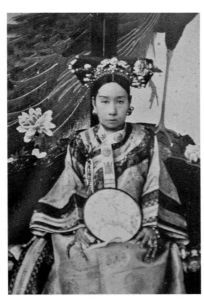
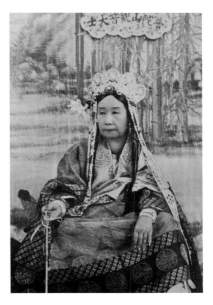

1860 年以前，摄影在中国民间的传播、应用只限于南方沿海几省。中国北方在那个时期还不许外国人进入，所以那里的人们依然对摄影茫然无知。

《南京条约》签订后不到二十年，又发生了第二次鸦片战争，英法侵略军长驱直入，攻占了北方重镇天津和首都北京，随军摄影师在随军拍摄中，把摄影带到了中国北方地区。天津地方史中曾记述了英法联军中的摄影师在天津拍照的情况。《津门闻见录》记载："英匪入天津时，志颇不小，心亦过细。凡河面之宽窄，城堞之高低，所有要紧地方，无不写画而去。尤可异者，手执玻璃一块，上抹铅墨，欲象何处，用玻璃照之完时铅墨用水刷去，居然一幅画图也。如望海楼，海光寺，玉皇阁，皆用玻璃照去……。"

1860 年前后，为了牟取利益，不少外国人在广州和上海等地开设了照相店。关于当时外国摄影师开店摄影的情况，清代文人倪鸿写的《观西人以镜取影歌》中描写得非常有趣、非常真切。

这是 1861 年写成的七言诗：

竿头日影卓午初，
　　一片先用玻璃铺，
涂以药水镜面敷，
　　纳以木匣藏机枢，
更复六尺巾冥疏，
　　一孔碗大频觇觎，
时辰表转刚须臾，
　　幻出人全躯神传。

诗中描写的是外国商人在广州城内开了一个照相店，不需绘画，就能取得人的容貌。诗中讲的是湿版法摄影，还说用这种方法得出的肖像，可以"百年之内难模糊。"当地人争先前往拍照，使店主大发横财，以致"日获洋钱满一车"。

　　摄影在中国出现后，逐渐受到人们的重视。摄影术传入以前，人们要把自己的形象保存下来需求助于画师，利用传统的绘画技法把人的容貌描绘在纸上，以便保留和欣赏。当时给活着的人画像叫"小照"，画死去的人叫"影像"。后来"照像"一词就是这两个名词合成的。各地都有不少职业画师，开设"影像铺"，以满足市民的需要。照相馆在中国出现后，由于摄影比起画像不仅价钱便宜、方法快捷，而且形象更逼真，因此光顾之客越来越多（图1-15）。给画像行业造成了很大威胁。于是很多画师想方设法学习照相技术，改业经营照相。在中国最早开业的照相馆中，不少摄影师就是由画师转业的。

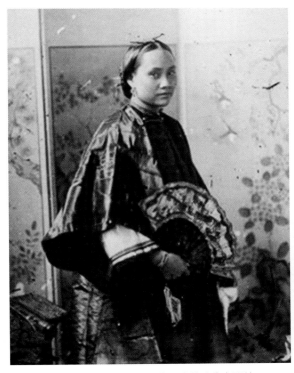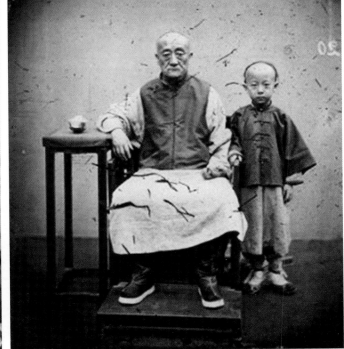

◎图1-15　19世纪70年代留存下来的人像老照片

第二节　医学摄影的特点和发展

　　医学摄影（medical photography），一种以医学为题材（涵盖显微镜下、解剖、病理、X 线片、临床、科学实验等），拍摄目的是用于医学的摄影。医学摄影是传统摄影的一个分支，它是摄影技术与医学科学相结合的产物，以医学为前提，"医学"是本质、是主体，"摄影"为客体，"摄影"从属于"医学"，是摄影技术在医学领域中的具体应用。[4]

　　医学摄影是医学研究、疾病防治、医学教学工作中形象信息收集、存储、交流的重要手段，不同于一般摄影。随着医学科学技术的发展，医学模式的变化给医学摄影带来了新的问题和新的挑战。现代医学摄影要适应时代的需要，更好地为医、教、研服务。[5]在医疗工作中，它是进行诊断的图像信息，又是诊疗中的图像记录，是形象的病案资料；在教学中，它是形象的示教，可以使人形象地了解病例的诊疗过程；在科研工作中，它如实记录医学研究的全过程，并作为研究过程中的形象而真实的资料，为科研成果提供科学的依据。对提高医疗质量、促进医学研究、提高教学效率、开展学术交流起到了不容忽视的作用。[6, 7]

一、医学摄影的特点

医学摄影是服务于医学领域的摄影门类，具有鲜明的客观性、时机性、对比性、知识性和艺术性等特点。[8]真实客观本来就是摄影技术的一个重要特点，在记录医学科学活动过程中，客观、真实同样是医学摄影的本质特征。医学摄影是医学重要的图像信息资源。[9]

1. 客观性

医学摄影最重要的特性就是客观性，也就是真实性。客观存在的医学现象要通过纪实的摄影方法来拍摄，绝对不能捏造虚构、添枝加叶、夸大缩小。手术前、手术中、手术后的记录必须要客观真实，要能够表现被摄物或被摄部位的外形全貌和细节特征。

笔者一直坚持认为，从客观、真实的角度考虑，医学摄影应尽量减少对后期制作的依赖。不能真实地反映客观现象的影像不能作为医学展示和科学研究的依据资料。◎

在允许进行的后期制作中也必须保证图像的客观性、真实性、科学性，同时要注意留存原始的影像资料，以保证对影像客观性、真实性的确认。[9, 10]

2. 时机性

医学摄影中的时机受时间直接影响，不像一般的人像或风景摄影，可以一遍一遍重拍，不满意的话可以等待下一次机会重拍，直到认为满意为止。而在对一个病例的整个治疗过程中，很多治疗步骤都可能是稍纵即逝的，最需要记录的步骤也许是一旦错过就无法补救的。这就要求医学摄影工作者要有充分的思想准备和过硬的摄影技术，能够在恰当的时候迅速、准确的进行捕捉，以保证医学资料的完整、有效。

3. 对比性

医学摄影影像经常可以用作治疗前后疗效对比观察，有助于临床医师积累治疗诊断经验，同时有利于在同行间进行展示、交流；有时临床工作中所拍摄的照片还可以具有一定的法律意义。按照中国现行的医疗事故举证责任倒置制度，医学摄影可以起到证据保全方面的作用，医学摄影在解决医疗纠纷、处理医疗事故中可以作为比较具有说服力的证据。特别是在创伤矫形手术、颌面整形、口腔正畸、美容手术等范畴，影像资料能如实地记录和证明手术前后的对比状况，可以为评价成功率、整形或功能恢复状况提供依据。[11~16]

4. 知识性

医学摄影是以图像作为载体传播的医学信息资源，也包含有大量的医学知识。随着数码相机的使用，医学影像资料得到更广泛的传播推广，它可以结合计算机、扫描仪、打印机等设备制作出更精美的、更具说服力的影像资料，同时通过网络使医学影像信息量立体性的增大，实现医学影像信息资源共享，对医学知识的传播打下了坚实的基础。

5. 艺术性

医学摄影不仅需要具有和科学相关的属性，也可以具备一定的审美功能和作用。艺术地再现被摄物的原状，使其各部位层次丰富、色彩还原真实、结构特征清晰、质感表现恰当，科学性与艺术性完美结合，使医学摄影才更有吸引力，更有利于其科学性的传播。

我国著名口腔病理学家、北京大学口腔医学院李铁军教授是将医学摄影艺术性特征表现得登峰造极的典型专家。李铁军教授本来就是一名非常有造诣的风光、人物摄影爱好者，他将爱好与职业完美的融合，拍摄出的显微镜下的病理照片，既具客观真实的科学属性，同时具备形色与内涵的艺术性，令人过目不忘（图1-16、图1-17）。

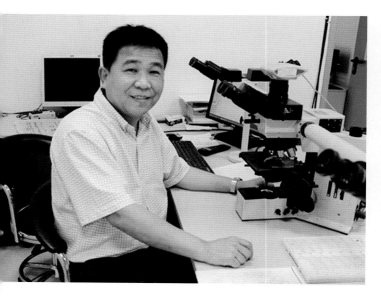

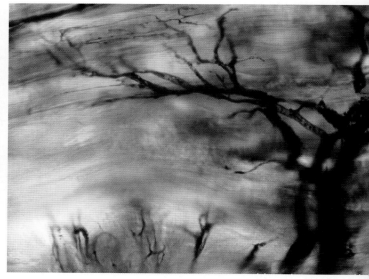

◎图1-16　北大口腔病理学李铁军教授　　　　◎图1-17　李铁军教授作品《秋色 灌墨血管的显微影像》

二、医学摄影在中国的起步

　　中国的医学摄影起步于 20 世纪 30 年代，至今已有八十余年的历史。经过几十年的发展，尤其是近二十年，走过了专业起步、健全机构、交流促进、理论创新、创作繁荣的发展历程。近二十年来，随着数码技术的迅猛发展，为医学摄影带来巨大的发展机遇，使医学摄影获得了非常快速的发展。

　　我国医学摄影学界公认的创始人是协和医院的蒋汉澄先生（图 1-18）。蒋先生是我国早期从事摄影活动的摄影家，也是医学绘图专家。中国卫生摄影协会秘书长刘玉刚老师曾撰文纪念蒋汉澄先生，摘录如下：

　　　　蒋汉澄先生对待摄影不是单纯的满足个人爱好，他还是我国早期从事摄影创作、组织摄影艺术团体、举办摄影展览、开展摄影活动的摄影家之一。抗日战争胜利后，由摄影家张印泉、蒋汉澄等组成了"北平摄影学会"。摄影不仅使蒋先生在艺术上得到升华，同时也使他接触到许多志同道合的朋友。在当时他作为摄影界的代表同著名的国画家蒋兆和先生、二胡演奏家蒋风之先生一起有"燕园三蒋"之称，在文化艺术界产生不小的影响。

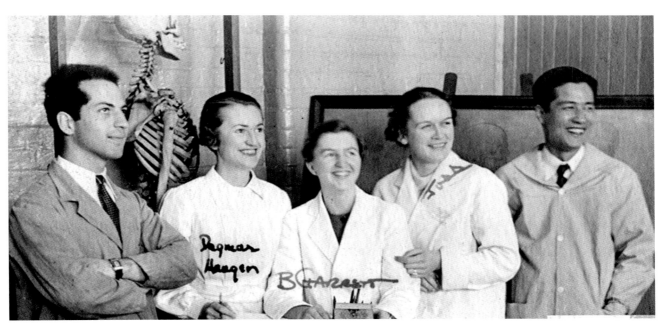

◎图 1-18　中国医学摄影创始人蒋汉澄先生（右一）

蒋汉澄先生在绘画方面也有很深的功底，曾被徐悲鸿聘请担任过北平国立艺术专科学校的客座教授，主讲过人体艺术解剖课。叶浅予先生为他拍过照片，他也曾向叶浅予先生学习过漫画。蒋汉澄先生的漫画还曾在当时的杂志上发表过。

1933 年，蒋汉澄先生到北京协和医学院从事医学绘图和医学摄影工作，并创建医学摄影绘图室。在完成摄影任务的同时，他还参加医学院的解剖学、组织学等必要课程的学习。

蒋汉澄先生的英文功底非常扎实，这为他阅读英文书籍，接受西方文化和技术提供了便利。

1935 年，他被派往美国约翰·霍普金斯大学医学院医学艺术系学习医学绘图和医学摄影，前往柯达公司学习红外线摄影及彩色摄影，1936 年回国后担任协和医学院照像室主任。

1937 年，当时尚无彩色照相的条件下，蒋汉澄先生采用印染法洗印出彩色照片，保存至今的照片色泽仍很鲜艳清晰。50 年代，在没有彩色放大机的条件下，他应用黑白放大机加配滤色镜来放大彩色照片，取得良好的效果。蒋汉澄先生于 20 世纪 50 年代初自主创新设计制作的木制卧式显微照相装置，显相清晰，直到 20 世纪 80 年代还一直沿用。

从 1953 年至 1957 年，在原卫生部和中国医学科学院领导的支持下，蒋汉澄先生举办过三期医学摄影训练班和数期短期学习班，为各地医学院和医疗单位培养了大量医学摄影人才。

三、医学摄影的未来

医学摄影作为一门新兴科学和一门较为综合的技术，其在医疗、教学、科研等方面的作用与地位，将越来越凸显。

医学摄影已由达盖尔发明的银盐摄影时代迅速步入数字摄影时代，这是一场伟大的技术革命。回想不到二十年前，人们还在担心数字摄影技术冲击传统医学摄影，还在热议医学摄影能否使用数字技术。目前，数码技术已经悄然融入了医学摄影领域，并迅猛发展，大有取代传统摄影之势。

数字摄影以其自动化程度高、拍摄操作简单、即拍即现见图快、图像处理流程简便、存储管理集成、传输方便快捷以及成本低廉等优势，对传统摄影工艺带来了巨大的冲击，促使医学摄影变革。毫无疑问，先进代替落后、简便取代繁琐、新技术取代老工艺，这是社会发展的必然规律，医学摄影也不例外，医学摄影必然全面步入数字摄影的时代。[13, 14, 18]

随着数码相机的普及，医学摄影也已由专业型走向大众化。10年前，很多医院中都会有一个团队专门从事医学摄影工作，临床医师需要照相时会通知他们，或者带患者到特定的"摄影室"。现在，许许多多医务人员都开始拿起相机，自己拍摄需要的病人照片，医学摄影队伍因此逐渐由专业型发展为大众型。事实上，目前已经产生了许多既精通临床医疗，又熟练医学摄影的复合型人才。

从更深的层面讲，随着越来越多数字化技术在医学各领域中的应用，医学全面走向数字化已经成为一种大趋势。在此基础之上，数字化的医学摄影也成为数字化医疗中的有机组成部分，可以为数字化医疗模式的建立和发展提供基础。

近年来口腔医学美学领域非常流行的数字化微笑设计DSD（Digital Smile Design）就是基于口腔数码摄影资料完成的医患沟通、医技沟通、医医沟通和初步美学设计的临床技术，而正在发展、成熟的3D-DSD技术正是未来数字化口腔美学治疗的发展趋势，在这其中，口腔数码摄影成为其非常重要的基础（图1-19、图1-20）。

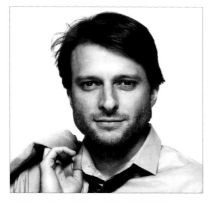

◎图1-19　DSD创始人巴西医生
Dr. Christian Coachman

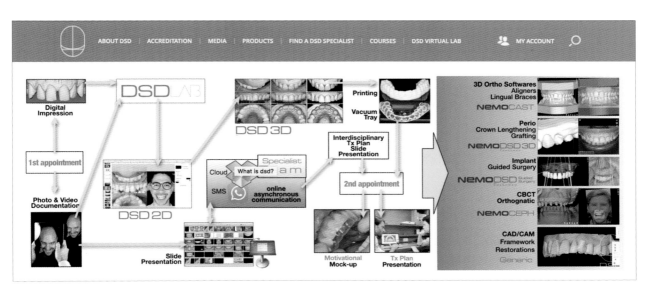

◎图1-20　日趋完善的3D-DSD成为数字化口腔美学治疗发展的重要代表

第三节　口腔临床摄影的意义

影像的捕捉，使可能被错过的信息得以保存，并且可以被利用，这在医疗临床中非常重要。口腔临床摄影使我们能够捕捉到、保存到更多的医疗信息，有利于我们进行和患者的交流，帮助我们进行患者教育；可以帮助提高自己的诊断、制订治疗计划的水平；[19] 也有利于我们和其他医师、技师进行交流，提高治疗效果；影像作为临床病历的一部分，还可以成为保护自己的法律武器。[20~25]

一、病历资料

保留病历影像资料是口腔临床摄影最基本的作用，也是很多临床医师学习临床摄影的最初动机。对于有医疗意义的临床病例，完整的术前情况、术中治疗步骤、术后治疗效果资料可以形成一套良好的病历资料，方便我们回顾、分析病历，总结经验和教训，提高临床医疗水平；高质量的病历影像资料，还可以用于教学、出版，将自己的工作能力与成果展示给更多的人，与同行进行交流。现在很多医师都喜欢将自己的成功病例通过网络渠道发布，这都需要良好的临床摄影技术作为基础。所有这些工作可以有助于自己的专业水平更快的进步，也可以使自己获得更多的专业认可。

接诊时间： 2008 年 2 月。

患者刘小姐，22 岁，中低位微笑；全牙列氟斑牙，釉质发育不良，透明度低；上下前牙轻度拥挤，排列不齐，牙龈曲线不协调；11 远中倾斜、外翻较为明显，上中线右偏、倾斜；41 唇倾较明显；后牙咬合关系基本正常（图 1-21、图 1-22）。

建议患者正畸排齐牙列后，再进行瓷贴面修复。患者因马上出国读书，无法接受正畸治疗，要求采取修复方式改善前牙美学效果。经过和患者详细沟通不同治疗方案的优点、可能带来的损伤和局限性，患者仍然选择采用瓷贴面和全瓷冠结合的修复方式（图 1-23～图 1-38）。

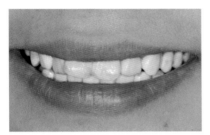
◎图 1-21　术前正面微笑相

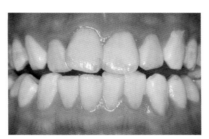
◎图 1-22　术前正面相

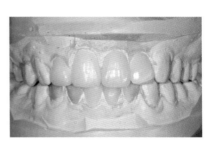
◎图 1-23　模型设计

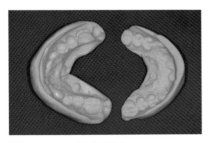
◎图 1-24　硅橡胶导板

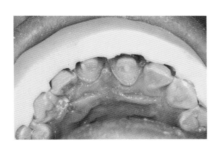
◎图 1-25　牙体预备

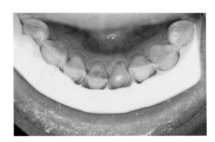
◎图 1-26　牙体预备

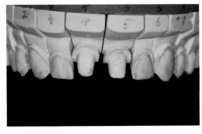
◎图 1-27　工作模型

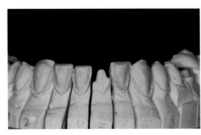
◎图 1-28　工作模型

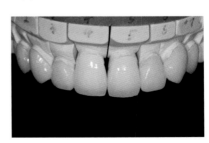
◎图 1-29　全瓷修复体

在没有掌握临床摄影技术之前，很多医师都曾经有过类似的经历：自己认为很完美的病例，在完成后才想起没有留存术前资料或术中步骤，因此使临床资料的科学性与有效性大打折扣；在讲课、教学或者出版之前，才发现手中的影像资料并不齐全；在准备参加病例比赛投稿或者某些资格认证时，才发现无法拿出满足投稿要求的完整影像资料……这时，很多医师就会体会到口腔摄影的必要性和重要性。

留取完整的影像资料是很多后续工作的前提条件，因此建议临床医师应该逐渐将口腔摄影作为日常工作的一部分，对有意义的病例常规留存影像资料，就可以避免以上那些缺憾。完整的影像资料包括很多的内容，不仅是术前资料、术后资料，也包括很多术

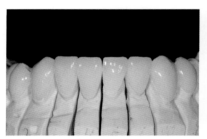
◎图 1-30　全瓷修复体

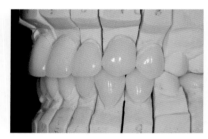
◎图 1-31　修复体咬合相

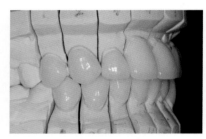
◎图 1-32　修复体咬合相

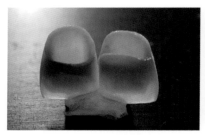
◎图 1-33　全瓷冠修复体透光度

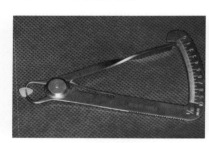
◎图 1-34　瓷贴面修复体厚度

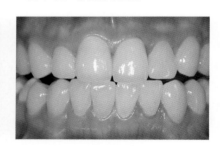
◎图 1-35　修复体戴入

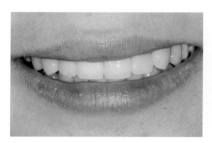
◎图 1-36　修复完成

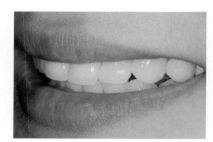
◎图 1-37　修复完成

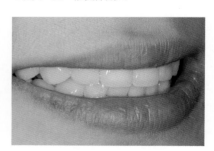
◎图 1-38　修复完成

中步骤；无论术前、术中、术后，都可以通过很多种影像进行表现。当然，各种规范中所涉及的影像数量非常繁多，如果针对每一个病例都拍摄最完整的资料，既会耗费大量的临床诊疗时间、增加工作难度，又有可能会增加患者的痛苦，甚至影响患者对治疗的满意度。

通过大量的实践后，临床医师应该逐渐领悟到哪些情况下拍摄哪些影像是最直接、最本质的反映治疗思想与客观事实的，以期用较少的工作时间留存最有意义的临床病例资料。

二、医患沟通

口腔医师的工作需要和患者之间建立非常好的信任关系，赢得患者的信任，才能够获得患者对治疗的理解和认同。临床摄影资料可以帮助口腔医师和患者就现存问题、治疗方案、治疗效果进行沟通，获得更好的患者教育效果。[20, 28]

通过术前状况的拍摄、在电脑屏幕上的演示，可以使患者更加轻松的、精确的、全面的看到口腔内的情况、存在的病变，很多原来并没有被患者注意到的问题也能被发现。虽然口腔内镜也可以起到这样的作用，但临床摄影的效果比内镜所能达到的效果还是要清晰很多。让患者清楚地、客观地了解这些情况，可以使患者了解治疗的必要性，促使患者建立更好的口腔医疗态度和行为。[20]

治疗完好的术前术后的对比影像，会使患者在术后再一次感受治疗的必要性和有效性，并且对治疗效果有更清晰、更全面的认识。让患者对自己留下深刻印象，会为牙医培养起忠实的患者群，并且不断带来新的患者，这对牙医来讲也是很好的市场扩展机会。

[病 例]
+
[实 战]
+
（刘峰医师提供病例）
+

接诊时间： 2003 年 8 月。

患者齐小姐，26 岁，主诉治疗需求是两颗后牙冠修复。患者原有三颗"烤瓷冠"修复体，自己感觉使用尚可，外观也可以接受（图 1-39、图 1-40）。但实际上，患者很多天然牙都有龋坏、树脂充填、变色等健康和美学问题，并且天然牙自身颜色也存在明显缺陷，与患者白皙的皮肤、年轻亮丽的整体形象非常不相匹配。

为患者提供两颗烤瓷冠可以满足患者目前的治疗需求和功能需要，但如果能够进行全部前牙的美学改善，则有可能从整体上提升患者的微笑美学效果，甚至是自信心和生活态度。为了让患者充分了解客观存在的问题，我们为患者拍摄了牙齿的影像，让患者充分的认识了自己的口腔美学缺陷（图 1-41～图 1-44）。

经过和患者的交流，患者选择了对全部前牙列进行美学改善。首先对存在龋坏等健康问题的牙齿进行治疗，之后采用全瓷冠修复；对于牙体组织相对完好、健康问题不明显的牙齿，采用较为微创的瓷贴面修复。经过全部前牙美学改善后，患者的整体形象获得了提升，术后拍摄的微笑照片让患者获得了很强的心理满足感（图1-45～图1-50）。

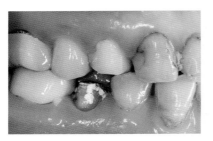
◎图1-39　术前，主诉牙位和原有修复体

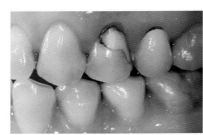
◎图1-40　术前，原有修复体

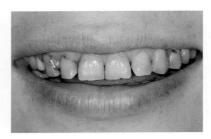
◎图1-41　术前正面微笑

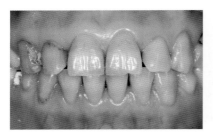
◎图1-42　术前正面咬合

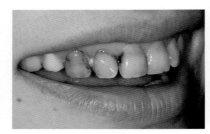
◎图1-43　术前侧面微笑

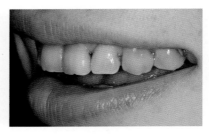
◎图1-44　术前侧面微笑

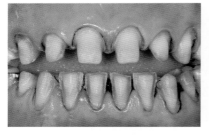
◎图1-45　前牙全冠和瓷贴面牙体预备后

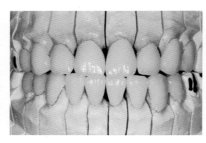
◎图1-46　全瓷修复体

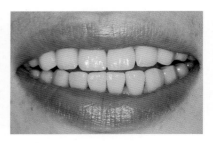
◎图1-47　修复后正面微笑

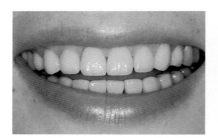
◎图1-48　修复后正面微笑可见原后牙修复体不美观

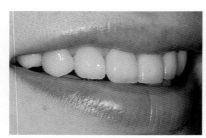
◎图1-49　修复后侧面微笑

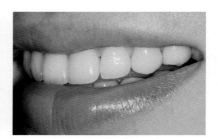
◎图1-50　修复后侧面微笑

在整体美观效果获得改善的同时，患者也注意到了原有"烤瓷冠"的不美观和边缘欠密合等潜在隐患（图1-48）。虽然在治疗当时患者未提出更换原有修复体，但在这个问题困扰了患者两年后（图1-51、图1-52），患者主动提出要求，更换了原有修复体（图1-53、图1-54）。多年以后，患者仍保持着自信的微笑，并且对当年成功的医患沟通所带来的美学改善记忆犹新，感叹牙齿的改善改变了她的人生态度（图1-55～图1-57）。

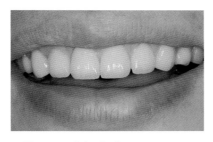

◎图1-51　修复后两年
　　　　　后牙修复体不美观和欠密合
　　　　　问题一直困扰患者

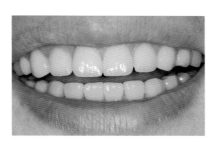

◎图1-52　修复后两年
　　　　　后牙修复体不美观和欠密合
　　　　　问题一直困扰患者

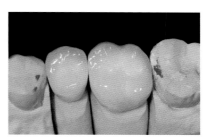

◎图1-53　两年后患者主动更换了原有
　　　　　后牙修复体

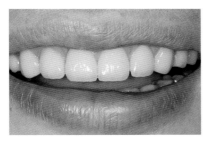

◎图1-54　更换原有后牙修复体后

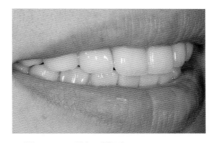

◎图1-55　八年后复查

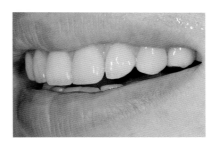

◎图1-56　八年后复查

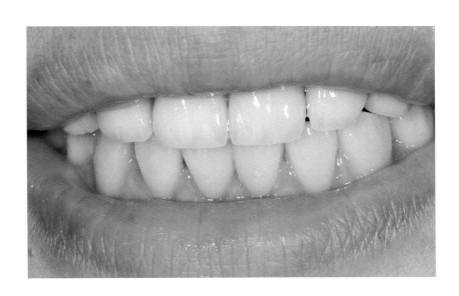

◎图1-57　八年后复查

将临床摄影资料用于医患沟通、患者教育时，很重要的前提是，临床医师有能力为患者解决问题，使患者获得满意的疗效。同时，临床医师必须准确掌握各种治疗的适应证，绝不应该以临床摄影为工具，诱导患者进行不必要的治疗、过度治疗，所有治疗方案的确定都必须以患者的健康为首要前提，以微创舒适为基本原则。[29]

在口腔美学治疗中，除了和患者进行一般的治疗方案交流外，利用一系列完整的术前影像资料，结合一些其他相关影像，医师还可以和患者进行更深入的美学信息交流，医、患双方可以共同研究、评价口腔现状，制订治疗、修复计划，这也就是近年来非常流行的 DSD 数字化微笑美学设计中的一部分重要内容。在某些情况下，还可以利用影像来评价修复体，与患者进行交流，共同讨论、决定如何对修复体进行进一步的精细调整，这是使修复体达到最佳美学效果的有效方法。[30]

三、患者教育

临床上开展的许多新的、特殊的治疗方法与治疗项目，有时会存在患者不易理解、难以接受的问题。为了让广大患者尽快地了解、接受这些新技术新疗法，可以应用自己制作、自己拍摄的典型病例影像制作一些宣传资料。在电脑、网络尚不发达的时代，小型的宣传卡片是最直观的办法，也是最具有说服力的宣传品（图 1-58）。

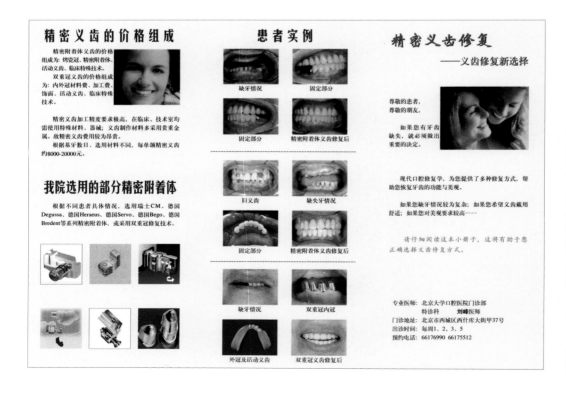

◎图 1-58
在 2000 - 2002 年之间，笔者曾大量应用精密附着体义齿和双重冠义齿两种相对比较特殊的修复方式，解决复杂牙列缺损的修复问题。只通过语言的讲解，很难让患者在短时间内迅速了解、接受这些特殊的修复形式，利用自己的典型病例影像制作小型宣传卡片，曾是椅旁宣教的有效工具。

　　利用自己拍摄的影像制作精美的宣传栏，在诊室内外展示，向患者介绍治疗方法与效果，也曾经是进行患者教育的有力手段（图1-59）。尤其是专长于或感兴趣于口腔美学治疗的医师，将自己拍摄、自己设计精美的展示板（图1-60、图1-61）悬挂在诊室内外的醒目位置，使患者在一进门就可以欣赏到，其实就是在告诉患者：您所面对的是一个对美有追求的、有意识的口腔美学医师，这会增加患者对医师的信赖感。

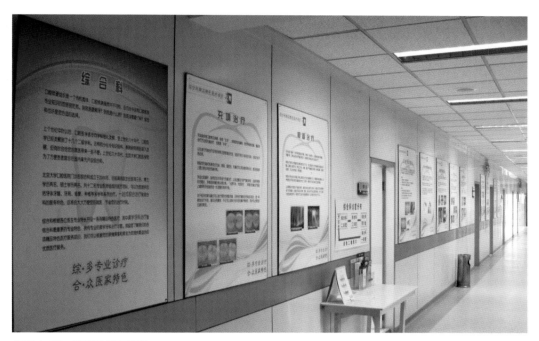

◎图 1-59　诊室外的宣传栏

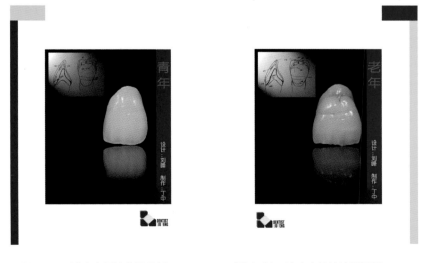

◎图 1-60　诊室内悬挂的展示板　　　　◎图 1-61　诊室内悬挂的展示板

当然，在整个人类社会进入到网络时代以后，上面所讲的几种患者教育方式慢慢就显得有些落伍了，当今时代更多的医患交流、患者教育功能已经都由互联网来承担。从最早的电子邮件，网络论坛，到博客、QQ、微博，再到目前最为流行的微信、APP 等网络沟通方式，不断拉近着人与人之间的距离，也使得人与人之间的沟通越来越形象化、具体化。

在当今这个时代，临床摄影资料的患者教育、医患沟通作用越来越值得重视。

四、医技交流和医医交流

利用影像传递各种宏观、微观美学信息，可以帮助治疗团队中的不同医师更方便地进行交流、讨论，利于多个医师之间统一认识，共同为患者制订出最合理的治疗方案。

临床影像也可以使医师和技师之间的美学信息传递更准确、更直观，减少传递误差；利用影像传递美学分析、美学设计信息，让技师获得更完整的、更准确的美学设计思路，使治疗更加具有目的性、有的放矢。掌握好影像的应用还可以使医技配合更加默契，对于修复体美学效果的提高有着重要的意义。

五、法律依据

目前患者法律意识越来越强，同时，如果一旦出现医疗纠纷，法院的判决遵循的是"举证"原则，即要由医院方面提供无过错的证明。

我们通常所依赖的是病例记录和 X 线片资料，而良好的影像资料也可以成为保护自己的重要法律依据。如果有条件，应该把影像资料作为常规病例资料的一部分。（图 1-62）。

（刘峰医师提供病例）

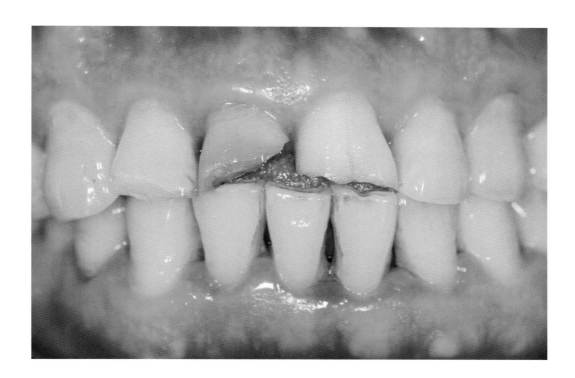

◎图 1-62
患者前牙外伤，外院治疗后，要求修复。
因缺损面积较大，设计为桩冠修复。然而
在进行牙体预备后，患者却由于经济赔偿
等存在问题，不愿进行继续修复，并且以
"本来可以补的牙却给他做了冠"为由不
愿正常缴费。尽管病例记载清楚、术前也
签署了治疗同意书，但患者并不承认原来
牙体损失面积很大。
因为涉及到美学区域，术者在术前给患者
拍摄了照片资料。根据照片资料，由于外
伤造成的牙体折断范围一目了然，这种状
况是采用桩冠修复的合理适应证，不存在
疑义。

第二章

摄影基本概念和基础知识

学习口腔临床摄影之前，应当对摄影的一些基本概念和基础知识有所了解，为以后的学习打好一定的理论基础，对于更好的理解、掌握口腔临床摄影方法，有着重要作用。

对于初学者来讲，建议在掌握了基本的摄影知识后，首先利用手中的摄影器材，在生活中进行大量的拍摄实践，这对于掌握相机的应用、深入理解摄影的基本知识理论都有非常好的促进作用。

由于口腔摄影中大部分都是微距摄影，因此可以着重在生活中练习拍摄一些特写，这样在拍摄口腔影像时就能够很好的操控自己的相机。当具有拍摄良好的特写影像的能力后（图2-1～图2-4），再拍摄口腔影像就会感觉得心应手。

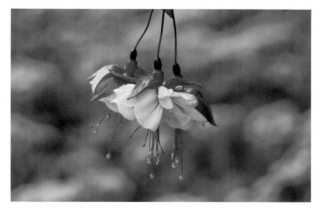

◎图2-1 花

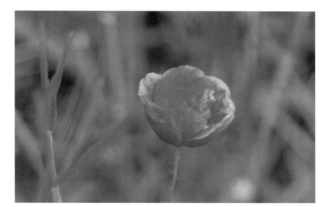

◎图2-2 花

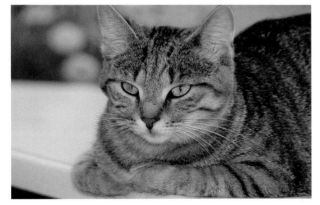

◎图2-3 猫

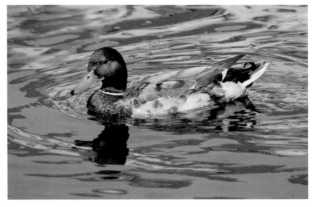

◎图2-4 鸭子

第一节　光电传感器

数码相机拍摄的数字影像是图像以数字化信号为载体、将原始影像的明暗、阶调、层次及色彩以数字形式表达所得到的影像。光电传感器是完成这些工作的核心部分，是数码相机的心脏。就像传统相机使用"胶卷"作为其记录信息的载体，而数码相机的"成像元件"就是其光电传感器。

一、光电传感器的种类

光电传感器包括两大类，即 CCD 和 CMOS，两种成像元件各有自己的优势。

CCD（光电荷耦合元件，Charge-Coupled Device）是一种半导体器件，能够把光学影像转化为数字信号。其工作原理是镜头所成的成像光线通过"分光棱镜"分解为三种不同色光，即红、绿、蓝三原色光，这些光线分别到达 CCD，转换为电信号，再通过芯片计算转换为数字信号储存下来。

CCD 成像的色彩饱和度好，图像锐利，质感更加真实，特别是在较低感光度下（基本概念参见本章第二节）的表现很好。在那些极暗条件下拍摄的专业性场合，例如天文望远镜和电子显微镜等领域，CCD 感光元件的地位不可动摇。CCD 是早期数码单反相机无可争议的霸主，包括 Nikon 等很多品牌早期的主流单反相机都采用 CCD 元件。

CCD 元件也有一些重要的缺点，首先是制造成本高，特别是大型 CCD，价格比较高昂；其次是在高感光度下的表现不太好；第三是功耗较大。这些缺点限制了 CCD 技术的发展，使其在后来与 CMOS 的竞争中逐渐趋于劣势。

CMOS（互补性氧化金属半导体，Complementary Metal-Oxide Semiconductor），与 CCD 类似，在数码相机 CMOS 中也是可以记录光线变化的半导体。它主要是由硅和锗这两种元素构成的，在 CMOS 上共存着带 N（正电）级和 P（负电）级的半导体，受光之后这两个互补效应所产生的电流即可被处理芯片记录和解读成影像。

早期 CMOS 元件的成像质量较 CCD 元件略低，一方面其色彩饱和度和质感略差于 CCD，另一方面噪点问题比较明显，这主要是由于早期的设计结构使 CMOS 在处理快速变化的影像时由于电流变化过于频繁产生过热而造成的。但是 CMOS 元件的成本比较低，因此大部分拍照手机、摄像头和低端数码相机中都应用 CMOS 元件，而数码单反相机中曾只有 Canon 的一些型号采用 CMOS 元件。

当然，CMOS 元件也有相对 CCD 的优势。除成本较低外，最主要的就是非常省电，一般耗电量仅有同尺寸 CCD 元件的 1/3 左右。此外，CMOS 的读写速度较 CCD 更快，这个性能可以适应数码相机像素（基本概念参见本章第二节）越来越高、图片文件格式越来越大的发展趋势，可以支持数码相机的整体发展。因此，很多厂商逐渐将发展的重点从 CCD 元件转移到 CMOS 元件上来。早在几年前就有专家预测，未来 CMOS 元件将全面取代 CCD 元件。

经过不断的发展，CMOS 的硬件降噪机制越来越完善，这使噪点问题得到了比较好的解决，并且在高感光度下有很好的表现，甚至明显要好于 CCD；同时，由于 CMOS 元件的面积增大时的成本增加不像生产大面积 CCD 时增加的那么明显，这些特性都非常适合性能较高的单反相机的发展要求。[31]

目前，各大品牌的数码单反相机几乎都采用了 CMOS 传感器，并且这些采用 CMOS 传感器的数码单反相机中有许多都具备了拍摄全高清（Full HD）视频的能力，这是以往使用 CCD 的数码相机目前无法做到的。

二、像素和分辨率

"像素"（Pixel）是组成数字图像最基本的单位。

可以想象将影像以纵向和横向分成数量庞大的小块，每个小块就是一个"像素"。其原理就像用马赛克瓷砖拼贴的图画，每一块马赛克就是一个"像素"，而拼合起来就是一个图案。当把一个影像高倍率放大后，我们就可以看到图像由一个个色块组成，这些色块就是一个个"像素"（图2-5、图2-6）。

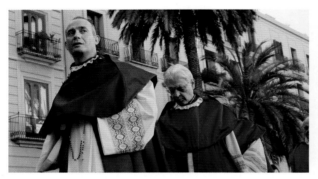

◎图2-5 原始图像

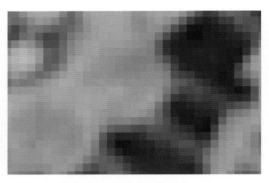

◎图2-6 放大后可见图像由色块组成

"分辨率"指的是单位长度中，所表达或撷取的像素数目。"像素"与"分辨率"关系非常密切，二者呈正比关系。[32] 表现同一对象的影像，在一定范围以内，图像的分辨率越高，像素值就越高，看起来通常就越清晰。例如，由49像素（7×7）组成的图像（图2-7）完全由色块构成，分辨率非常低，无法辨别物体的形态特点；由1156像素（34×34）组成的图像（图2-8）分辨率略有提高，可以粗略辨别物体的形态，但仍不够清晰、流畅；由28万像素（531×531）组成的图像（图2-9）清晰度有明显提高，可以比较清晰地展现被摄对象的颜色、形态和细节。

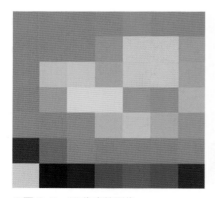

◎图2-7 49像素的影像

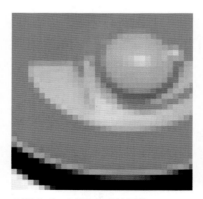

◎图2-8 1156像素的影像

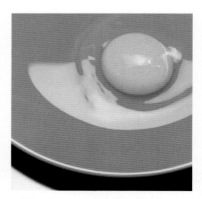

◎图2-9 28万像素的影像

数码相机的像素与拍摄影像的分辨率直接相关，是衡量数码相机的重要指标之一。笼统地说，数码相机的像素值由光电传感器上的光敏元件数目决定，在其他性能相同的情况下，数码相机像素数越大，意味着光电传感器的光敏元件数目越多，相应的成本就越高，价格也就越贵。

数码相机的像素分为最大像素、硬件像素、有效像素三个概念，分别具有不同的意义，必须加以明确区分。

最大像素是一个在相机宣传中经常听到的概念，是指经过插值运算后获得的最高的像素数。插值运算是在需要放大图像时，通过设在数码相机内部的 DSP 芯片完成的运算过程，常用运算方法包括最临近法插值、线性插值等，目的是在图像内添加图像放大后所需要增加的像素。插值运算后获得的像素值是经过数码相机内部运算而得出的值，其图像质量不能够与真正感光成像的同像素数图像相比。例如在打印图片的时候，插值运算后的图像画质减损会十分明显，所以实际上"最大像素"这个概念并没有重要的实际意义，经常是商家做商品推广时使用，作为使用者几乎可以忽略这个参数。

硬件像素是指相机的实际像素，也就是相机光电传感器上光敏元件的实际数量；有效像素数指真正参与感光成像的像素值，因为 CCD 或 COMS 的边缘经常会有一些并不参与成像，因此有效像素数会比硬件像素数又低一点。

有效像素数是评价数码相机像素水平最真实、最有效的指标。

拍摄图像的像素数与相机的像素数也是两个概念。原则上数码相机的有效像素数决定了拍摄图像的最大像素数，而实际拍摄图像的像素数受相机"分辨率"设置的影响。当相机分辨率设置为最大分辨率"L"时，拍摄出来的影像像素数可以达到相机本身的有效像素数；当相机分辨率设置为"M"或"S"时，拍摄出的影像的像素数就会相应减少。

影像的分辨率与可冲洗、打印的最大规格相关。当相机的有效像素数不是很高时（低于 1000 万像素），一般建议采用最大分辨率进行拍照，以保证影像的质量和今后应用的灵活性。当相机的有效像素非常高时（高于 2000 万象素），为了节约数码相机存储卡和电脑的存储空间，并不一定所有照片都要按照最大分辨率设置来拍摄。例如 2000 万像素的数码相机也可以通过分辨率的设置，拍摄 1000 万像素的影像，这样同样的存储卡可以存储数量更多的照片，存储运行速度也会更快。

第二节　曝光

传统相机拍摄影像的过程，是相机开启快门后，光线进入相机内部，到达胶片，使胶片的感光层面产生潜影，之后通过化学显影、固化来获得具有影像的胶片的过程。传统相机的曝（exposure）是指在光线作用下感光层产生显影的过程。

数码相机拍摄影像的过程，是相机开启快门后，光线进入相机内部，到达光电传感器，将光信号转换为电信号，再通过数模转化器，将图像的信息在相机的存储卡上记录下来。数码相机的曝光是指光信号在光电传感器和数模转换器的作用下转换为数字信号的过程。

拍摄时，胶片或光电传感器得到光量的多少称为曝光量。曝光适宜，即曝光量准确，最终再现的影像影调正常，明暗反差合适，彩色影像色彩饱和（图2-10）；曝光太少，即曝光不足，则影像晦暗无力，画面沉闷，反差低，画面暗部没有层次（图2-11）；曝光太多，即曝光过度，则影像泛白，画面高光无层次，色彩不饱和（图2-12）。[32]

与传统的相机一样，数码相机要想获得层次丰富的影像，就要控制投射在光电传感器上的光量值，使之获得适宜的曝光量。

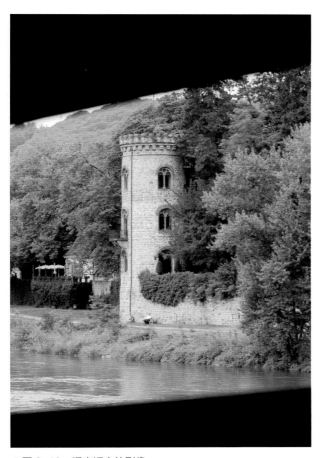

◎图 2-10 曝光适宜的影像

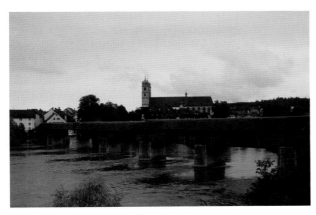

◎图 2-11 曝光不足的影像

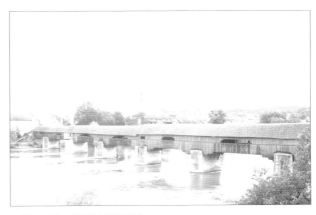

◎图 2-12 曝光过度的影像

一、光圈

光圈"（aperture）本来是指一个用来控制光线透过镜头、进入机身的光量的装置，它的大小决定着通过镜头进入感光元件的光线的多少，就如用人眼的瞳孔可以调节进入视网膜内光线的多少，光圈可以调整进入镜头、投射到光电传感器上的光线的强度。通俗的讲，"光圈"就是光线通过镜头时的口径大小。

对于已经制造好的镜头，镜头的直径是不可能随意改变的。为了调整光线进入镜头时的口径大小，在镜头设计中经常会在内部加入多边形或者圆型、面积可变的孔状光栅，这个装置就叫做"光圈"。与传统相机一样，数码相机的"光圈"安放在镜头的几片透镜中，由几片金属瓣状薄片组合而成，利用金属瓣的移动而调节"光圈"的大小（图2-13）。

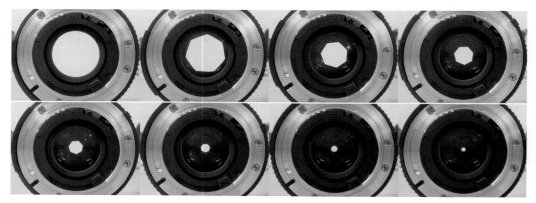

◎图2-13 同一镜头在不同"光圈"状态下的镜头内部结构

表达光圈大小我们是用F值，F值＝镜头的焦距/镜头的有效口径的直径。

从公式中可以发现，光圈直径为25mm的100mm镜头与光圈直径为50mm的200mm镜头计算出的F值是相等的。所以F值实际上代表的是一个"相对的"光圈值。

从公式中还可以发现，F值与镜头的有效直径是呈反比关系的。在镜头焦距不变的情况下，F值越小，说明镜头光圈开口越大，单位时间内通过镜头的进光量也就越多，"光圈"其实越大；反之，F值越大，说明镜头光圈开口越小，单位时间内通过镜头的进光量也就越少，"光圈"其实越小。

　　相机上设置的 F 值都有很多档，为了方便对曝光量进行调节，这些光圈值通常被设计为连续变化的，即光圈每缩小一级，进光量就减少一半。为了达到这个效果，控光装置按 1.4 倍（2 的平方根）这个因数缩减光圈开启的直径，因此光圈值的主要档位一般为1.4、2.8、4、5.6、8、11、16、22、32、45、64，代表其打开后的孔径分别是镜头焦距的 1/1.4、1/2、1/2.8、1/4、1/5.6、1/8、1/11、1/16、1/22、1/32、1/45、1/64（图 2-14），而它们所代表的光圈开口面积基本上是以大约 1/2 的倍率递减的。

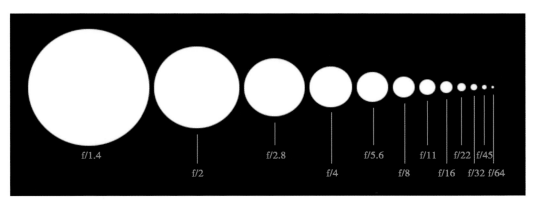

◎图 2-14　不同 F 值时光圈开口大小比较

二、快门速度

快门是镜头前阻挡光线进来的装置。拍摄影像时，当快门按钮被按下时，快门随即打开，让光线照射胶片或光电传感器，形成曝光。

按快门在相机中的位置，可分为镜前快门、光圈快门、镜后快门、反光镜快门和焦平面快门；按快门的构造可分为机械快门和电磁快门。

快门速度 (shutter speed) 代表的意义是快门打开、光电传感器接收光的时间，是影响曝光量的另一重要因素。数码单反相机的快门速度值通常会有 1s、1/2s、1/4s、1/8s、1/15s、1/30s、1/60s、1/125s、1/250s、1/500s、1/1000s 等不同级别，分别代表快门打开时的时间。每两级快门速度值之间也经常以大约 1/2 的倍率递减，即快门速度值增大一档，实际曝光时间延长一倍。很多时候为了书写、标识简便，快门速度会被简写为 1、2、4、8、15、30、60、125、250、500、1000 等。为了区分秒和分之一秒，在表示快门打开若干秒时，会在数字后面加一个分号（"）标记，例如 2" 表示快门打开 2s 而不是 1/2s。

深刻理解快门速度，应用正确的快门速度，对于拍摄生动的画面是非常重要的。高速快门可以使物体的运动位移忽略不计，也就是起到"凝固瞬间"的作用（图 2-15）；在弱光条件下，采用慢快门速度，可以增加进入相机内部的光线，是获得足够曝光的重要手段（图 2-16）；针对同一对象，不同的快门速度获得的拍摄效果不同，较慢的快门速度可以捕捉物体的运动轨迹（图 2-17、图 2-18）。

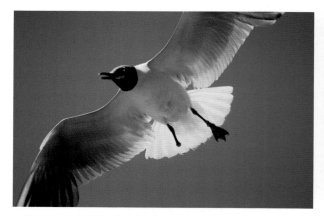

◎图 2-15　高速快门凝固运动

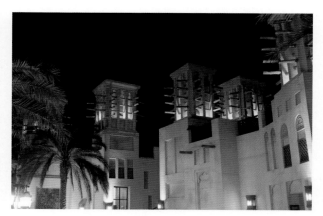

◎图 2-16　慢快门速度保证曝光量

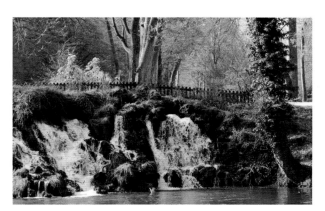

◎图2-17 较快的快门速度凝固了瞬间的水珠形态

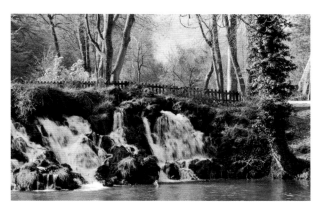

◎图2-18 较慢的快门速度捕捉了水流的运动轨迹

三、曝光量的控制

光圈代表单位时间内光电传感器接受的光强度，快门速度代表光电传感器的受光时间，二者都直接影响曝光量。

光圈和快门速度与曝光量的关系，可以类比为用水龙头向水池中放水。光圈相当于水龙头开放的大小，即单位时间内水流（光流量）的强度；快门速度相当于水龙头打开的时间；二者相乘即为水池中获得的水量，也就是代表光电传感器接受的光总量。曝光不足就像总的放水量不足（图2-19），需要通过增大光圈或延长曝光时间来调整；曝光过度就像总水量超出水池容积（图2-20），需要减小光圈或缩短曝光时间来调整。

为了将池中的水正好放满，有很多种水流强度和水流时间的组合；同理，为达到同一曝光量，光圈和快门速度也有很多种搭配可以选择（图2-21）。由于光圈与快门各有独到特别的地方，因此每种搭配产生的效果都不一样，必须依据实际需要，选择最适合的组合。

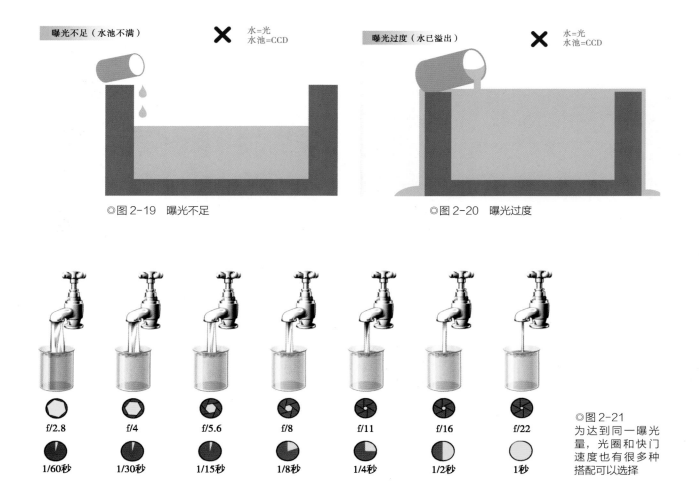

◎图2-19 曝光不足

◎图2-20 曝光过度

◎图2-21 为达到同一曝光量，光圈和快门速度也有很多种搭配可以选择

在选择数码相机时，光圈值和快门速度的调整范围、级间距也是需要关注的因素。为适合更多复杂的拍摄环境，数码相机的光圈值和快门速度的范围越大越好，并且最好能够按正常的级数连续设置，而不是跳跃性设立。除了标准级数，很多相机的光圈值F还会设置为27、29、38、54、57等中间级别，快门速度也会设置1/10s、1/20s、1/80s、1/200s等中间级别，这些更细的级别设置有利于对曝光量进行更精细的调节。

数码相机的曝光有很多种模式，自动模式（Auto模式）是由相机根据自身测光、测距等情况来确定光圈和快门速度以及 ISO、闪光灯强度、曝光补偿、白平衡等其他所有设置；程序模式（P模式）是允许拍摄者自行设定 ISO、闪光灯强度、曝光补偿、白平衡等等设置，由相机根据自身测光、测距等情况来确定光圈和快门速度；光圈先决模式（A模式）是首先确定光圈值F，由相机根据测光情况选择快门速度来获得适宜的曝光量；快门先决模式（S模式）则相反，先确定快门速度，再由相机根据测光情况选择光圈来获得适宜的曝光量；手动模式（M模式）则是拍摄者根据相机测光提示和自身拍摄经验，自行设置光圈和快门速度，自主控制曝光量。

一般初学者都会首先选择自动模式（Auto 模式或 P 模式）尝试拍摄，但这两种模式下经常不能获得满意的、稳定的拍摄效果；使用光圈先决模式（A 模式）较前两种模式的拍摄效果更有把握，但仍然不及手动模式（M 模式）稳定。因此，在具有一定经验后，建议拍摄者逐渐学习应用手动模式（M 模式）拍照。

在实际拍摄中，在不采用三脚架的情况下，为了防止因手持相机造成的抖动，快门速度至少应快于镜头焦距的倒数，例如采用的焦距为 50mm 的镜头拍摄，则安全的快门速度应不慢于 1/50。如果快门速度选择过慢，则手持拍摄中的轻微抖动就有可能造成拍摄影像的模糊，影响影像质量（图 2-22 ～ 图 2-25）。

在临床摄影中，由于所采用的镜头焦距通常为 100mm 左右，因此快门速度设置应不慢于 1/100，通常选用 1/125 ～ 1/180。

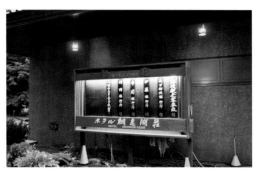

◎图 2-22　较慢快门速度拍摄的影像

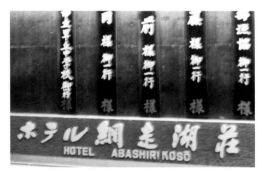

◎图 2-23　放大后可见清晰度不足

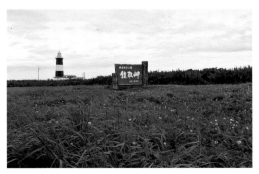

◎图 2-24　较高快门速度拍摄的影像

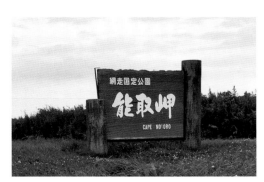

◎图 2-25　放大后可见仍具有足够清晰度

四、感光度

感光度（ISO）本来是感光材料（胶卷）在一定的曝光、显影、测试条件下对于辐射能感应程度的定量标志，一般用 ISO 值表示。这个数值增大，胶卷对光线的敏感程度也增加。传统相机本身是无感光度可言的，感光度是胶卷的特性。不同感光度的胶卷适宜在不同的光线条件下进行拍摄。ISO100 的胶卷最适合在阳光灿烂的户外进行拍摄，而 ISO400 的胶卷则可以在室内或清晨、黄昏等光线较弱的环境下拍摄。

与普通照相机不同，数码照相机包含了用于接受光线信号的光电传感器，因此数码相机也就有了感光灵敏度高低的问题。为了方便使用者理解，一般将数码相机的光电传感器对光线的灵敏度等效转换为传统胶卷的感光度值，因而也就有了数码相机"相当感光度"的说法。

数码相机主要以改变信号的放大倍率的方式改变感光度，所以当提升 ISO 值时，放大器也会把讯号中的噪点放大，于是产生粗微粒的影像。所以，感光度与影像的颗粒、解像力和分辨率成反比关系。低感光度拍摄的照片影像质量高，画面细腻，没有噪点，解像力高；在使用高感光度拍摄时，拍摄的照片影像质量降低，画面相对粗糙，存在噪点，解像力较低，很多数码相机在超过 ISO1000 时，就能够看到尚可接受的噪点，而超过了 ISO1600，噪点就经常很明显（图 2-26）。

数码相机的感光度还可以通过合并感光点的方式来提高，即合并几个相邻的感光点，使用多个像素点共同完成原来只要一个像素点来完成的任务。

总体来说，数码相机提升 ISO 以后，对画质的损失是很大的，尤其感光器件面积较小时，对影像质量的影响更为明显。因此，要根据不同的拍摄场合，选择相机适宜的 ISO 感光度，以获得良好的拍摄效果。

在光线良好的场合，或者方便进行人工布光的拍摄条件下，应该尽量选择低感光度，可以得到高画质影像。而在拍摄现场光线很暗，用较大的光圈、较慢的速度都无法有效地捕捉到良好的影像时，或者现场条件无法应用慢快门速度时，就需要选择高感光度，虽然损失一些拍摄效果，但首先可以保证完成拍摄（图 2-27、图 2-28）。

很多高档单反相机允许应用很高的感光度（ISO6400～ISO25600）进行拍摄，并且获得的影像噪点并不明显，因此，能够满足拍摄要求的 ISO 范围也成为评价单反相机品质的一个重要指标。

当然，由于口腔临床摄影的拍摄条件相对静止，容易布光，其实基本上用不到相机的高感光度进行拍摄，正常情况下都应该将 ISO 设置到稳定的、较低的级别，以保证更细腻的拍摄效果。从这个角度讲，临床摄影并不需要级别很高的数码机身。

需要注意的是，由于 ISO 影响光电传感器对光作用的敏感性，因此其设置直接影响曝光量，当 ISO 提高一个级别时，光圈或快门速度就要相应降低一个级别，才能保证影像获得适宜的曝光；反之，当 ISO 降低一个级别时，光圈或快门速度相应提高一个级别，就能保证影像获得适宜的曝光。

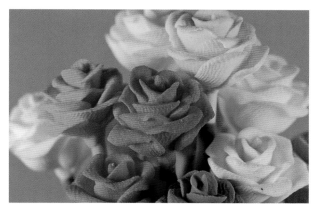

ISO：800，影像细腻

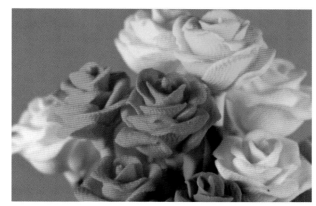

ISO：2000，影像比较细腻

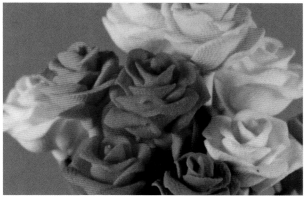

ISO：6400，影像出现噪点

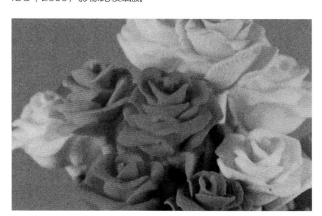

ISO：H2.0，影像噪点明显

◎图 2-26　Nikon D700 在不同 ISO、相同曝光量下的拍摄效果比较

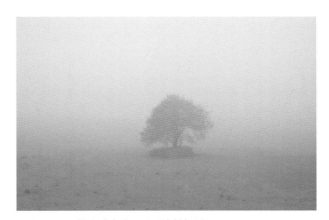

◎图 2-27　较高感光度，画面比较细腻
　　　　　大雾天气，光线较充足，60km/h 速度
　　　　　Nikon D300s
　　　　　F2.8，1/640s，ISO800

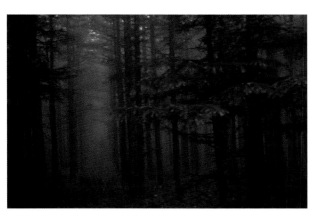

◎图 2-28　高感光度，画面噪点明显
　　　　　大雾天气，光线非常弱，60km/h 速度
　　　　　Nikon D300s
　　　　　F2.8，1/400s，ISO1600

第三节　景深

　　在调焦使影像清晰时，焦点的前后有一段距离内的区域，影像仍能够清晰显现，这段范围称之为景深（depth of field）。景深越大，能清晰呈现的范围越大；反之，景深越小，则前景或背景会更迅速变得模糊，便于强调虚实结合的效果。[32]不同的景深所拍摄的影像意境不同。

　　焦点是绝对的，景深是相对的。理论上，被摄物体上的点通过镜头会在焦平面上汇聚成为一个点。而被摄物体前后的点在焦平面上尚未汇聚成点，而是汇聚成锥体截面上的一个圆；或者会在焦平面之前就汇聚成点，而在焦平面上重新发散成圆了。如果这两个圆小到放大到照片上也看不出来，我们的眼睛就会认为它们还是清晰的点，这个最大的能够被视为点的尺寸叫"弥散圆直径"，能够被视为点的最大圆叫"弥散圆"。成像在前后弥散圆之间的范围就是景深（图2-29）。

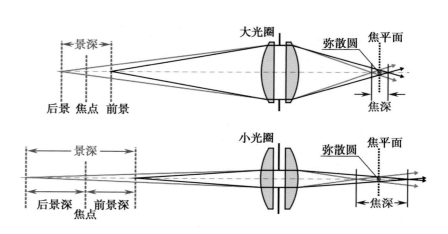

图2-29　景深示意图

$$景深 = \frac{2 \times 弥散圆直径 \times 镜头焦距的平方 \times 光圈值 \times 调焦距离的平方}{镜头焦距的 4 次方 - 弥散圆直径的平方 \times 光圈值的平方 \times 调焦距离的平方}$$

　　根据景深的计算公式，可以看出在拍摄中影响景深的包括镜头焦距、调焦距离和光圈值三个因素（图 2-30 ～ 图 2-32）：

1. 与镜头焦距成反比：在同样的距离下拍摄，镜头焦距越短则景深越大。

2. 与调焦距离成正比：使用同样焦距的镜头，距离越远则景深越大。

3. 与光圈值成正比：使用同样焦距的镜头、拍摄距离不变，则光圈 F 值越大景深越大。就是说当光圈由 F/5.6 向 F/16、F/32 变化时，景深会越来越大。

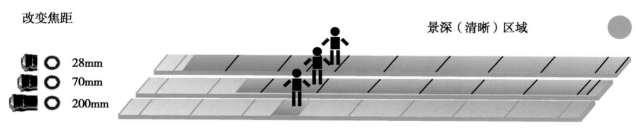

◎图 2-30　采用不同焦距的镜头拍摄，焦距越短，景深越大

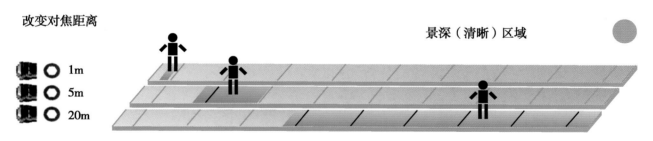

◎图 2-31　采用相同焦距的镜头拍摄，距离越远，景深越大

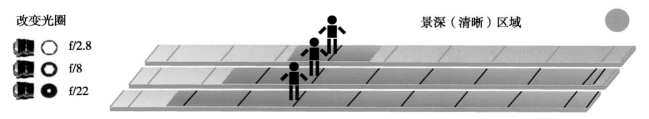

◎图 2-32　采用相同焦距镜头、在相同距离拍摄，光圈值越大，景深越大

实践中景深的控制是一个比较复杂的工作，需要对多个因素深入理解、灵活搭配。

采用中等焦距的镜头（50～70mm焦距）、中等光圈值（F5.6～F8），在正常的距离下拍摄，可以获得景深适中的影像。这种影像的景深和透视效果接近人眼平时的观察习惯，易于被观察者所接受（图2-33）。但这样的照片的效果没有超出肉眼的天然感受，可能会显得有些平淡、缺少个性（图2-34）。

有经验的摄影师会根据被摄对象的不同特点，结合希望表达的思想，选择大景深或小景深拍摄，从而创造画面的独特魅力。[32]

在拍摄时增大光圈F值（减小光圈），并选用广角镜头（焦距短），则从较近的位置到无限远的物体，都会清晰地展现在人们面前，这在风光摄影、建筑摄影中用得比较广泛。大景深可以用于展现田园的开阔、山河的气势以及建筑物的整体风貌（图2-35）。大景深还可以使主体与周围的环境形成有机的联系，特别适合于旅游纪念照的拍摄，使人物和身后的景物都非常清晰，起到旅游留影纪念的作用（图2-36）。

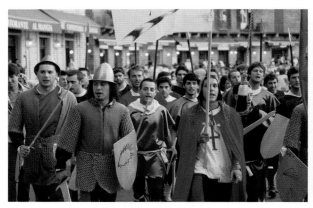

◎图2-33　中等景深，观察者易于接受

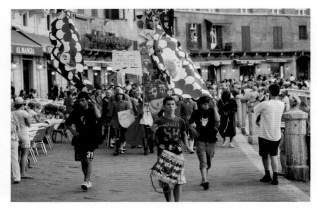

◎图2-34　中等的景深，稍显平淡

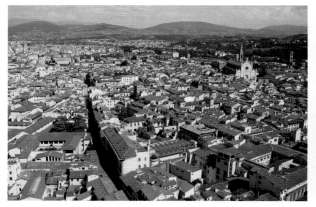

◎图2-35　大景深城市建筑的整体风貌

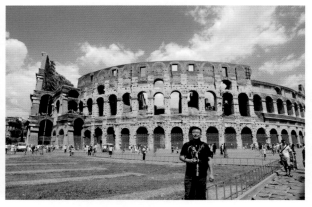

◎图2-36　大景深的旅游纪念照

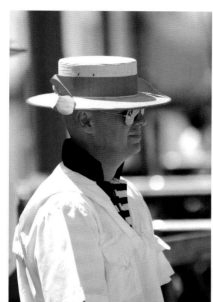

◎图 2-37　小景深拍摄的人物

实际拍摄中，仅满足于影像的所有部分都清晰是远远不够的。

由于自然界的景物丰富繁杂，在拍摄时常常无法避开一些杂乱的景物，如果让这些景物与主体一样清晰突出，势必会干扰对主体的表现。利用小景深突出主体，并虚化无关景物，照片就会显得简洁，主题突出，富有冲击力，可以充分表达被摄人或物的内在思想和韵味（图2-37、图2-38）；有时即使是很普通的拍摄对象，在小景深的表现下，也会给人以耳目一新的感觉，带来新的视觉冲击（图2-39）。[32]

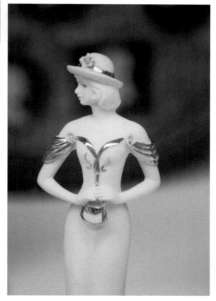

◎图 2-38　小景深拍摄的静物

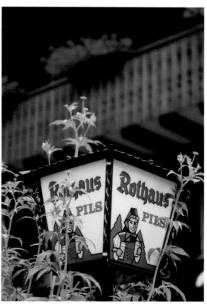

获得小景深的主要方法是开大光圈（减小光圈值 F），对主体仔细对焦，让其他无关紧要或是杂乱的物体变得模糊而不可辨认，只作为一种抽象的形式空间来陪衬主体。

◎图 2-39　小景深拍摄的景物

在拍摄小景深的影像时，对焦点位置的掌握非常重要。焦点的前清晰区叫前景深；焦点的后清晰区叫后景深；前清晰区的最前点是"景深的前界限"；后清晰区的最后点是"景深的后界限"。根据透镜的成像原理和焦点的关系可知，前景深总是小于后景深的，前后景深的比例一般大约为 1 : 2（图2-40）。根据景深这一原理，对焦点应选择在主体的前中1/3 位置，可以使整个主体获得最清晰的效果。

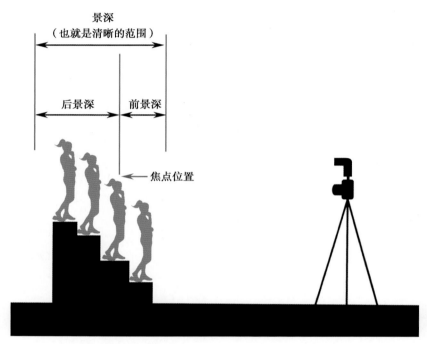

◎图2-40　焦点位置和前后景深

焦点选择的变化，可以突出不同的主体，使同一范围下的景物获得完全不同的拍摄效果。将焦点对在前景的主体上，让模糊的远景在画面上产生空间透视感，可以在最大限度上降低对主体的干扰作用，有时杂乱的远景在虚化之后还会形成某种质感效果，使画面变得更耐人寻味（图2-41）；以后方景物为对焦点，让前景虚化，会使人产生一种身临其境的感觉，它所形成的心理效应是突出了摄影的回眸一瞥的真实性和偶然性，通过模糊、朦胧、虚幻的前景来烘托或反衬清晰的主体，不仅会使画面显得简洁、明快、干净，而且小景深中局部的虚，还可以给观赏者以丰富的想象余地，使画面更加含蓄，更富魅力（图2-42）；有时也可以将焦点对在中景的主体上，让前景和背景同时模糊，这会形成对主体的一种明确的视线引导作用（图2-43、图2-44）。

口腔临床影像作为一种医学影像，对景深的要求通常非常简单，就是距离镜头远近不同的位置的牙齿都能够得到清晰的表现，因此需要尽量加大景深。

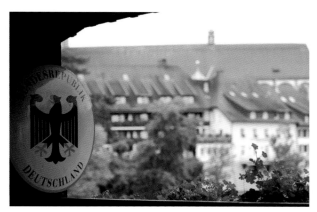

◎图 2-41　主体在前，后景虚化

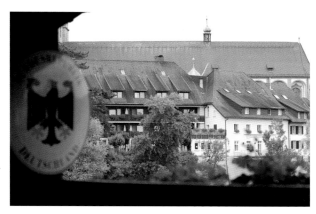

◎图 2-42　主体在后，前景虚化

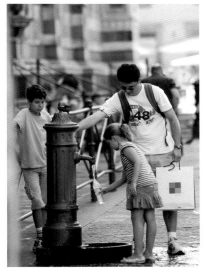

◎图 2-43　主体人物在中部

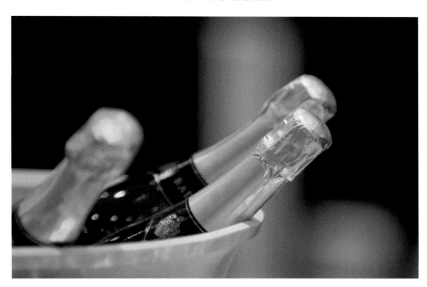

◎图 2-44　主体在中部，前景、背景均虚化

在口腔临床摄影中，常用镜头是 100mm 焦段的微距定焦镜头（具体见第三章第三节），镜头的焦距是确定的，同一放大比例（即同样的构图范围，具体见第四章第二节）下拍摄的距离也是确定的，所以加大景深的手段只有一个：缩小光圈，也就是增大光圈 F 值。

一般来说，口腔内的影像拍摄需要采用低于 F22 的小光圈，很多时候需要采用到 F27、F32、F36，甚至 F45、F54 等，而这在其他摄影领域并不常用。

正因为要实现这种不太常用的小光圈、大景深的拍摄理念，建议采用手动曝光模式（M 模式，具体见本章第二节）。如果采用自动曝光模式，相机自身通常都会选择中等偏大的光圈设置（F4～F5.6～F8），拍摄出的影像就会景深较小，不符合临床影像的需要。

当然，过小光圈拍摄也有可能造成影像质量下降的问题，因此在光圈设定时，在能够达到适合的曝光、足够的景深要求基础上，还是要选择可能的相对大一点的光圈。

第四节　构图

　　构图（composition）的概念，来源于西方的美术课程中的构图学，这个概念在我国国画理论中叫布局。摄影构图是从美术的构图转化而来，有时也可以简单的称为取景。摄影构图是一个将三维空间之间的关系转换为平面关系的过程。[33]

　　成功的摄影作品，首先需要的是构图的成功。对于同一个场景、景物，不同的构图会带给人截然不同的观看感受。构图不佳的作品会显得没有章法，缺乏层次（图2-45）；经过认真思考的、好的构图可以使作品主体突出、增强感染力（图2-46）。

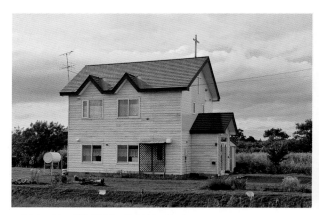

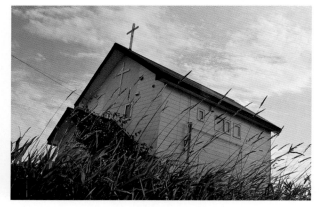

◎图2-45　常规构图，平淡缺乏新意　　◎图2-46　改变构图，主体突出，感染力强

一、简洁

　　摄影构图中首先应该要考虑的问题是确定主体，能突出、烘托主体的景物，都可以进入拍摄范围；而破坏画面整体感、干扰被摄主体的物体，都应该想办法去除。根据这个原则确定拍摄范围、去除杂乱无用的景物后，摄影画面就会变得简洁。繁杂的画面很难获得构图成功（图2-47），简洁的画面是构图成功的基本要素（图2-48）。[33]

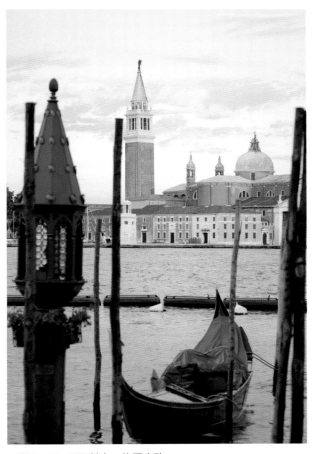

◎图2-47　画面繁杂，构图失败

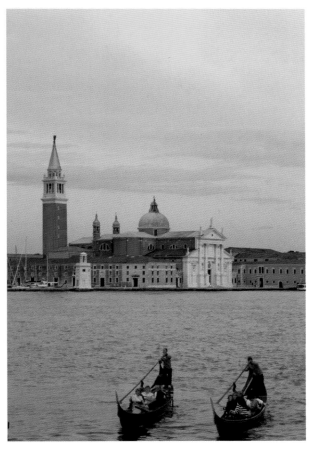

◎图2-48　画面简洁，构图成功

二、线条

生活中的线条是无处不在的，既有直观存在的物体轮廓线或影调间的界限，如乡间小路、整齐的队伍等等，也有一些具有内在联系的物体所构成的假定的、虚像线条。线条能加强影像的内在气氛，给观察者带来强烈的情感体验。

在构图中，应充分发现、利用围绕主体的各种线条。常用线条包括对角线（图2-49）、平行线（图2-50）、曲线（图2-51）、圆形（图2-52）等。很多影像中包含多种线条，画面带给观察者强烈的美感（图2-53、图2-54）。

在应用线条构图时，需要注意保持稳定感。稳定感是人类在长期观察自然中形成的一种视觉习惯和审美观念，符合这种审美观念的造型艺术才能产生美感，违背这个原则的，看起来就不舒服。在进行摄影构图时，稳定感是需要一直注意的问题。

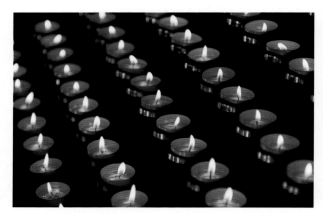
◎图2-49　对角线构图

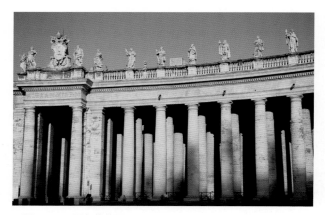
◎图2-50　平行线构图

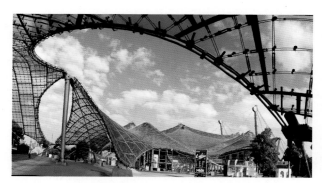
◎图2-51　曲线构图

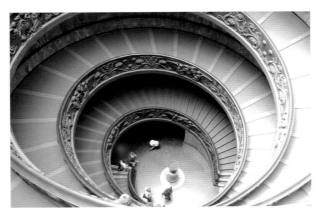

◎图 2-52　圆形构图

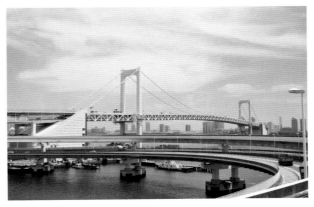

◎图 2-53　包含多种线条的构图

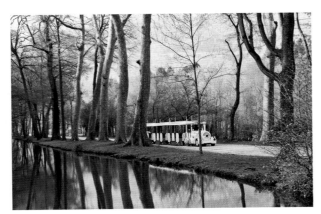

◎图 2-54　包含多种线条的构图

三、布局

　　确定主体和拍摄范围、认真观察主体周围的线条因素后，构图的下一步就是确定布局。常见布局形式包括三分法、九宫格、框式、十字形等。

（一）三分法构图

　　指把画面横分三份，每一份中心都可放置主体（图 2-55）。由于三分后的分割位置与"黄金分割定律"的分割位置非常接近，因此三分法实际上也是属于"黄金分割"的一种表现形式。这是一种非常常用的构图形式，表现鲜明，构图简练，适合于绝大多数拍摄场合，可以成为摄影布局中最基本的规则。

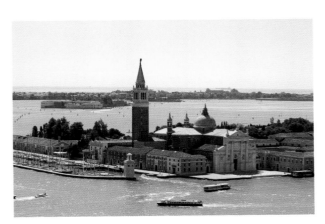

◎图 2-55　三分法构图

（二）九宫格构图

也称井字构图，就是把画面平均分成九块，在中心块上四个角的点，用任意一点的位置来安排主体位置（图2-56）。这种构图方法实际上是把三分法进一步深化，因此也属于"黄金分割"的一种表现形式。四个交叉点中，上方两个点给人的动感比下方的更强，左面的比右面的更强。

（三）十字形构图

通过画面中心画横竖两条线把画面分成四份，主体置于中心交叉点（图2-57）。此种构图画面具有很强的安全感、和平感和庄重及神秘感，适宜表现古建筑、十字架、教堂等，可产生中心透视效果，体现神秘感。但这种构图用在一般主体时，会令人感觉有些呆板、不灵活，欠缺美感（图2-58）。

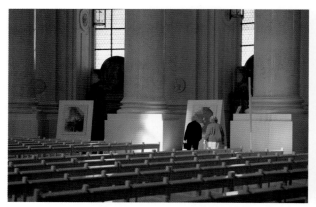

◎图2-56　九宫格构图

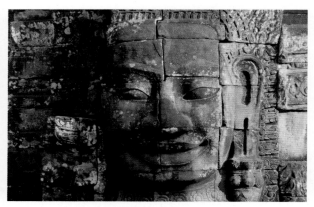

◎图2-57　十字形构图，强调神秘感

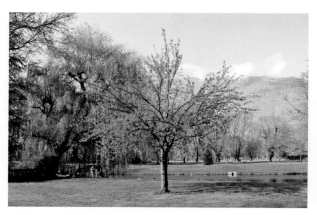

◎图2-58　十字形构图，略显呆板

（四）框式构图

一般多应用在前景构图中，如利用门、窗、山洞口等作前景，来表达主体、阐明环境（图2-59）。这种构图符合人的视觉经验，使人感觉是自己在透过门和窗观看影像，产生现实的空间感和透视效果强烈。

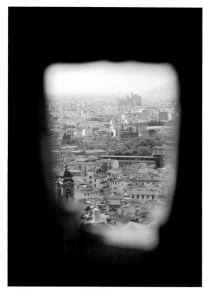

◎图2-59　框式构图

四、对比

主体和其他景物之间形成强烈的对比，是在构图中凸显主体的重要手段。在构图时寻找能够和主题形成对比的陪衬物体，将其纳入适宜的布局，可以形成良好的构图。

对比形式包括大小对比、颜色对比、明暗对比、冷暖对比、虚实对比、动静对比、疏密对比等。灵活运用对比的构图方式，会使拍摄的画面生动、传神（图2-60、图2-61）。

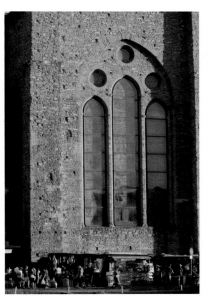

◎图2-60　大小对比

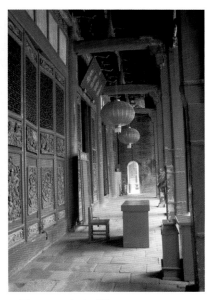

◎图2-61　色彩对比

五、视角

　　摄影师的镜头就代表着观众的眼睛，相机镜头在哪里拍摄到影像，今后观众就像从哪个位置在观察。如果镜头拍摄的位置永远在人们正常观察物体的位置，拍摄出的作品就永远是人们所熟悉的景、物，人们都习以为常，也就很难吸引人们的视线，作品就很难获得成功。

　　因此，在日常摄影构图时，我们不妨避开最习惯的观察方法，改变一下视角，首先需要变换一下观察的高度，随之而来的是需要仰视一些或者俯视一些。换一个视角看世界，经常会带来创作的灵感（图2-62、图2-63）。

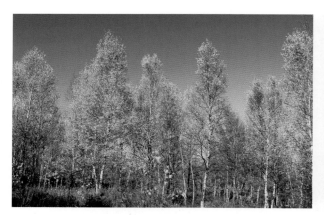

◎图2-62　平视拍摄，略显平淡

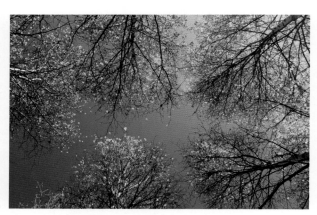

◎图2-63　仰视拍摄，视角独特

第五节   白平衡

物体反射出的光决定物体的颜色，而反射光又与光源密切相关。同一个白色物体，在阳光、阴天、室内灯光下等不同的光源下，其实看到的颜色应该是不同的。但人的大脑可以侦测并且更正这样的色彩改变，所以人们所看到的物体仍然感觉是白色的。也就是说，不管光线条件如何，人眼看到的"白色"就是"白色"。

人眼可以进行自我适应，但是数码摄像机的感光元件本身就没有这种适应功能了。为了贴近人的视觉标准，数码摄像机必须通过软件运算模仿人类大脑，根据光线来调整色彩。"白平衡"（white balance）的基本概念就是"不管在任何光源下，都能将白色物体还原为白色"，我们可以通过自动或手动调整"白平衡"来使影像达到令人满意的色彩表现。

白平衡技术是数码摄影（摄像）中所独有的技术。使用胶片相机时，为了补偿由于光源不同带来的偏色，可以选用不同性能的胶片，也可以在拍摄时使用各种彩色滤镜。数码相机的"白平衡"功能就相当于不同胶卷或者彩色滤镜，可以利用内部程序将颜色进行校正。

掌握白平衡的调节，就可以拍摄出色彩相对真实的画面。大部分数码相机都具有自动调整白平衡的功能，使用非常方便。数码相机的白平衡感测器一般位于镜头的下面，可以自动感知周围环境，从而调整色彩的平衡。

但很多数码相机"自动白平衡"的准确程度并不很高，想拍摄颜色相对准确的影像，有些时候还需要手动调整白平衡，精确程度高于自动调整。大部分数码相机都有多种手动预设白平衡，通常涵盖不同色温的光源条件，包括阴天、多云、晴天、荧光灯、钨丝灯、阴影下等，选择与实际光源条件最接近的白平衡设置，可以获得颜色相对准确的影像。

同样的景物、在其它拍摄条件完全相同的情况下，不同的白平衡会导致完全不同的色彩效果（图2-64、图2-65）。在口腔数码摄影中，为了更加真实地再现口腔组织的色彩，要根据自己相机的情况，正确选择白平衡的设置。由于微距闪光灯是临床摄影的主要光源，一般推荐使用"闪光灯白平衡"即可。

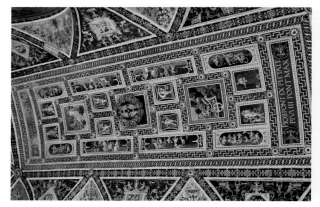

◎图2-64　白平衡错误，偏色明显

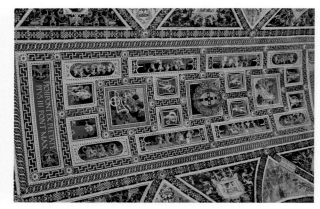

◎图2-65　白平衡正确，色彩真实

第三章

口腔临床摄影设备与器材

工欲善其事，必先利其器。

实现良好的口腔临床摄影，首先要有各种适当的设备与器材支持。

照相机及其配件是最重要的部分，也是需要投资的重点部分。

标准的口腔临床数码摄影器材由机身、微距镜头、微距闪光灯三部分组成。一套完整的、高质量的、能够达到口腔数码摄影要求的数码照相机一般都价格不菲，因此一定要在购买前了解各部分配件的功能特点，选购最适合的器材。

为了获得一些特殊的拍摄效果，有时还需要单独购置一些特殊的相机配件；为了使拍摄口内各种影像时操作更方便、视野暴露更清晰，还经常需要应用各种牵拉器、反光板、背景板等辅助器材。

与传统摄影不同的是，数码摄影得到的影像要想应用，还需要有电脑硬件、软件的支持，进行传输还需要传输介质或网络的支持。在数码摄影刚刚开始的年代，这些条件经常需要特意配备，而在如今这个科技发展极速的时代早已不再是问题了。

第一节 数码照相机的发展历史

1975 年 11 月，一名叫作 Steven Sasson 的工程师在柯达的实验室中，用世界上第一台完全数码化的相机拍摄了一张照片（图 3-1）。这张照片曝光 23s，分辨率为 100×100，记录在磁带上，从此开启了数码相机的时代。

1981 年，索尼公司对外展示了一款名为 Mavica（音译为"魔影佳"）的产品，这一名称源自"magnetic video camera"（采用磁存储介质的摄像机）。在最初发布时，索尼公司还将 Mavica 称为"still video camera"（静态摄像机）。Mavica 实际上是第一台采用了单反相机结构的数码相机，搭配尼康 F 卡口镜头，以 12mm×10mm、570×490 像素的 CCD 作为感光元件，存储介质是一种被称为 Mavipak 的软盘（图 3-2）。

1994 年，柯达推出了全球第一款商用数码相机 DC40（图 3-3），该机型以较小的体积、较为便捷的操作、较为合理的售价开始被一部分消费者接受；1995 年，卡西欧公司发布了具有 25 万像素、分辨率为 320×240 像素、售价仅为 6.5 万日元的数码相机 QV-10，第一次引发了大众对数码相机的关注，产品热销，因此也有不少人认为卡西欧 QV-10 才是真正意义上的全球首款商用数码相机。

此后数码相机的发展突飞猛进，不断加速。1997 年，索尼公司发布了世界上第一款使用 3.5 英寸软盘作为存储介质的数码相机 MVC-FD7，开始大力进军数码相机；柯达公司发布了使用 109 万像素的 CCD、变焦镜头的数码相机 DC210；奥林巴斯推出"超

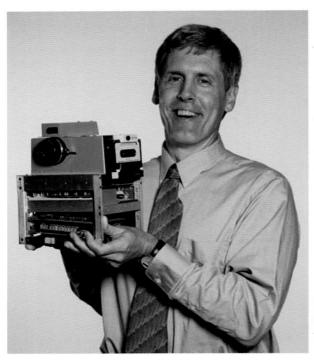

◎图3-1 第一台数码相机

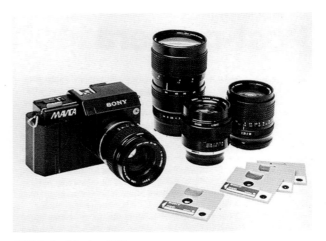

◎图3-2 Mavica 相机

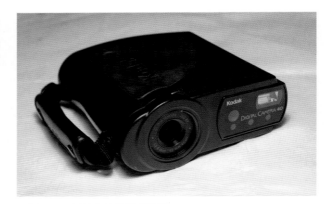

◎图3-3 柯达 DC40 数码相机

百万"像素的 CA-MEDIAC-1400L 型单反数码相机，引起了行业内的巨大轰动。

1998 年，"百万像素"数码相机开始成为主流，并且向集成化、小型化发展，许多厂商纷纷推出高像素、低价格的普及型数码相机，开始了数码相机普及化发展的新篇章。这一年上市的数码相机有 60 多种，涉及 20 多个厂商。当然，现在回顾看，当时的大部分厂商目前都已退出了数码相机的生产。

1999 年，尼康公司发布了首款自行研制的单反数码相机 D1，正式进入数码相机领域。尼康 D1 以传统相机 F5 为基础进行设计，配备了 274 万像素 CCD，感光度从 ISO200-1600，采用 CF I/ II 型存储卡作为存储介质，也可以兼容微硬盘，支持 JPEG、TIFF、RAW 三种文件格式，当时售价为 5580 美元，开创了数码单反民用化的先河。

2000 年以后，数码相机的发展越来越快，尼康和奥林巴斯几乎同时推出具有 300 万像素的数码相机；佳能推出单反数码相机 EOS-D30 和 EOS-1D，首次使用 CMOS 代替 CCD；索尼发布第一款使用 CD-R 光盘作为存储设备的数码相机 Mavica MVC-CD1000；奥林巴斯发布内置打印机的数码相机 C-211，给数码相机多元化发展注入了全新的元素。

2002 年，日本 KYOCERA（京瓷）公司推出最早的 135 全画幅单反相机 Contax N Digital，它以 Contax N1 作为原型，以一片 36mm×24mm 全画幅、629 万有效像素的 CCD 作为感光元件，开启了数码单反全画幅的时代（图 3-4）。

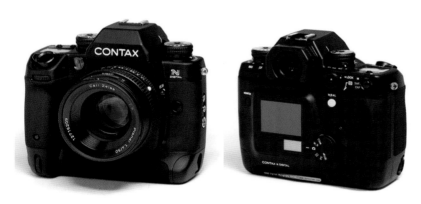

◎图 3-4　最早的全画幅数码单反相机 Contax N Digital

2003 年，佳能推出了 600 万像素、CMOS 图像传感器、塑料机身的数码单反 EOS-300D，售价首次低于 1000 美元，推动了单反数码相机平民化发展的进程；2004 年，尼康陆续推出平民单反数码相机 D70 和 D70s，与佳能 300D 对抗；宾得、奥林巴斯、柯尼卡美能达等厂商也都推出了低价格的数码单反相机。数码单反相机开始进入平民时代。

2005 年以后，数码单反相机的发展越来越迅猛。索尼接管了柯尼卡美能达的单反部门，推出了索尼第一台单反数码相机 α100，之后迅速发展扩大其单反数码产品生产线；松下的第一款单反数码相机 DMC-L1 采用了 4/3 系统，加上莱卡的镜头支持，给 4/3 系统注入了全新的活力；尼康、佳能两大品牌不断推出新产品，主流像素从 1000 万逐渐调高到 1200 万、1600 万，全画幅数码单反的型号越来越多、价格越来越低，从尼康 D90 开启的视频功能扩大了数码单反相机的应用范围。

第二节　数码相机的分类

传统胶卷相机的分类方法主要有两种：①是按照使用胶卷的画幅大小区分；②是按照相机的结构和取景方式区分。数码相机的分类方法则有很多种，称谓比较杂乱。按照相机结构可分为数码单反相机、电子取景数码相机、旁轴数码相机等；按性能定位可分为消费性数码相机、高级消费性数码相机、准专业性数码相机等；按照镜头类型可分为普通不可更换镜头的数码相机、大变焦数码相机、可更换镜头数码相机等；按照传感器面积可分为全画幅数码相机、APS 画幅数码相机、4/3 画幅数码相机、小画幅数码相机等。以下重点介绍目前常见的几类数码相机的特点，之后介绍数码相机未来发展趋势。

一、消费级数码相机

通常指那些体积较小、价格不太贵的数码相机，通常也被称作"卡片相机"。

消费级数码相机的优点主要包括外观时尚、机身小巧、操作便捷；传统的、较低端产品，以往经常存在功能相对薄弱、液晶显示屏耗电量较大、镜头性能较差等缺点。不过这类相机的发展非常快，外观、款式、功能越来越强大，像素数、变焦比例等参数也越来越高，内在性能提高也非常迅速，在人们的日常生活中得到了普遍的应用。

索尼 RX100 系列相机是这类相机中的一个代表，目前已经生产了四代产品，统称为"黑卡"系列（图 3-5）。最早的索尼 RX100 是 2012 年上市的产品，搭载 1 英寸 Exmor

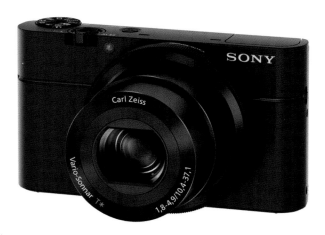

◎图 3-5　Sony 黑卡系列卡片相机

CMOS 传感器，拥有 2020 万有效像素，具备 3.6 倍光学变焦镜头，在画质表现方面非常不错，另外支持全手动功能，最大光圈为 F1.8-F4.9，支持 5472×3648 最高分辨率，10 张 / 秒高速连拍功能。索尼 RX100 做工精致，画质出色，并且便于携带，虽然是一款卡片机，但其画质表现非常优秀，还带有全景扫描功能，因此一上市就被广泛接受。

第三代产品 RX100III 采用的是 1 英寸的 Exmor R CMOS 背照式传感器，搭载 BIONZ X 影像处理器，处理速度较传统处理器提升 3 倍，并具备非常可观的降噪效果，使画质效果表现非常好。RX100 使用的是大光圈蔡司镜头，最大光圈为 F1.8～2.8，24～70mm 的焦段，可以拍出美丽的虚化效果。可以弹出式的 EVF 电子取景器使相机更加专业和实用。

最新的第四代 RX100IV 搭载的是最新研发的 1 英寸 Exmor RS CMOS 堆栈式传感器，有更强的高速信号处理能力，具备 16 张 / 秒的连续拍摄能力，快门速度提高到了最快 1/32000 秒，并且支持 4K 视频拍摄技术，还能拍摄 XAVC S 编码的 4K 视频（最长 5 分钟）、960fps 的慢动作视频。

可见，目前的"消费级数码相机"已经可以具备非常强大的功能，不再是低端的同义词。

二、大变焦数码相机

指具有较大光学变焦倍数的机型，而光学变焦倍数越大，能拍摄的景物就越远。

大变焦数码相机的原理和望远镜差不多，通过镜头内部镜片的移动而改变焦距。当拍摄远处的景物或者是被拍摄者不希望被打扰时，长焦就可以发挥出其优势。另外焦距越长则景深越浅，可以做到突出主体、虚化背景，可以使照片拍出来更加专业。

数码相机的光学变焦倍数大多在 3～12 倍之间，变焦比 6 倍以下为普通变焦，6 倍以上的变焦比可称为大变焦相机，达到 10～12 倍可称为超大变焦。数码相机镜头越长，内部的镜片和感光器移动空间越大，变焦倍数也就有可能变大。

但是，对于镜头的光学性能而言，变焦范围过大，镜头的质量通常会相应下降。超大变焦的镜头有时会发生镜头畸变的问题，即在广角端产生桶形变形、在长焦端产生枕形变形，同时还容易发生色散问题。

以往的超大变焦相机还会存在以下两个问题，有可能对拍摄质量产生影响：

（一）长焦端对焦慢

传统大变焦数码相机自动对焦技术一般采用的是接近消费级数码相机类似的技术，从速度上说并不理想。对于传统的大变焦相机而言，长焦端的自动对焦问题通常更明显，主要是表现为对焦不坚决甚至不能对焦，在光线比较暗的环境下尤为明显。

（二）手持抖动问题

前一章已经向大家介绍了"安全快门"的概念，安全快门速度其实就是焦距的倒数。当快门速度高于安全快门速度时，拍摄出的照片基本不会因手的抖动而模糊，如果低于这个速度就有可能造成照片的模糊。由于超大变焦数码相机长焦端的焦距非常大，要求的安全速度非常快；如果相机的光圈不是很大、不能保证很高的快门速度时，就会发生因手抖动失去宝贵的精彩画面的问题。

随着技术的进步，目前很多生产商都在大变焦镜头里加入了非球面镜片和防色散镜片，可以在一定程度上预防畸变问题和色散问题，对焦速度和快门速度问题也在逐渐改进，目前有一些大变焦数码相机的性能非常强劲。最新的尼康 Coolpix P900 相机具有 4.3～357mm 的 83 倍变焦能力，是目前具备最大变焦能力的数码相机（图3-6）。

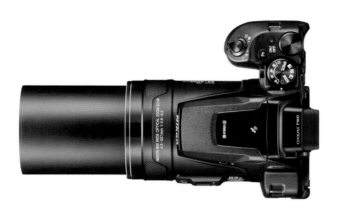

◎图 3-6　Nikon Coolpix P900 大变焦相机

三、单反数码相机

单反数码相机指的是单镜头反光数码相机，英文缩写 DSLR，由"Digital 数码""Single 单独""Lens 镜头""Reflex 反光"组成。

单镜头反光在过去的几十年中一直是主流的取景系统，大多数 35mm 照相机都采用这种取景器。在这种系统中，反光镜和五棱镜的设计使得摄影者可以从取景器中直接观察到通过镜头的影像。因此，可以正确地看见胶片即将"看见"的相同影像。

该系统的心脏是反光镜，安放在光电传感器的前面。取景时，反光镜呈 45° 角，进入镜头的光线由反光镜向上反射，上方的五棱镜多次反射改变光路，将上下左右方向均正确的影像送至目镜。当按下快门按钮时，反光镜迅速向上翻起闪开光路，同时快门打开，于是光线到达光电传感器，完成拍摄（图 3-7）。

单镜头反光相机的构造决定了它是透过镜头对焦拍摄的，观景窗中看到的影像和拍摄出来的影像一样，取景范围和实际拍摄范围基本一致，有利于直观地取景构图。

单反数码相机定位是数码相机中的中高端产品，与消费类数码相机相比较，在很多方面具有明显优势。

◼◼ 按下快门按钮前的状态

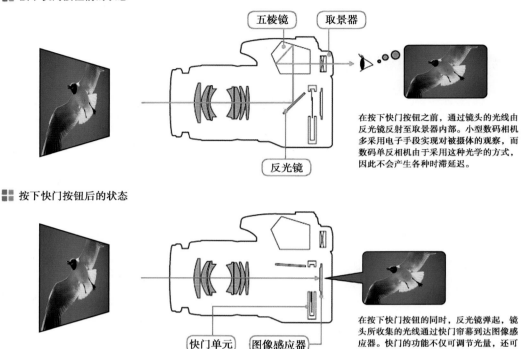

五棱镜　取景器

在按下快门按钮之前，通过镜头的光线由反光镜反射至取景器内部。小型数码相机多采用电子手段实现对被摄体的观察，而数码单反相机由于采用这种光学的方式，因此不会产生各种时滞延迟。

反光镜

◼◼ 按下快门按钮后的状态

在按下快门按钮的同时，反光镜弹起，镜头所收集的光线通过快门帘幕到达图像感应器。快门的功能不仅可调节光量，还可通过快门打开时间的长短来控制被摄体的运动感觉。

快门单元　图像感应器

◎图 3-7　单反数码相机的工作原理

（一）感光元件面积

很多人在选择数码相机时通常首先会关心像素值。前一章已经介绍，像素是组成影像的最基本单元。针对同一个画面，较低的像素值代表画面粗糙，较高的像素值则代表着画面的细腻程度更好、细节表现力更强。像素值确实是评价数码相机的最基本指标。

但是随着数码相机产品技术的迅速提高，目前主流数码相机的像素值均已达到一千万以上，许多相机的像素值已经达到三千万甚至四千万以上。在这种数量级上，同类型数码相机之间即使像素值相差几百万，实际上并不会对影像的细腻程度产生很明显的影响了。

但是，即使具有完全相同的像素值，单反照相机成像效果一般还是会明显好于消费级照相机，这是由于二者的感光元件面积不同。像素值在相同数量级的情况下，感光元件面积实际上是一个更重要的指标。取得良好的拍摄效果，最有效的办法不仅仅是提高像素数，更重要的是使用尺寸较大的光电传感器。

数码单反相机的传感器尺寸都远远超过了普通数码相机。高级单反数码相机的感光元件面积与 135mm 胶片相当，称为 FX 格式，即全画幅格式；[34]中、低档单反数码相机的感光元件的长、宽值均约为 135mm 胶片的 2/3，称为 DX（APS）格式；

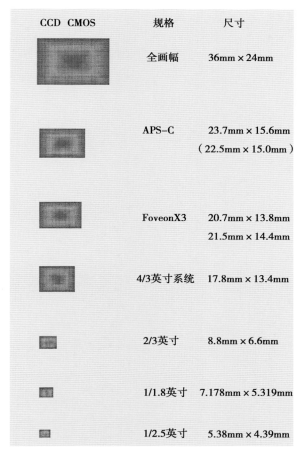

CCD CMOS	规格	尺寸
	全画幅	36mm×24mm
	APS-C	23.7mm×15.6mm （22.5mm×15.0mm）
	FoveonX3	20.7mm×13.8mm 21.5mm×14.4mm
	4/3英寸系统	17.8mm×13.4mm
	2/3英寸	8.8mm×6.6mm
	1/1.8英寸	7.178mm×5.319mm
	1/2.5英寸	5.38mm×4.39mm

◎图 3-8　数码相机的各种光电传感器尺寸

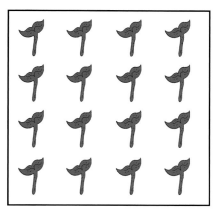

◎图 3-9　适宜的密度可以使秧苗茁壮成长

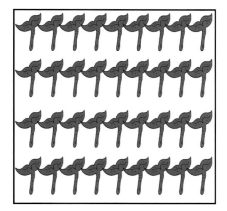

◎图 3-10　过高的密度使秧苗之间互相影响

而消费级数码相机为了压缩整体体积、实现便携性和节能性，因此在设计中经常大幅度压缩感光元件的面积（图3-8）。

不同厂家数码相机的感光元件面积差异非常大，前述高性能的消费级数码相机也是在大幅提高传感器尺寸后，获得拍摄性能的大幅提高。因此，在选购数码相机时，应对传感器尺寸这一技术参数保持高度关注。

总体来说，数码单反由于传感器面积较大，其单个像素面积可能是中低端消费级数码相机的四五倍，因此每个像素点也就能表现出更加细致的亮度和色彩范围。在目前的技术水准下，在较小的感光元件面积下容纳过多的像素还有可能造成像素之间的干扰，进一步降低影像的质量，就像在一小块土地中种植过多过密的秧苗，反而会造成互相影响、不能良好生长一样。因此，有一些虽然像素数较高，但传感器面积较小的器材，有可能并不能拍摄出质量很好的影像（图3-9、图3-10）。

（二）镜头性能

数码相机作为光、机、电一体化的产品，光学成像系统的机能对终极成像效果的影响是非常重要的，拥有一支优秀的镜头对于成像的意义毫不亚于光电传感器的选择。随着光电传感器、存储器材的成本不断降低，光学镜头在数码相机成本所占的比重实际上越来越大。在选择临床摄影器材的时候，一定要给镜头等部分留出足够预算，而不应过分追求单反机身的级别，忽略镜头的性能。

消费级数码相机通常只有一个事先固定在机身上的镜头，是不可更换的，镜头的焦段、光圈的范围都是很有限的。而每个品牌的单反数码相机都有一个庞大的镜头群支持，这些镜头可以根据拍摄需要随意变换，以获得最佳的拍摄效果（图3-11、图3-12）。

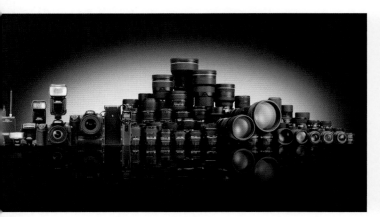

◎图3-11　尼康单反镜头群

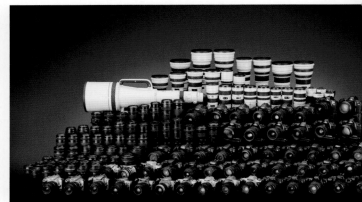

◎图3-12　佳能单反相机和镜头群

（三）迅捷的响应速度

数码单反的开机速度只有几百毫秒，连拍速度通常也很快。而消费级相机则是电子快门，经常存在比较明显的快门时滞问题，这一弱点堪称消费级数码相机的软肋。因此它拍静物尚好，但不适合抓拍运动物体，因为拍摄所得的影像，往往不是你按下快门时的那个动作。响应速度是数码单反的优势，由于其对焦系统独立于成像器件之外，基本可以实现和传统单反一样的响应速度，在很多场合会让使用者感到得心应手。

（四）灵活的手控能力

虽说数码相机的自动拍摄功能越来越强，但是拍摄时由于环境、拍摄对象的情况是千变万化的，因此对摄影有一定要求的用户通常是不会满足于使用自动模式拍摄的。数码单反可以方便地进行手动设定拍摄参数、手动对焦等等，还可以进行一些特殊的拍摄。

目前只有极低端消费级数码相机只能自动设置拍摄参数，大部分消费级数码相机都可以手动设置拍摄参数，可以实现比较个性的拍摄设置，但是其操作便利性与单反相机相比通常还是有很大的差异。

另一方面，大部分消费级数码相机并不具有手动变焦环，只能依靠马达自动变焦，如果变焦和对焦的速度不是非常理想，就有可能会丧失拍摄机会，或者不能达到拍摄者需要的准确对焦位置、景深区域，影响最终的拍摄效果。

（五）丰富的附件

数码单反相机和消费级数码相机还有一个重要的区别，就是具有很强的扩展性。除了能够更换镜头、使用偏振镜等附加镜片之外，还可以使用专业的闪光灯，以及其他的一些辅助设备，例如大功率闪光灯、环型微距闪光灯、电池手柄、定时遥控器等，这些丰富的附件让数码单反相机可以适应各种独特的需求，包括口腔临床数码摄影的要求。[35]

当然，单反相机的结构也存在自身的一些问题：

1. 拍摄照片的瞬间，取景器会被挡住　由于被遮挡的时间非常短暂，通常并不会带来什么问题；但是如使用频闪光拍摄，就不能通过取景器看到频闪装置是否正常。

2. 相机的震动　由反光镜的翻起动作所造成的照相机整体运动，用较快的快门速度拍摄时一般不会被察觉，但如果以较慢的快门速度拍摄一幅精确照片的话，例如在微弱的光线下使用远摄镜头进行拍摄时，这种震动对成像就可能造成问题。

3. 反光镜运动的噪声，这在需要安静的会场等场所可能会成为明显的问题。

4. 重量大，便携性能较弱。尤其是在口腔临床摄影中，搭载了微距镜头、微距闪光灯后，整个相机的重量非常大，会令很多医师感到非常沉重，应用比较辛苦。

四、单电数码相机

单电数码相机全称为单镜头电子取景数码相机（Digital Single Lens Electronic Viewfinder，DSEV），这类相机也常被称为"电子取景器可换镜头数码相机"（Electronic Viewfinder Interchangeable Lens，EVIL）。

这是从数码单反相机演变而来的一种新类型的相机，是在传统单反的基础上取消了反光板和五棱镜取景器等结构、缩短了镜头法兰距、使得机身可以大幅度缩小的相机。[36] 这类相机还有一种名称叫做"无反光镜可换镜头式相机"（Mirror-less Interchangeable-Lens Camera，MILC），可以很直接的反映这种相机的特点。最早的单电数码相机是2008年松下发布的G1（图3-13）。与单反相机不同，单电相机没有光学取景器，只靠LCD屏幕或者电子取景器取景，而这就可能存在显像的滞后性（图3-14）。

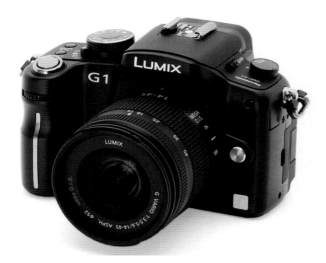

◎图3-13　最早的单电相机

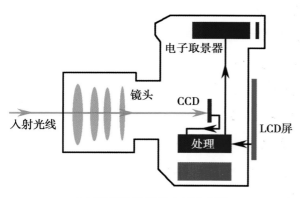

电子取景数码相机取景示意图

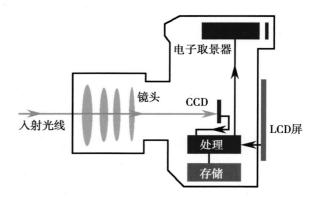

电子取景数码相机曝光示意图

◎图3-14　单电相机的电子取景器

单反相机有反光镜和五棱镜，光线通过镜头，再通过反光镜、五棱镜的反射，最后到达眼睛，所以我们从光学取景器中看到的景物是以光速传播的，速度非常快，通常不存在显像滞后。而单电相机由于没有使用半透反光镜和五棱镜，在电子显示屏或电子取景器上能够看到的景物，实际来自光路中传递来的信号，经过两次互逆的信号转换、外加电路传递也需要时间，就可能造成影像的滞后。虽然这种滞后十分细微，但对于很多优秀的摄影师仍然能够察觉，因此目前很多专业摄影师仍然更偏爱使用单反相机。

单电相机的最大优点是便携性。单反数码相机的机身加镜头经常过于庞大、沉重，尤其是对于女性拍摄者，通常是一个过重的负担。单电相机从一出现开始，就以"口袋机的大小，接近专业机的性能"获得了很大程度的认可，取得了非常快速的发展。

近年来，各大相机生厂商在不断推出性能更好的单电相机机身的同时，也在不断丰富着适合单电相机应用的镜头群。通过较高素质镜头群以及组件的支持，单电相机普遍实现了比消费级数码相机更出色的画质，同时也通常兼具强大的功能可拓展性。因此，单电相机目前已经成为介于单反相机和消费级卡片相机之间很重要的一个群体，不断分别向上、向下挤压着两类传统数码相机的市场份额。

与单反相机相比，单电相机还有一个明显的缺点就是耗电量大。单电相机是使用数字化的方式转换影像，并且只要打开电源，电子取景器就会一直工作。因此，一般单反相机一块电池可以照500张以上的相片，而单电相机则一般只能支持到300张左右。

与单反相机相比，单电相机的光电传感器面积一般也不占优势。单电相机的光电传感器其面积虽然大于中低端的消费级数码相机，但与单反数码相机相比较通常仍然比较小，再加上感光器上的微透镜、图像处理器等许多其他的因素，使得单电相机的成像效果较单反相机仍会存在一定的差距。另外，目前许多全画幅高端单电相机仍然很高的价格也让一部分消费者转而选择入门级单反数码相机。

五、数码相机未来发展趋势

（一）单反数码相机和单电数码相机之争

三十多年前，数码代替银盐的革命，伴随而来的是数码时代单反取代旁轴的更为直观的取景方式；单电相机的声音近几年越来越猛，大有努力取代单反相机的势头。这一革命味道颇为浓郁的数码相机产品诞生时间实际并不长，虽然还存在着上文所述的许多问题，但也已经让人们看到了其蓬勃无限的活力。

不少人认为，单电相机的出现也许又是相机史上的一次革命。人类发展历史上没有一种技术能永远辉煌，单反相机在目前的主流地位是有其历史原因的。在胶片时代，存储介质——胶片在相机内必须严格保护不能漏光，单反相机巧妙地利用反光镜，既解决了取景的视差问题（图3-15），又避免了胶片在取景过程中漏光。因此，在胶片时代，单反相机把相机技术推到了顶峰，而单反相机的主流地位也一直延续到数码相机时代。

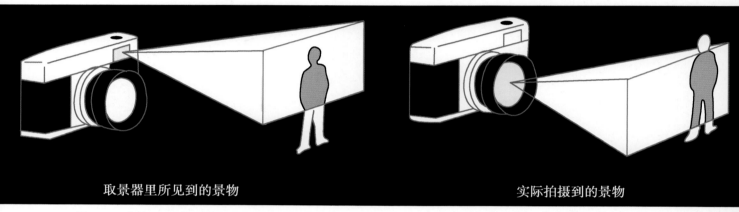

取景器里所见到的景物　　　　　　　　　　　　　实际拍摄到的景物

◎图3-15　非单反相机的视差问题

然而进入数码时代后，情况有了根本性的变化——光电传感器其实并不绝对害怕漏光，它既可以用来取景，也可以用于成像，于是反光镜的存在就不是绝对必要的了。

一台相机是通过光学取景，还是通过电信号取景，形式其实并不重要，只要镜头和光电传感器所产生的画面，不存在视差、不存在滞后就可以。因此，如果技术足够进步，能够满足这两个要求，再通过光学取景器来确定画面就会显得有些多此一举。

理想状态的电子取景应能具备如下优势：

a. 成像与调焦是同一个平面，对焦精度高，不存在跑焦的情况；

b. 成像与电子取景使用同一块光电传感器，没有视差、色差等误差；

c. 没有反光镜，镜头后片可以尽量贴近光电传感器，有利于提高成像质量；

d. 没有反光镜工作时产生的震动，有利于提高像质；

e. 拍摄时安静，没有反光镜运动的噪音；

f. 通过 EVF 或 LCD 取景，可随时观看实际成像效果，并且可查看实时柱状图等丰富的信息，便于随时修正各种设置，拍摄更有保证；

g. 可以更轻松实现有声动态录像功能。

既然能够具有这么多优势，为什么目前的大部分高端数码相机都保留着光学取景呢？这是因为背板液晶显示屏还没有发展到足够完好，因此目前还不能完全取代光学取景。早期很多显示屏的像素比较低，色彩存在失真问题，并且耗电量惊人，在温度较低的时候耗电量更大，无法支持相机很好的完成取景工作。因此在很长的时间里，光学取景与电子取景"双规并存"成为现实的选择。

今后，随着技术的不断进步，液晶显示屏有可能逐渐做到与光学反光镜没有肉眼可见的差别，将显像滞后问题控制在人眼无法感受的范围；同时随着大能量电池应用和显示屏自身耗电量的大幅度下降，许多生产厂家敢于逐步加大显示屏的显示面积。随着电子取景技术的日臻完善，当电子取景的清晰度与明亮度达到足够优秀时，电子取景就将取代反光镜取景，单电相机也就会彻底取代单反相机。

（二）像素值和光电传感器不断升级

十年前数码相机主流像素均不到 1000 万，之后的十年，数码相机主流像素不断提高，从 1000 万到 1600 万、2000 万、3000 万，目前已经有很多相机的像素数超过了 4000 万。更高的像素输出，有助于照片输出，也方便了后期裁图，令一些拍摄变得更容易。

如前所述，像素值的提高必须与传感器的尺寸以及技术同步升级，否则有可能会导致画质变差的反效果，因此，近年来各级别数码相机的光电传感器尺寸也在逐渐增大。

在数码单反领域，全画幅所占比例越来越大，价格也从极其昂贵逐渐拉低，目前已经有很多价格并不非常昂贵的全画幅数码单反的选择；另一方面，近几年智能手机拍照功能越来越强大、像素数不断增加，这对中低端消费级卡片相机又形成了非常大的冲击，因此卡片相机增大光电传感器面积、提高拍摄质量也成为一个重要趋势，前文所提到的 Sony 黑卡系列相机就是一个重要代表，这类相机的光电传感器尺寸已经从以往的 1/2.5 英寸、1/1.8 英寸，迅速提高到了 1 英寸；同时，Sony 还推出了全画幅卡片相机 RX1 系列机型，全画幅单电相机也早已面世，Sony A7RII 单电相机已经达到了 4240 像素值。在今后，全画幅普及将是数码相机领域的一个趋势，这是专业级相机产品提升画质的一个最有效形式。

那么除了数量和尺寸，像素值和光电传感器面积还会有更本质的提升吗？

经过数码相机多年的发展，很多人渐渐发现了现在普遍采用的单层感光元件的不足。目前的光电传感器普遍采用 Bayer 方式建立彩色影像，会遇到摩尔纹和拟色现象产生的状况，需要搭载低通滤镜来做抑制。感光元件技术比较大的创新，是以三层式构造，将

R、G、B 滤镜感应器分别置入各层，使感光元件上的单一画素能够完整接受 R、G、B 三色完整的色彩信息，以排除拟色和摩尔纹产生的可能。目前该感光元件采用在 Sigma Quattro 系列相机中，在画质上的确有优异表现，Canon 也研发了类似原理的多层式感光元件。

除此之外，还有一种"偏移式"感光元件，其作用原理与 Hasselblad 的中片幅数码相机 H5D-200c 相似，拍摄时通过微距的偏移插补及 6 次连拍合成的方式，扩张感光元件单位像素所获得的影像信息，以达到高分辨率的效果，也能有效抑制摩尔现象和拟色的问题。

总体来说，对于数码相机来说，像素数总会有一个极限值，不可能无限的发展，这与多年前的 CPU 主频大战是同一道理，进一步提高不应该只是靠在量上的增长，关键是在核心技术上的突破。

（三）系统智能化

数码产品系统智能化是一个重要的发展趋势。在这个方面数码相机发展还比较滞后，除了三星等少数机型可以直接通过相机登录社交网络分享照片，大部分的机型仍然处于"WIFI 传输数据"的阶段。而反观智能通讯设备领域，以通讯为主要功能的手机却都拥有越来越强的拍照功能和非常丰富的照片分享形式。

也正因为如此，智能手机抢占了原本属于数码相机的很大的市场和实用空间。目前已经有很多人习惯于外出旅游只带手机，不带相机了。即使在临床工作中，有时我们也会采用手机拍摄一些影像，以便可以更方便的传输、共享。

但是，数码相机系统全面智能化应该是一个不可阻挡的趋势。三星在推出 Android 卡片相机 Galaxy Camera 之后，又发布了 Android 微单 Galaxy NX，除了内置 WIFI 以及蜂窝数据网络功能，还可以在相机上安装多种应用程序，极大地拓宽了相机的可玩性。

（四）3D 影像技术应用扩展

3D 数码相机是指可以用裸眼欣赏立体画像或动画的数码相机。3D 数码相机的诞生，意味着人们可以不必使用专业眼镜、用肉眼就可以享受立体图像的效果。富士公司在 2009 年 7 月发布的 REAL 3D W1 相机是首台民用 3D 数码相机（图 3-16、图 3-17）。

3D 数码相机一般装配有 2 个镜头，以便可以再现立体影像。3D 影像技术很长时间以来一直都属于前沿而非主流的影像技术，真正应用到民用级的产品不多。而近几年由于 3D 电影、电视机的迅速发展，推动了其他 3D 产品的发展，现在无论是数码相机还是数码摄像机，都出现了不少 3D 的元素。

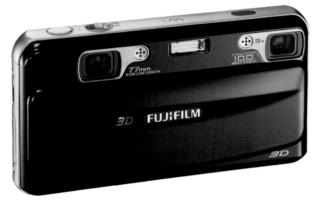

◎图 3-16　富士 REAL 3D W1 相机

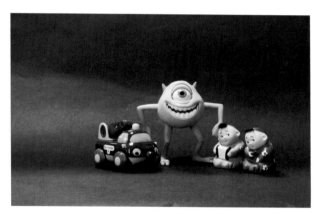

◎图 3-17　富士 REAL 3D W1 拍摄的 3D 影像

（五）便携性和可穿戴设备

小型化、便携化是各种数码设备发展的共同方向，数码相机也不例外。可穿戴相机是这一发展方向的一个重要趋势，代表了数码相机的另一种未来形态。[36]

谷歌眼镜是可穿戴相机的一个代表，它除了是一款内置微型投影仪的扩展屏幕，还是一个内置的 500 万像素摄像头的数码相机，可以通过语音拍摄照片和视频，也可以直接通过 Android 应用分享到社交网络上；还有一款名为"Autographer"的可穿戴数码相机，外形看上去就像是一款精美的吊饰，内置一枚 500 万像素的 136 度广角镜头，支持自动对焦拍照，并内置 GPS 及 8GB 存储空间，可以记录照片的地理位置。

穿戴化相机实际上代表了一种"Free Style"的生活理念，或许它们不会很快被应用到专业领域，但会为用户带来别样的使用体验。

第三节　口腔临床摄影器材的合理选择

经过十多年的发展，口腔临床摄影的重要性在国内已经被广大口腔医师所接受，越来越多的口腔医师已经将临床摄影作为自己日常工作中重要的一部分。在学习临床摄影基本技术之前，选择适宜的、能够满足临床要求的摄影器材至关重要。[37, 38]

随着摄影器材不断的更新换代，临床医师面临的选择越来越多。由于口腔临床摄影具有特殊性，其器材选择也具有比较明显的特殊性。

一、数码相机类型的选择

虽然消费级数码相机的功能已经越来越强大，单电数码相机的发展势头也非常迅猛，但在目前的阶段，口腔临床摄影的首选仍然是单反数码相机，这是由以下几个原因决定的。[39]

（一）感光元件面积

总体来讲，单反数码相机的感光元件面积仍然是最大的，超过大部分其他类型数码相机。前面的章节已经反复强调，在像素值水平接近的情况下，感光元件面积对成像质量有重要影响。由于在目前的技术条件下，在小面积感光元件上的像素值过高时，反而有可能降低成像质量，因此即使是较低像素值的数码单反相机的成像质量，仍然有可能高于像素值略高的其他类型数码相机。

（二）镜头性能

单反数码相机完成拍摄需要镜头配合，根据不同的拍摄需要，拍摄者可以选择最适宜的镜头。各个单反相机的生产厂商都会生产一系列的镜头支持机身，临床摄影中推荐应用的 100mm 焦段的微距镜头，在各厂家的镜头系列中都属于比较高级的镜头品种，通常由十余片镜片组成（图 3-18），成像反差大、清晰（图 3-19），相场平直、畸变很小（图 3-20），同时具有足够远的拍摄距离（图 3-21），方便布光，因此容易获得很好的拍摄效果。[40]

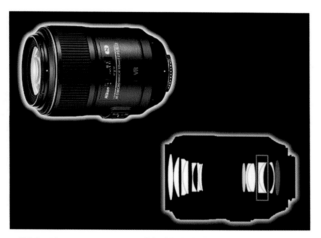

◎图 3-18　Nikon 105mm 微距镜头的结构

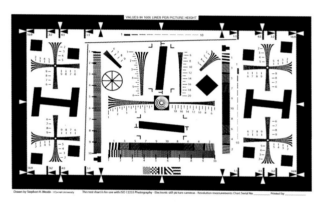

◎图 3-19　用于检测数码相机拍摄分辨率
单反相机和微距镜头配合拍摄的影像分辨率通常很高，质量很好

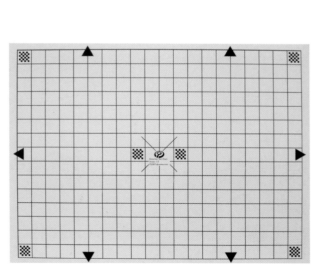

◎图 3-20　畸变较小的影像

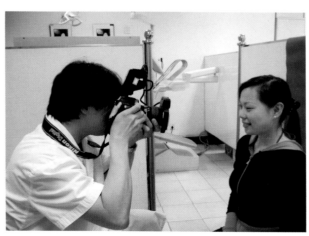

◎图 3-21　应用单反相机和微距镜头可保证足够远的拍摄距离，利于拍摄和布光

中低端消费级数码相机的镜头通常比较小巧、简单，光学效果与专业的微距镜头相比较会有一定的差距；虽然很多消费级数码相机都声称具备微距拍摄功能，但通常影像的变形比较明显（图3-22），同时拍摄距离很近（图3-23），不方便拍摄。根据口腔临床摄影的具体需要，针对同一物体，分别采用单反数码相机和消费类数码相机拍摄，可以看出拍摄质量还是会有比较明显的差异（图3-24、图3-25）。

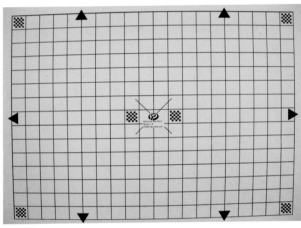

◎图3-22 畸变较大的影像

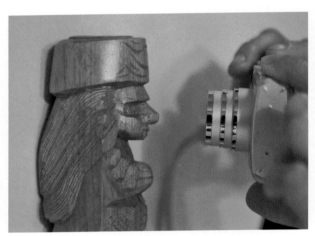

◎图3-23 消费级数码相机拍摄较小物体时距离很近，不利于拍摄和布光

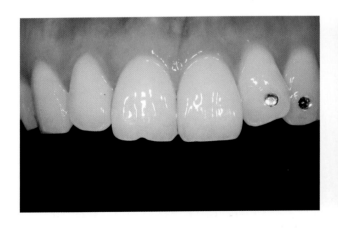

◎图3-24 单反数码相机拍摄的影像清晰、无变形、色彩还原基本准确

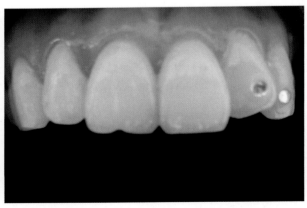

◎图3-25 消费级数码相机拍摄同样影像，不清晰、存在变形、色彩偏差明显

高档消费级数码相机有可能在拍摄影像的品质上有很大的提升，但是为了满足日常拍摄的需求，通常会搭载等值日常常用焦段（18～55mm/24～70mm）的镜头，而这与临床常用镜头的需求也有明显区别，因此一般也不适合应用在临床摄影中。

单电数码相机近年虽然发展很快，有可能在未来成为主流，并且也出现了类似可用于单电机身的 Sony 90mm 微距镜头，但大部分单电相机的镜头选择与单反相机相比还明显局限；并且大部分单电相机的镜头接口与同品牌单反相机并不相同，虽然也有可能通过转换口应用单反相机的镜头，但是找到完全适合口腔临床摄影的镜头和闪光灯等器材组合还是比较困难，因此目前将单电数码相机常规应用在口腔临床摄影并不方便。

在未来各厂商还会为单电数码相机开发更多的镜头和闪光灯等其他配件，还有些厂商会开发与单反相机镜头接口相同的单电数码相机，随着单电相机相关配套器材的进步，采用单电数码相机应用在口腔临床摄影可能就不再是问题了。

（三）闪光灯位置

临床影像拍摄时通常需要人工光源的辅助照明，才能获得适合的曝光量。应用单反数码相机和微距镜头时，可以利用接环将专用的微距闪光灯连接在镜头的前部，这样就可以使被摄物体接受到光源的均匀照射，达到良好的曝光效果。

而采用消费级数码相机拍摄时，闪光灯位置一般位于机身部分、镜头侧面（图3-26），其照射范围经常会被镜头本身所阻挡，如果在拍摄微距影像时相机非常贴近被摄物体时，布光就会出现困难，很多时候容易出现暗影（图3-27）。

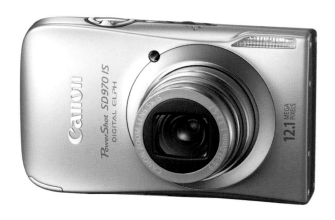
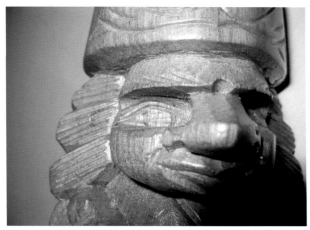

◎图 3-26　相机自带闪光灯位于镜头侧上方　　　　　◎图 3-27　微距拍摄时光线易被遮挡出现暗角

二、单反数码相机的选择

临床用单反数码相机包括数码机身、微距闪光灯、微距镜头三个部分，缺一不可。在器材选择过程中，需要对不同部分分别考察、综合评价，才能够做出最适合的选择。[41~44]

（一）数码机身的选择

数码相机是一个成套产品，具有较强的排他性，一旦购置某一品牌的产品，此后就需要一直购置与其相配套的各种配件，如果更换品牌系列的代价通常是非常高昂的。因此在首次购买数码相机产品时，需要首先确定购买哪个品牌；而如果已经具有某一品牌的相关产品，在购买新设备时通常应继续购买同一品牌。

目前具有全套支持口腔临床摄影器材的主要为 Nikon、Canon、Sony 等几个品牌，在初次购买、选择品牌时，颜色还原准确性经常成为临床医师考虑的问题。[45, 46]从口腔医学临床科研角度针对数码相机颜色还原的研究并不多见，Alvin G 等在 2004年的研究结果证明当时比较主流的、也正是笔者在那个时期正在应用的 Nikon D100 相机的颜色还原准确性好于另一个当时主流的相机 Canon 60D，但 Nikon D100 的颜色偏差也高于人眼对色差的感知阈值。通过之后许多针对数码机身的专业评测结果可以看到，许多更新型号、更高级别的数码相机的色彩偏差并没有降低、反而越来越明显（图 3-28～图 3-31）。

究其原因，是由于数码相机的生产厂商对于色彩处理的目标并非"真实"，而是突出自己品牌的色彩风格。Nikon 的色彩鲜艳通透、还原相对准确；Canon 的色彩相对清淡、偏红、偏暖；Sony 的色彩则比较浓郁。对于口腔临床摄影来讲，选择任何一个品牌都不能代表色彩还原真正准确，因此不能单纯依靠数码影像来传递牙齿的色彩信息。

无论哪个品牌，都存在入门级、准专业级、专业级、顶级等多种级别的数码机身可以选择。对数码机身进行评价时有很多要素，其中一些要素对相机的等级、价格有直接的影响，例如像素值、最高感光度、对焦点数量等。但从口腔临床摄影的角度看，很多指标其实并不一定十分重要。

如前所述，像素值通常被认为是评价数码相机的最基本指标，像素值不断提升，目前单反数码相机中像素值最高的 Canon 5DS 已经达到了 5060 万。但在目前主流数码相机的像素值均已达到一千万以上的情况下，满足口腔临床摄影的需要都没有问题，这个时候两个相机即使存在一两百万的像素值差异，也并不会给拍摄出来的影像品质带来

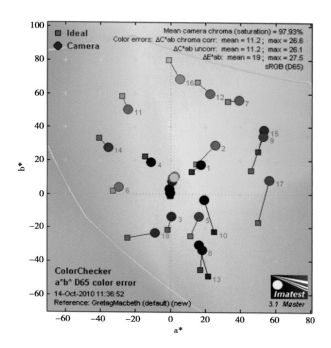

◎图 3-28　Canon 600D 的色彩评测
　　　　　与真实的色彩之间色差相对较大

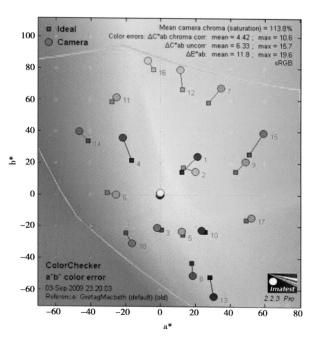

◎图 3-29　Nikon D300s 的色彩评测
　　　　　与真实的色彩之间色差相对略小

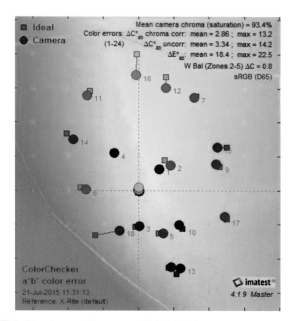

◎图 3-30　Canon 5D Mark III 的色彩评测
　　　　　与真实的色彩之间色差相对较大

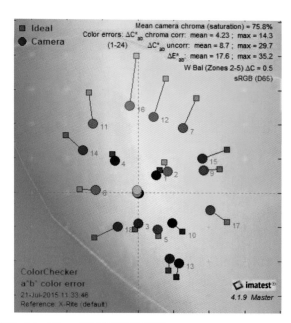

◎图 3-31　Nikon D810 的色彩评测
　　　　　与真实的色彩之间色差相对较大

明显的改变。因此，选择口腔临床摄影应用的数码相机时，一般只需选择主流像素水平的机身即可，不必过分关注像素值上的细节差异，没有必要花很高的代价去追求高像素值的顶级相机。

当然，选择高像素值的全画幅相机会给后期的裁切等工作留出更大的空间，在一定程度上可以降低拍摄的难度，如果经费宽裕，也不失为一种让临床拍摄变得更简单的方法；如果希望未来自己可以进行更多的学术交流、能够在巨幅屏幕上展示非常精美的病例影像，或者将拍摄的影像用于巨幅印刷，就应该选择高像素值的全画幅相机。不过，这类机身通常体积更大、重量也更大，将其用于常规拍摄更需要足够的体力。

感光度是指光电传感器接受光刺激的敏感性，采用较低感光度拍摄的影像画质更细腻，一般在条件允许的情况下均建议采用较低感光度拍摄影像。当环境光源较暗、不适合应用闪光灯辅助照明，同时拍摄者或被摄对象又处于运动状态、无法采用较长时间曝光时，就只能通过提高相机本身的感光度来获得稳定的、清晰的影像。越高等级的数码机身所支持的最高感光度相对越高，在高感光度下也可以拍摄出足够清晰、足够细腻的画面。感光度性能是衡量数码相机档次的重要因素，在评价数码相机拍摄能力时，会对不同感光度下拍摄的影像噪点水平进行评价。具备高感光度拍摄能力的数码相机一般都属于高档次、高等级、高价格的型号，目前数码相机中最高感光度是索尼的无反相机A7SII，具有 ISO102400 的原生感光度，扩展感光度为 ISO409600。

口腔临床摄影都是在静止状态下进行拍摄，同时可以采用闪光灯进行辅助照明，因此一般并不需要发挥数码相机的高感光度性能；当然如果未来的数码相机普遍具有非常高感光度的拍摄能力，也许未来整体的拍摄方法也会完全改变。◎

对焦点数量同样是评价数码机身的重要指标，早期的数码相机仅有 3 个对焦点，之后逐渐发展为 5 点对焦、9 点对焦、11 点对焦，目前高端数码单反相机很多都是 51 点对焦（图 3-32）等，现在具有最多对焦点的数码相机是 Sony 的单电相机 A7RII，具有399 个相位对焦点和 25 个对比检测对焦点（图 3-33）。越高等级的数码相机对焦点数量越多，越有利于相机针对复杂拍摄对象或运动拍摄对象进行准确的自动对焦，精准度和对焦速度都会提升。但是，在口腔临床摄影中由于受到拍摄比例的限制，建议采用手动对焦功能完成拍摄，因此对焦点数量多少对于口腔临床摄影基本不造成影响。

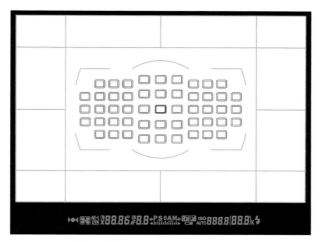

◎图 3-32　常规高端单反数码相机的 51 点对焦

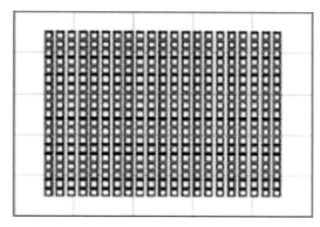

◎图 3-33　Sony A7RII 的 399 点对焦

综上所述，由于口腔临床摄影特有的理念和方法，对数码机身的要求并不很高，只要掌握了正确的拍摄方法，采用常规等级的机身，甚至入门级的单反数码机身就完全可以拍摄满足临床要求的影像，节约下来的经费可以用于镜头、闪光灯等其他部分。当然如果经费不存在问题，选择更高级别的数码机身也能够带来更好的拍摄效果。

（二）微距闪光灯

口腔临床摄影需要通过较小光圈、较快快门速度来获得足够景深、对焦清晰的影像，这就要求有适合的辅助光源提供照明，以达到适宜的曝光量。微距闪光灯通过接环直接安放于镜头前方，可以为被摄对象提供充足的照明，并且不会被镜头自身所遮挡，因此是临床摄影最合适的选择。

微距闪光灯包括环形闪光灯和双点闪光灯两类。环形闪光灯（图 3-34）和早期的双点闪光灯（图 3-35）的灯头位于一个平面，投射的光线角度与镜头长轴平行、与被摄对象几乎垂直，可以统称为垂直投射的微距闪光灯。

这类微距闪光灯在拍摄正面微笑像、全牙列咬合影像、上前牙正面像等口腔临床影像时，会在中切牙唇面位置留下较大范围的环状光斑（图 3-36）。这种影像特点有利于表现牙齿的表面结构、指导技师进行仿真修复，但很多临床医师并不喜欢这样的影像风格，同时这种影像会将治疗后的微小缺陷真实、甚至夸张的表现出来，在某种程度上不利于术后效果的展示。

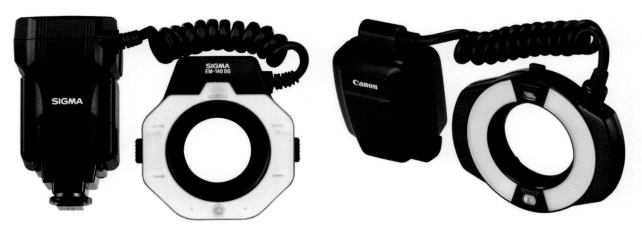

◎图 3-34　环形闪光灯　　　　　　　　　　　　◎图 3-35　早期双点闪光灯

　　较新的双点微距闪光灯通过接环支架固定于镜头前方的两侧（图3-37），投射的光线与被摄对象呈一定角度，更新型号的双点闪光灯（例如 Nikon R1C1 双点闪光灯）的灯头与触发器之间为无线连接，布光形式更灵活（图3-38），在微距摄影领域获得了非常广泛的好评。

　　应用双点闪光灯拍摄的影像，光斑外移到边缘嵴位置，更能突出牙齿真实的外形特点（图3-39）。因此，在一段时期内，双点闪光灯被许多口腔临床医师所追捧，成为很多口腔临床医师的首选。通常价格较高。

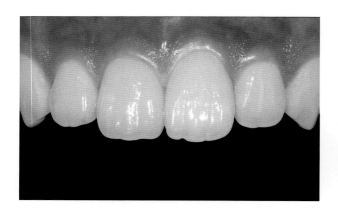

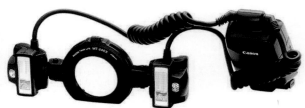

◎图 3-36　环形闪光灯拍摄的上前牙列影像　　　　◎图 3-37　双点闪光灯

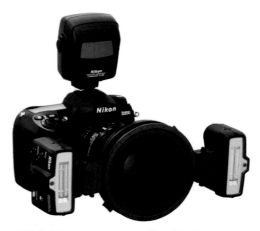

◎图 3-38　Nikon R1C1 无线双点闪光灯

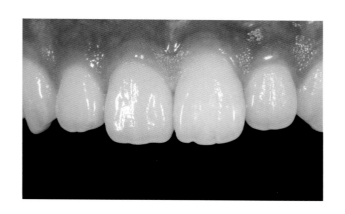

◎图 3-39　双点闪光灯拍摄的上前牙列影像

　　但是，由于口腔临床摄影具体条件所限，实际上不可能实现摄静物那样非常灵活的布光形式（图 3-40、图 3-41）；同时，很多医师都发现，由于颊部软组织的遮挡，采用双点闪光灯拍摄全牙列影像时，有时会在影像角部或侧方形成暗影（图 3-42），在拍摄后牙影像时甚至会有一侧的光线完全无法进入口腔，造成这些影像无法顺利拍摄（图 3-43）。因此，有一种观点认为，双点闪光灯其实并不非常适用于"腔体内"的拍摄，而采用环形闪光灯则不存在这些问题（图 3-44、图 3-45）。

　　从总体上考虑，双点闪光灯应用于口腔临床摄影，在一部分情况下可以获得很好的拍摄效果，但在拍摄另一部分影像时存在布光困难，不能获得很好的拍摄效果。而环形闪光灯能满足口腔临床摄影各方面的需要，可以成功拍摄各种口腔临床影像，同时价格相对较低，是最适合口腔临床摄影的入门器材。

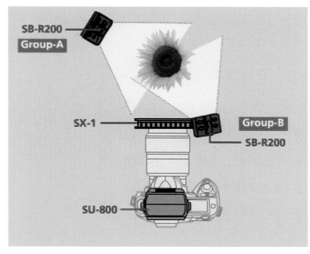

◎图 3-40　双点闪光灯拍摄静物时的灵活布光

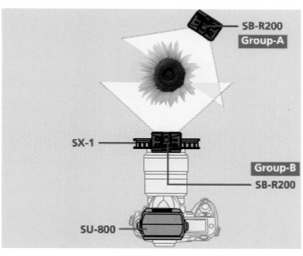

◎图 3-41　双点闪光灯拍摄静物时的灵活布光

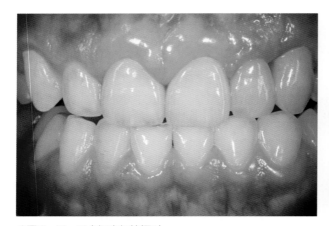

◎图3-42　双点闪光灯拍摄时
颊部软组织遮挡造成角部出现暗影

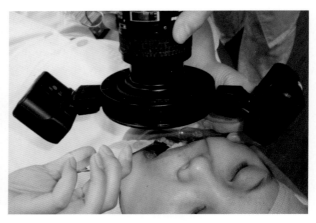

◎图3-43　双点闪光灯拍摄后牙影像时
颊部软组织遮挡造成拍摄困难

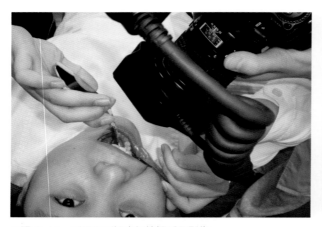

◎图3-44　采用环形闪光灯拍摄后牙影像
不存在光线遮挡的问题

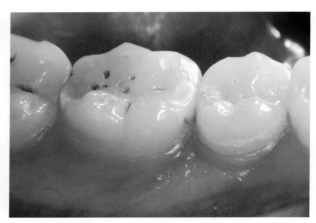

◎图3-45　采用环形闪光灯拍摄的后牙影像
未出现光线遮挡问题

　　为了解决双点闪光灯存在的布光问题，有很多口腔业内人士对双点双光灯的支架进行了改造（图3-46、图3-47）。经过改造的双点闪光灯可以在需要的时候移近镜头，以接近镜头的位置、倾斜于镜头长轴的方向投射光线，获得良好的布光效果，这样就可以顺利的拍摄口腔内的影像（图3-48）；在需要形成倾斜投射布光效果时，又可以通过调整，远离镜头，变换布光形式，这样就可以拍摄出更加美观的影像（图3-49）。

　　针对倾斜布光的双点闪光灯，还可以应用反光铲或者柔光罩（图3-50～图3-52），将光线投射从直射改为反射或散射，形成更加柔和的拍摄效果。

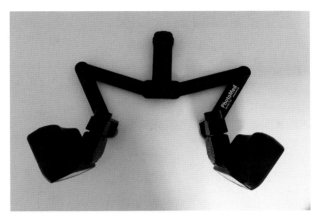

◎图 3-46　PhotoMed 改装双点闪光灯支架

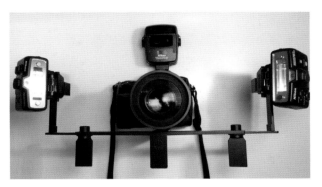

◎图 3-47　国产改装双点闪光灯支架

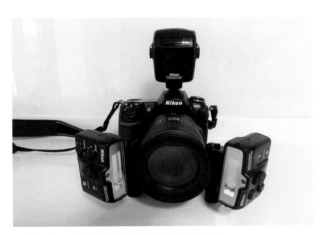

◎图 3-48　双点闪光灯移到接近镜头的位置

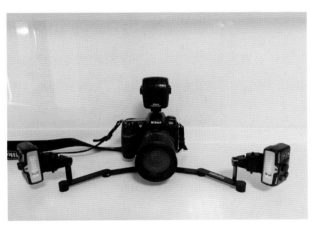

◎图 3-49　双点闪光灯移到远离镜头的位置

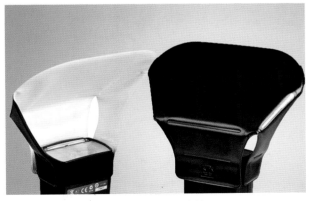

◎图 3-50　双点闪光灯可以搭配的反光铲

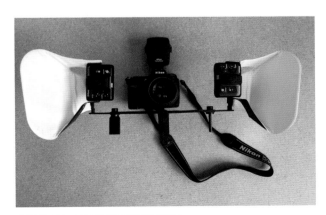

◎图 3-51　双点闪光灯搭配反光铲

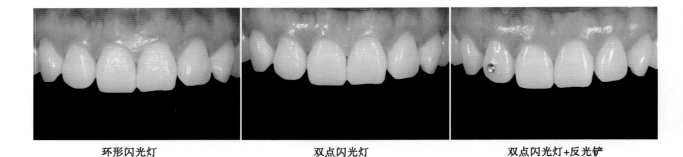

| 环形闪光灯 | 双点闪光灯 | 双点闪光灯+反光铲 |

◎图 3-52 不同布光形式下拍摄的上前牙影像

以往的微距闪光灯都是和某个品牌机身相匹配，与其他品牌不兼容，也有一些厂商提供能够被机身自带闪光灯引闪的通用环形闪光灯，可以实现在不同品牌机身之间的通用性（图3-53）；有一些厂家提供与常规外置闪光灯配套的产品，可以将外置闪光灯的光线引导到镜头前方的圆形灯架，形成环形闪光灯的效果（图3-54）。这些产品的价格相对都比较低，对于资金有限的医师来讲是一个新的选择，但是需要注意这类导光产品有可能造成光强的衰减，影响拍摄效果。

目前微距闪光灯仍以传统氙气光源为主，也有一类环形 LED 闪光灯或长明灯（图3-55），通过架环固定在镜头前，看似结构和微距闪光灯非常接近。但是这类光源通常强度不足，应用大光圈拍摄尚可，但基本无法满足小光圈拍摄需要的光照强度，因此并不能直接满足口腔临床摄影的需要；当然，如果应用在小型摄影棚中，环境光源很强，或者采用比较高级别的机身、高感光度拍摄，仅需要比较弱的近部布光，那么这一类光源或许可以发挥一些作用。

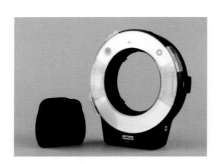

◎图 3-53 Metz 15 MS-1 环形闪光灯

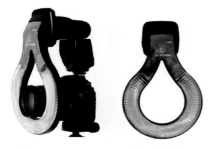

◎图 3-54 O Flash 环形闪光引导灯

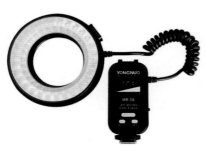

◎图 3-55 LED 闪光灯

（三）微距镜头

微距镜头一般为定焦镜头，根据焦距可大致划分为 60mm、100mm 以及 180mm 等几个焦段。在胶片相机时代，口腔临床摄影最适合应用的微距镜头是 100mm 焦段（Nikon 为 105mm，Canon 为 100mm，Sony、Sigma 为 90mm 等等）。进入数码相机时代后，大部分口腔临床摄影工作者延续了胶片时代的习惯，仍然采用 100mm 焦段的微距镜头。[47, 48]

全画幅机身单反相机的光电传感器面积与胶片相机的胶片面积相同（FX 格式），如果采用这类相机，则拍摄方法就与传统胶片相机基本没有区别。而中低端数码单反相机的光电传感器面积都较小（非全画幅数码相机，DX 或 APS 格式），如果选择更为经济实用的 DX 格式数码单反相机，所选择的放大比例、拍摄距离都会与采用胶片相机有所区别。

沿用胶片相机时代的 100mm 焦段微距镜头，与采用胶片单反相机拍摄比较，在达到相同的拍摄范围时，应用 DX 数码单反相机所采用的放大比例较小、拍摄距离略大，当然这一般并不会给临床拍摄带来困难，也不会影响拍摄的临床效果，因此 100mm 焦段微距镜头一直以来仍是口腔临床数码摄影的首选镜头。

100mm 焦段微距镜头也是各大厂商生产微距镜头的重点，不断推出新型号的镜头，并将最新技术应用在新镜头中。例如 Nikon Micro Nikkor 105mm F/2.8 VR 微距镜头，由 10 组 14 片镜片构成，其中包含 1 枚 ED 镜片（Extra-low Dispersion，超低色散镜片）。这款镜头曾获得 TIPA 最佳专业镜头奖，尼康公司还在这款镜头上使用了包括 SWM 超生波对焦系统，内置的 IF 内对焦设计，G 型无光圈环设计等几乎所有新技术，因此拍摄效果受到专业人士的一致肯定。当然，与较老型号比较，新型的 105mm 微距镜头也变得越来越大、越来越重，单只镜头就达到了 720g 的重量，这令拍摄手感更加沉重（图 3-56）。

近年来，许多照相机厂商也都推出了新型号的 60mm 焦段的微距镜头，也不断将各种新技术应用于这个焦段的微距镜头中。目前许多 60mm 焦段的微距镜头的成像质量也非常好，并且由于焦距较短，更容易获得较大景深的影像，同时还具有重量较轻、利于持握的优点，逐渐被很多专业人士所接受（图 3-57）。

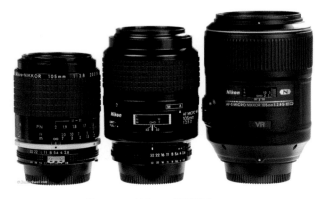

◎图 3-56　三代 Nikon 105mm 微距镜头

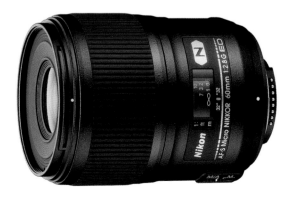

◎图 3-57　Nikon 60mm 微距镜头

　　更重要的是，由于 DX 格式数码单反相机的感光元件面积与胶片之间存在 1.5～1.6 倍的尺寸差异，因此采用 DX 格式单反机身和 60mm 焦段微距镜头拍摄时的放大比例，与胶片相机采用 100mm 焦段微距镜头时基本匹配，因此获得了一部分临床医师的认可。

　　但是，通过临床实际应用可以发现，镜头焦距减小后拍摄距离缩短的问题还是很明显的，造成拍摄很多影像时距离被摄物体比采用 105mm 微距镜头时近很多（图 3-58、图 3-59），在拍摄范围较小的临床影像时，有可能因为过分接近患者面部而给患者造成不安的心理感受（图 3-60、图 3-61）。同时，由于拍摄距离较短、相机距离患者口腔较近，有可能造成镜头被患者的呼吸污染的问题；同时，较近的拍摄距离更容易造成布光不良（图 3-62～图 3-65）。

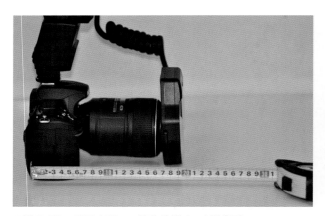

◎图 3-58　采用 105mm 镜头拍摄 1：1 影像时
　　　　　　拍摄距离为 31.4cm

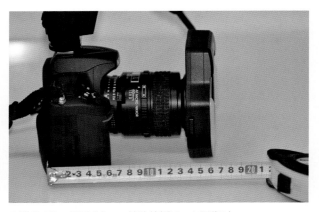

◎图 3-59　采用 60mm 镜头拍摄 1：1 影像时
　　　　　　拍摄距离为 21.9cm

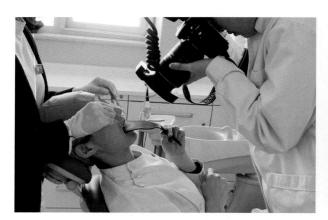

◎图 3-60　采用 100mm 镜头拍摄 1：1 影像时
　　　　　　距离患者口腔较远

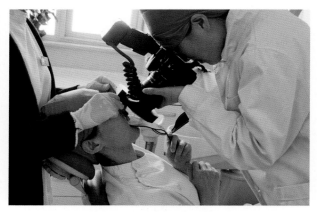

◎图 3-61　采用 60mm 镜头拍摄 1：1 影像时
　　　　　　距离患者口腔过近

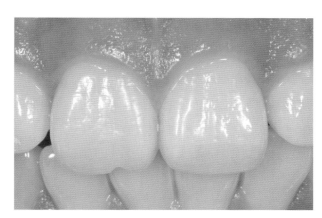

◎图 3-62　采用 60mm 镜头和环形闪光灯拍摄 1：1 影像，
拍摄效果比较良好

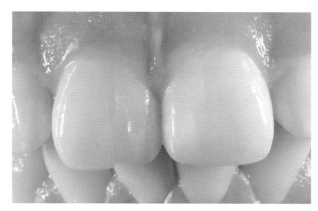

◎图 3-63　采用 60mm 镜头和双点闪光灯拍摄 1：1 影像，
布光不良造成影像不真实

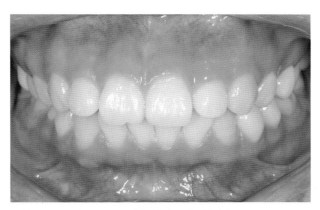

◎图 3-64　采用 60mm 微距镜头＋环形闪光灯
颊部软组织遮挡造成两侧后部出现少量暗影

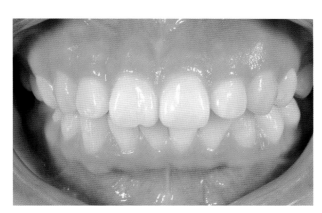

◎图 3-65　采用 60mm 微距镜头＋双点闪光灯
颊部软组织遮挡造成两侧后部出现明显暗影

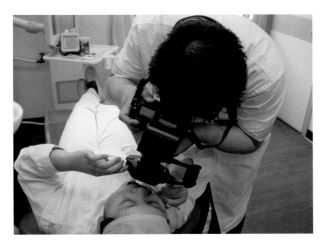

◎图 3-66　采用 60mm 微距镜头＋环形闪光灯
可以实现后牙拍摄

如果采用 60mm 焦段的微距镜头搭配环形闪光灯，很多临床影像还是可以顺利拍摄的，但有一部分会拍摄比较困难；如果采用 60mm 焦段的微距镜头搭配双点闪光灯，则很多临床影像都无法拍摄，不建议在临床工作中选择这种搭配（图 3-66 ～图 3-68）。

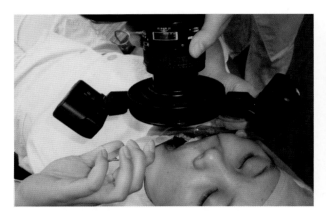

◎图 3-67　采用 60mm 微距镜头 + 双点闪光灯
　　　　　拍摄后牙非常困难

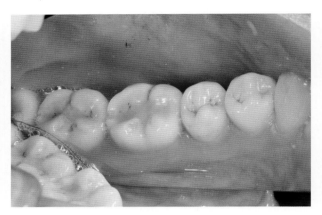

◎图 3-68　采用 60mm 微距镜头 + 双头闪光灯拍摄后
　　　　　牙区域只能拍摄 1∶2 以下放大比例的影像

　　180mm 焦段的镜头重量更大、价格更高（图 3-69），拍摄一般口腔临床影像时不必应用。由于 180mm 焦段镜头的拍摄距离更远，如果在各种口腔手术过程中需要拍摄一些影像资料，如果具有适宜的拍摄角度，从预防感染的角度考虑，可以避免对术区造成污染，也不失为一种选择。

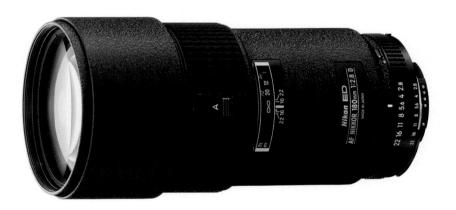

◎图 3-69　Nikon 180mm 微距镜头

　　总之，根据口腔临床摄影的技术特点，可以分析出合理的拍摄器材组合。从感光元件大小、镜头性能、闪光灯位置等因素考虑，拍摄规范的口腔临床影像需要采用数码单反相机系统；数码机身并不需要追求很高级别；微距镜头一般建议选择 100mm 焦段，60mm 焦段的镜头可以作为补充使用，但在一些情况下应用 60mm 焦段的镜头拍摄效果不佳；微距闪光灯是必须的，环形闪光灯可以适应各种拍摄需求，双点闪光灯适合拍摄前牙区的"表面"影像，可以获得更好的拍摄效果，但在拍摄"腔体内"影像时有时会较为困难。

第四节　口腔临床专业照相机

　　Kodak 公司多年前曾推出过"口腔专用数码相机"，当时是在消费级数码相机的基础上，根据口腔临床摄影的特点，在液晶屏上增加拍摄比例的标志，使临床医师在拍摄时可以参照单反相机的拍摄比例和范围进行取景。由于当时的数码技术比较初级，这一款相机拍摄的效果并未获得广泛认可。

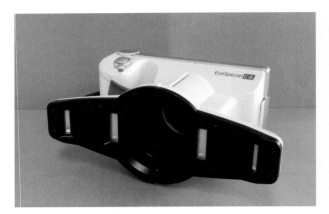

◎图 3-70　Eyespecial C- Ⅱ口腔临床专用照相机

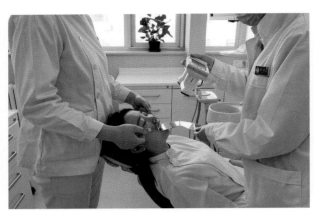

◎图 3-71　轻便的机身可以实现轻松单手持握

　　近年来随着数码技术的迅速发展，一些厂家仍然在研发简便易用的"口腔摄影专用相机"产品，其中较为成熟的是 Shofu 公司的 Eyespecial C-Ⅱ。这款相机以单电机身为基础，整合了变焦镜头、两组双点微距闪光灯，成为一台轻量的一体化相机，很容易实现单手握持，临床医师的操作较传统单反相机明显轻松（图 3-70、图 3-71）。

　　虽然 Eyespecial C- Ⅱ 拍摄的影像精美程度和高水准单反相机相比较还有一些差异，但其简便的拍摄方法能够帮助许多对单反相机望而却步的医师拍摄到满足临床基本需要的影像资料，可以成为这类医师的首选拍摄器材，也可以成为一些医疗机构的补充拍摄器材，使一些常规病历资料的留存更简便（图 3-72）。

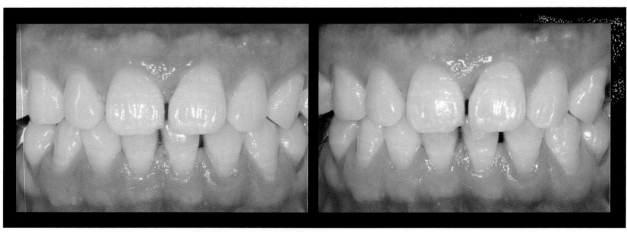

◎图 3-72　单反相机和 Eyespecial C- Ⅱ拍摄的相同的影像对比

第五节　辅助器材

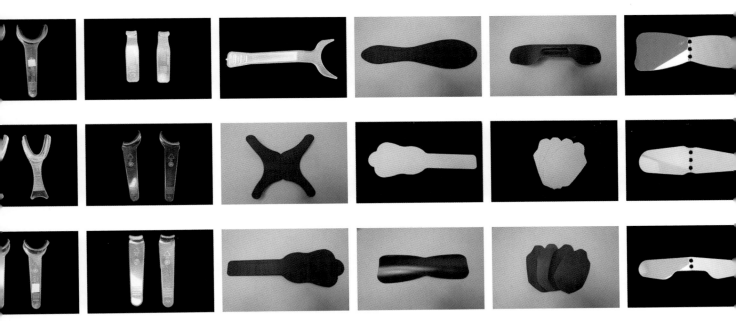

一、牵拉器

牵拉器用于牵拉开唇、颊组织，暴露口内软硬组织，是拍摄口腔内各种影像时极为常用的器材。通过有效的牵拉，才可以实现更加轻松、有效的在口腔内放置各种背景板、反光板等器材的操作。[49]

很多种类的牵拉器可以在临床上进行使用，包括塑料、金属等，其中塑料制作的牵拉器成本较低，好的塑料牵拉器也可以进行高温高压消毒，因此在临床上比较经常应用。塑料牵拉器具有很多种形状、型号，有特殊需求的话还可以自行进行调磨修改，达到最适合的形态和大小（图3-73）。

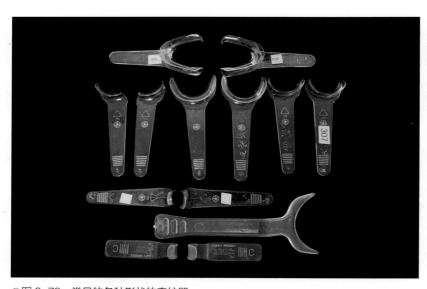

◎图3-73 常见的各种形状的牵拉器

拍摄不同的影像需要不同的牵拉器。拍摄全牙列正面咬合影像和侧面咬合影像时需要较大的牵拉器，充分暴露牙体组织。拍摄后牙舌侧及咬合影像时也需要较大的牵拉器，充分牵拉，暴露拍摄区域的牙体组织。

在拍摄牙弓殆面影像时，应使用较小牵拉器，使反光板能顺利的置入患者口中。如患者口裂较小，可以应用自己进行改良的月牙形牵拉器或指状牵拉器牵拉唇、颊组织，放置反光板会更轻松。

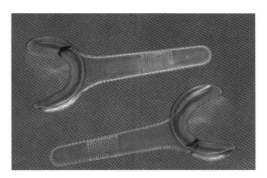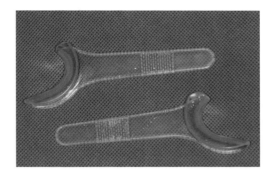

◎图 3-74、图 3-75   改良月牙形牵拉器的修整方法

改良半月形牵拉器修整方法为：先在一副标准小全月牙形牵拉器的同侧标记一条直线，用切盘按标线切除；再用大的磨头将切割后的边缘磨成曲线；然后再进行抛光，直至完全光滑，以防止划伤患者的唇颊组织（图 3-74、图 3-75）。这种牵拉器在拍摄牙弓殆面像时可以有效的牵拉，同时避免牵拉器对放置反光板产生影响，影响影像的拍摄效果，也可以使患者的感受更加舒适（图 3-76、图 3-77）。

改良半月形的牵拉器还可应用在拍摄上下颌前牙像、上下颌前牙牙弓影像、比色影像的拍摄过程中，避免牵拉器边缘的暴露。

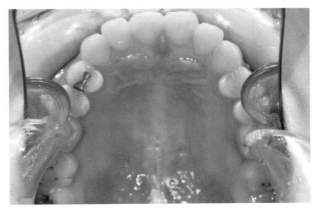

◎图 3-76   应用标准牵拉器拍摄牙弓殆面影像，容易造成多余的牵引器影像，影响拍摄效果

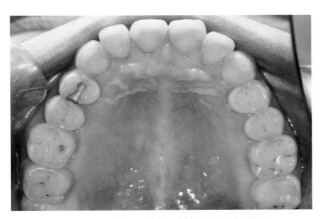

◎图 3-77   应用改良半月形牵拉器拍摄牙弓殆面影像，可以避免多余的牵引器影像

　　还有一种更小体积的牵拉器，形状就像一个弯曲的手指，可以称为"指状牵拉器"（图3-78），可以是购买的成品，也可以用常规牵拉器自行修改、抛光制作。这种牵引器可以替代改良半月形牵拉器，在拍摄上下牙弓咬合面像、上下前牙正面影像时使用，能够更好的避免牵拉器暴露。目前在笔者的临床工作中这类牵拉器使用的比例很高。

　　还可以利用殆叉形牵拉器拍摄该类影像（图3-79），操作也很简便，对于牙弓形态适合的患者能够获得比较好的拍摄效果（图3-80、图3-81），但对于牙弓形态不匹配的患者，殆叉形牵拉器也可能操作比较困难，或者给患者造成一些不舒适的感受。

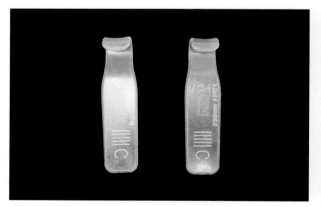

◎图3-78　小型指状牵拉器

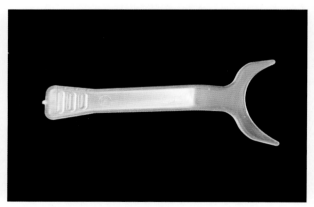

◎图3-79　殆叉形牵拉器

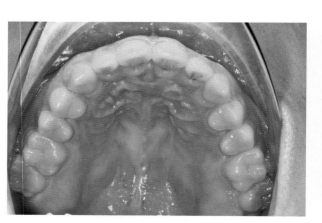

◎图3-80　殆叉形牵拉器拍摄上牙弓咬合面像

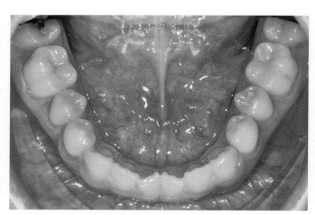

◎图3-81　殆叉形牵拉器拍摄下牙弓咬合面像

二、反光板

口腔内的很多影像直接拍摄非常困难，为了拍摄这些口内影像，经常需要应用各种形状的反光板，拍摄反光板内的投影。[50, 51]

最常应用的反光板包括三种：船面反光板用于拍照上下颌牙弓颌面影像；颊侧反光板用于拍摄颊侧咬合影像；舌腭形反光板用于拍摄后牙舌、腭侧影像。各种反光板的具体应用将在后面的章节具体讲解。

较小的、不带手柄的反光板稳定放置经常存在一些困难，同时容易出现手指对影像的干扰，临床应用效果不佳（图3-82）；带手持柄的反光板或者两端互为手柄的反光板，很好的利用了杠杆原理，在拍摄中可以更容易的保持反光板的位置和角度，同时避免手指对影像的干扰，因此是比较适宜的选择（图3-83）。

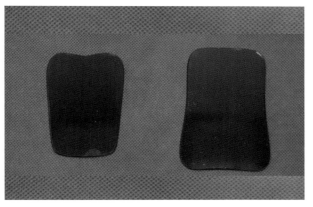

◎图 3-82 不带手柄的反光板

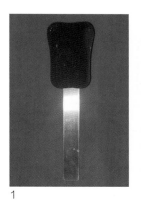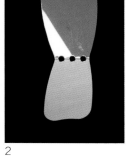

1   2

◎图 3-83 带有手柄和两侧互为手柄的反光板

反光板的材质有玻璃和金属两种。玻璃制作的反光板反射效果更好，其与一般的镜子的区别是反射材料在玻璃的表面，而不是在玻璃的背面，这样就可以避免普通镜子表面的反射影像，但玻璃反光板需要避免磕碰（图3-84）；金属制作的反光板的反光面也在反光板的表面，具有可以进行高温消毒且不易破损的优点，目前已在临床中广泛应用（图3-85）。

　　拍摄上下颌牙弓颌面影像用的𬌗面反光板有凹形和凸形两类（图3-86），相比较凸形更容易拍摄完整的影像，凹形则经常存在一些困难。临床拍摄中要根据患者口裂的和拍摄影像的范围选择反光板的大小，过小的反光板难以拍摄到完整的影像，过大的反光板则会增加患者的痛苦（图3-87）。

　　无论使用哪种反光板，都需要注意避免被硬物划伤，以免影响反射效果。

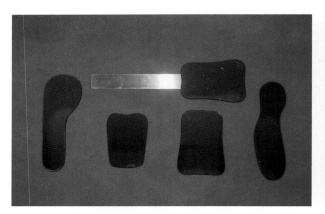

◎图 3-84　各种形状的玻璃反光板

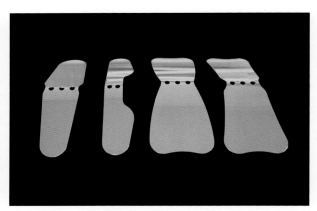

◎图 3-85　各种形状的金属反光板

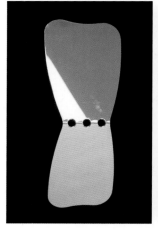

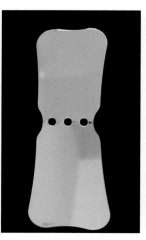

◎图 3-86　凸形和凹形𬌗面反光板

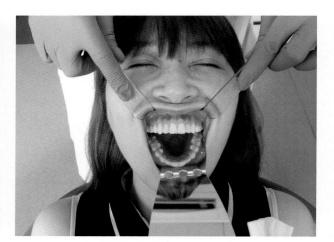

◎图 3-87　使用𬌗面反光板拍摄牙弓𬌗面影像

三、黑色背景板

黑色背景板可以屏蔽不需要的口腔组织，避免拍摄背景混乱，可以帮助拍摄者获得简洁的拍摄效果，是口腔临床摄影中经常用到的辅助器材。

已往黑色背景板大多为金属材质制成，有大小不同的规格，可根据需要选择合适的大小和形状（图3-88）。但是金属背景板在经过多次消毒处理后，表面颜色经常会出现褪色问题，造成拍摄出的影像背景发灰、不够黑；还有些情况下金属背景板会存在反光甚至倒影问题，需要通过调整角度尽量减少反光，提高了拍摄难度，易影响拍摄效果（图3-89）。

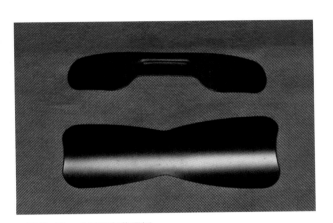

◎图3-88　金属黑色背景板

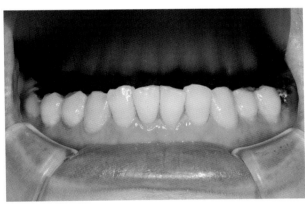

◎图3-89　影像中存在反光或倒影

近年来出现的硅橡胶表层的黑色背景板（瑞士Smileline公司）较好地解决了这些问题（图3-90），这些背景板表面硅橡胶质地柔软，使用时患者的感受有明显改善；同时，表面的硅橡胶在消毒后的颜色稳定性更好，不易褪色，拍摄后的背景更黑，并且表面一般不会产生反光，更不会存在倒影，更容易达到良好的拍摄效果（图3-91）。

这种硅橡胶表层的黑色背景板还有一个优点，就是可以根据需要进行塑形。将背景板弯折成"S"形状，更有利于顺利的置入口内，减小患者的不适感（图3-92、图3-93）。

𬌗叉形的黑色背景板还可以直接当作牵拉器，用于拍摄上下颌牙弓𬌗面影像，可以避免嘴唇甚至鼻子进入到视野之内，这对于拍摄上颌前牙弓𬌗面影像是非常有利的，去除杂乱接近颜色的背景后，对于观察前牙唇侧牙槽骨、牙龈组织轮廓非常有利（图3-94、图3-95）。

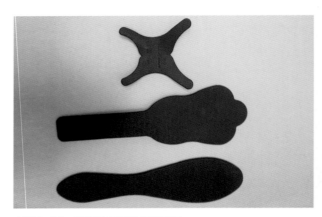

◎图 3-90　硅橡胶表层黑色背景板

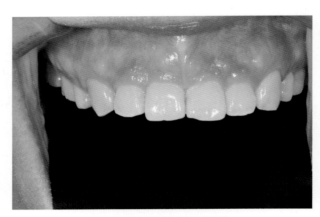

◎图 3-91　硅橡胶表层黑色背景板拍摄的影像

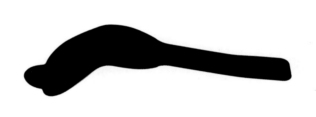

◎图 3-92　弯折成"S"形的黑色背景板

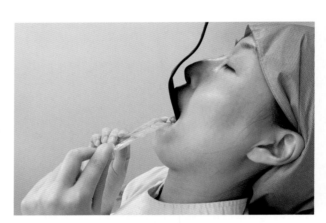

◎图 3-93　使用"S"形的背景板进行拍摄

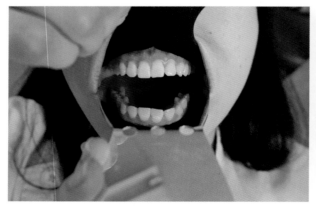

◎图 3-94　使用黑色殆叉形背景板拍摄

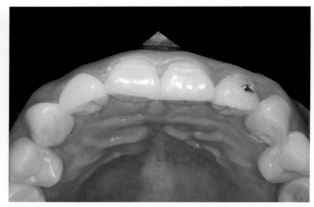

◎图 3-95　使用黑色殆叉形背景板拍摄的影像

　　另外一些形态的小型黑色背景板在拍摄前牙覆𬌗、覆盖影像，少量前牙正面影像、个别后牙影像等小范围影像中可以灵活应用，由于体积更小，患者感受会更舒适（图3-96）。

　　在没有条件购买黑色背景板的情况下，也可以使用摄影用的一次性的黑色背景卡纸，按照需要剪裁成合适的大小，经过消毒后当作背景进行拍摄，一次性使用（图3-97）。

　　拍摄口腔外的模型、印模、修复体影像时，也可选择摄影用的黑色或灰色背景卡纸剪裁成合适的大小使用。而更好的选择是黑色绒布，其吸光性更好，基本上完全避免表面反光，使拍摄的影像更加简洁（图3-98）。

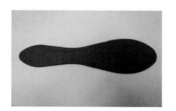
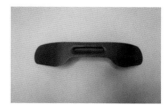
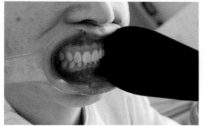
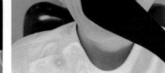
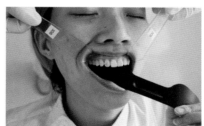

◎图3-96　小黑色背景板的应用方法

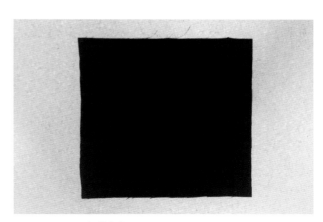

◎图3-97　黑卡纸背景卡

◎图3-98　黑色绒布背景

四、灰色背景板

灰色是一种自然色，可以创造一种相对中性的环境，不带有倾向性。这种环境不影响对颜色的观察，因此，在拍摄和颜色信息相关的影像时，建议选择灰色背景板。

贺利氏公司早年间曾生产过一种可以反复进行消毒的 18% 灰度的口腔灰背景（Pensler shields），但后来就不再生产了。

很长时间以来，临床上都是采用灰色卡纸，按照黑背景的形态进行剪裁，经过消毒后，作为一次性应用的灰色背景板（图3-99）。由于灰纸背景卡是软的，可以弯曲，非常适合拍摄比色照片时应用，目前仍然非常推荐使用（图3-100）。

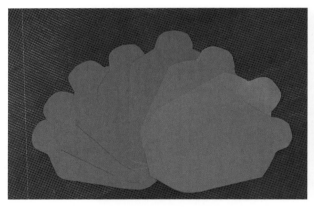

◎图 3-99　应用灰色卡纸剪裁的灰色背景

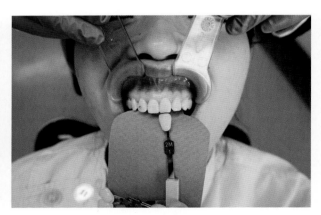

◎图 3-100　应用灰纸背景卡拍摄影像

　　和黑色背景板一样，近年来也有公司推出了灰色硅橡胶表层背景板（瑞士 Smileline 公司）。这个灰色背景板本来是用于白平衡校正，不过由于其能够弯曲、调整形状，并且能够反复消毒，因此也可以作为灰色背景板拍照应用（图3-101、图3-102）。

　　当然，如果有条件采用口腔临床专用相机 Eyespecial C-II 拍摄，由于相机的"色彩分离"模式下，具备自动调整背景颜色的能力，能够自动将红色背景色转换为灰色，就没有必要应用灰色背景板拍摄了（详见第五章第六节）。

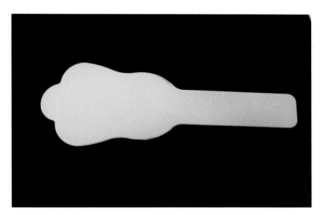

◎图 3-101　Smileline 灰色硅橡胶表层背景板

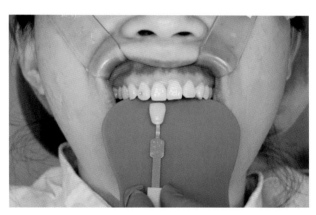

◎图 3-102　应用 Smileline 灰色背景板拍摄

五、Polar-eye 偏振滤镜

近年来许多闪光灯相关配件逐渐被口腔临床医师所接受，其中最具代表性的就是 Polar-eye 偏振滤镜，可以通过磁吸附的方式非常灵活的安放在微距闪光灯前（图 3-103）。

偏振滤镜能消除牙齿表面反光，令牙齿颜色的表达更加直接、无干扰，还能够使色彩饱和度得到加强，强化色彩表现，有利于进行牙齿颜色中个性化特征的捕捉和传递（图 3-104）。

Polar-eye 有多种型号，分别匹配口腔临床摄影中可能应用的各种型号闪光灯，鉴于本类影像应用于前牙区临床意义更明显，同时偏振滤镜对于来自接近 90° 反射的偏振光滤出效果最理想，因此建议将其搭配在倾斜投射的双点闪光灯上效果最佳。

另一方面，偏振滤镜会导致 2～3 倍的光线损失，因此在安装滤镜后，即使拍摄相同拍摄比例的影像，也需要调整曝光参数，以获得足够的曝光。

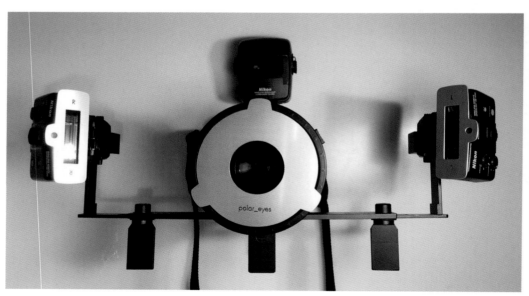

◎图 3-103　R1C1 微距闪光灯上安装 Polar-eye

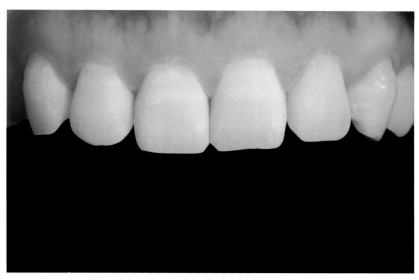

◎图 3-104　采用 Polar-eye 偏振滤镜拍摄的上前牙列影像

六、辅助器材的消毒

　　拍摄中应用的辅助器材都需要反复进入患者的口腔，因此使用后必须彻底消毒，或者采用一次性用品，以避免交叉感染。

　　高质量的塑料牵拉器可以进行高温高压消毒处理，可以有效的避免交叉感染；普通的塑料牵拉器不能进行高温高压消毒处理，只能采用 2% 戊二醛浸泡消毒；也可以考虑采用一些价格非常便宜的塑料牵拉器一次性使用。

　　玻璃反光板只能采用 2% 戊二醛浸泡消毒，且只能浸泡 2～6 小时，达到消毒的目的就取出，以免损毁镜面，影响反射。对于常规的患者，这样的消毒措施尚可接受，但如果患者为澳抗阳性或者为其他传染病患者，就一定要采用可以进行高温高压消毒的金属反光板。从消毒角度考虑，金属反光板更便于应用。同时，所有反光板都需要应用专用的棉软布进行擦拭，而绝不能用较硬的纸巾等材料擦拭，以免划伤镜面。

　　金属牵拉器、金属背景板、硅胶表层的背景板都可以进行高温消毒。但金属背景板有时反复消毒会造成颜色变化，影响拍摄效果，硅胶表层的背景板消毒后变色机会较小。各种黑、灰色背景也要注意不能用较硬的材料擦拭，以免划伤表面；采用化学消毒剂消毒时也要非常小心，以免发生变色或着色。

　　使用黑卡纸或灰卡纸制作一次性的、消毒的背景卡是一种简单的方法。

第六节 人像摄影辅助器材

在口腔美学治疗过程中，经常需要拍摄患者的面部肖像，其最基本的作用是作为治疗前后的病例资料留存，另一方面也是口腔美学分析与设计的重要依据，目前非常流行的"Digital Smile Design"就非常重视面部影像的拍摄，基于这些素材进行美学分析和设计，也可以利用这些资料进行医患沟通、远程医技沟通和医医沟通。

拍摄好人像摄影，需要一些辅助器材。如果仅仅是实现常规的资料留存，可以应用口腔临床摄影常用器材，只需要增加一个人像背景就可以实现；对于要求更高的拍摄需求，则需要建立小型的人像摄影棚，通过各种布光，实现更好的拍摄效果。

一、人像背景

术前进行的面部肖像拍摄，既有病历存档的作用，也经常具有诊断作用。

为避免对诊断、分析产生干扰，术前肖像应当使用均一的背景。自然的蓝、灰色背景颜色是最基本的临床摄影中经常推荐使用的（图3-105），黑色、白色两种对比非常明显的背景颜色以及中性的灰色背景近年来也受到越来越多拍摄者的青睐，数字化美学设计 DSD 中用到的大量面部肖像照片就是采用黑色、白色或者灰色背景拍摄的（图3-106）。

背景纸或背景布很容易买到，而且价格并不贵，因此是基本的临床摄影中要求的必要辅助器材。这些背景纸或背景布可以夹在泡沫板上，靠在墙上应用；更好的办法是直接利用窗帘卷轴挂在墙上，平时可以收起，应用时拉下；还可以在一个卷轴上安置多种颜色的背景布，根据不同需要选择适合的颜色。

术后肖像可以根据自己的审美采用更漂亮的背景，以渲染术后效果。

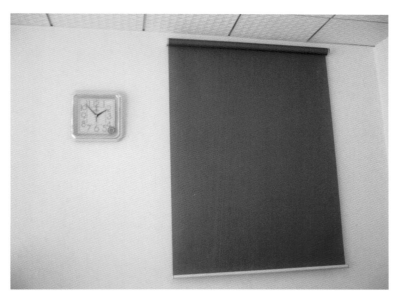

◎图 3-105 蓝色的背景布挂在墙上

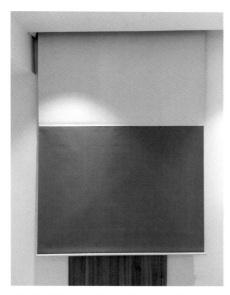

◎图 3-106 灰色和白色背景布挂在墙上

二、小型摄影棚

　　口腔临床人像拍摄通常是上半身范围，采用均一颜色的背景。采用口腔内摄影的器材，通过调整拍摄比例和曝光参数，也可以完成这些影像的拍摄，但经常存在阴影的问题，影响美观，对于侧面影像还会影响对面部的准确分析。因此，高要求的临床医师会在条件允许的情况下搭建一个简单的摄影棚，通过专用摄影灯的布光处理，获得更好的拍摄效果。[52]

　　简单影棚的布光方法

（一）侧位单灯＋柔光箱＋反光板（图3-107）

　　这是一种经典的布光方法，采用高位单灯加柔光箱，并利用低位反光板补光的方式，完美表现人物肌肤的同时，保留了面部必要的立体感。这种布光方法被广泛应用于时尚杂志中模特妆容的拍摄以及许多化妆品广告中，能极好地表现人物的皮肤质感和五官轮廓的立体感。在柔光箱的选择上，有条件时应尽量选择面积更大的八角柔光箱，以使光线更加均匀，同时柔光箱的形状也间接决定了人物眼球中眼神光的形状。

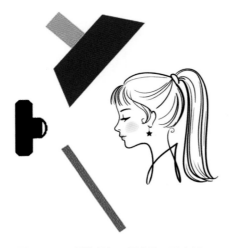

◎图3-107　侧位单灯＋柔光箱＋反光板

（二）侧位单灯 + 柔光箱 + 头发光（图3-108）

在人物的侧前方采用柔光箱打光，使人物的受光面左右不均匀，可以产生较强的立体感；还可以在人物的侧后方高位架设一盏高度较高、带标准罩的闪光灯，朝人物头部的方向打光，营造画面中人物头发的高光及反光效果，是摄影效果更加生动。

（三）双闪光灯 + 柔光箱（图3-109）

采用两盏加柔光箱的闪光灯，放在患者面前左右成 45° 的位置，这种布光方法充分利用了柔光的特点，被摄影师称为"蝴蝶光布光法"。其特性是比较柔和、反差较小，能对人物皮肤产生柔化的作用。这种布光方法是有一定的缺点和局限性。首先，当患者是黑色的头发时，采用这种布光方法拍摄难以表现出丰富的细节；其次，没有光影变化的柔美皮肤虽然养眼，但却缺乏真实感，会给人华而不实的视觉感受。

（四）双灯 + 单灯正面补光（图3-110）

使用两盏闪光灯分别从人物的后方以一定的角度对人物投射硬光，有效地营造头发光，同时也使人物的轮廓更加清晰，立体感也更强烈。与此同时，在人物的正面使用加装柔光箱的闪光灯对人物正面进行补光，刻画出人物的脸部细节。

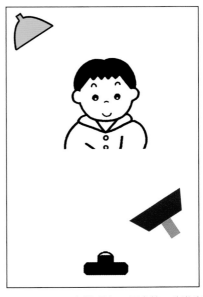

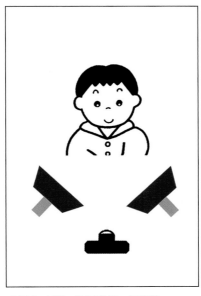

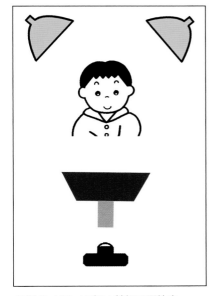

◎图 3-108　侧位单灯 + 柔光箱 + 头发光　　◎图 3-109　双闪光灯 + 柔光箱　　◎图 3-110　双灯 + 单灯正面补光

（五）主光＋副光＋反光板（图3-111）

在人物左前方和右后方各安排一盏带有柔光箱的闪光灯，左前方的闪光灯作为主光照亮人物主体，由于灯位与人物成45°，因此可以很好地营造人物五官的立体感，右后方的闪光灯则起到了勾勒人物线条的作用。为了在营造人物立体感的同时不使画面的光比过大，在人物的右前侧可以安置一个大面积的反光板进行补光。

（六）用柔光箱或背光灯营造高光背景（图3-112）

以上所有布光方式如果是白色或浅色背景，仍有可能出现背景的阴影。为了获得无阴影的高光背景效果，需要增加背光。

在有条件的时候，可以让人物背靠一面大型柔光箱，同时在人物的前方架设另一面大型柔光箱，将第一面柔光箱连同其后的闪光灯作为背景，与另一面闪光灯的柔光箱"面对面"，利用柔光箱在强光照射下成为画面中纯净的背景。但是这种布光方法需要很大的拍摄空间，一般情况下临床医疗空间中难以实现。

当空间不足时，可以在前述的方法基础上，增加一盏可以将背景打亮的背光灯，去除背景上的阴影。这种方法在临床摄影中经常被使用。

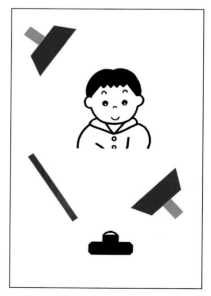

◎图3-111　主光＋副光＋反光板

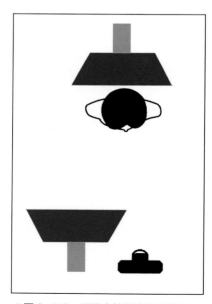

◎图3-112　用柔光箱营造高光背景

（七）小型整体式摄影棚（图3-113～图3-116）

对于希望追求摄影棚的拍摄效果，又没有足够空间的临床医师来讲，一些小型的整体式摄影棚是一种很好的选择。[52]这类产品占地面积较小（约1.2m×0.8m），整体外形规整，放在诊室的角落对其他治疗操作影响较小，不一定需要单独的拍摄空间。

这类摄影棚通常采用占地很小的LED光源，可以根据自己的需求布设前置光和背景光，以达到理想的拍摄效果。

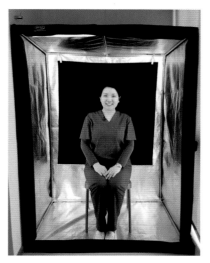

◎图3-113　小型整体式摄影棚外观

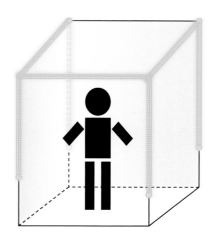

◎图3-114　小型整体式摄影棚的光源配置

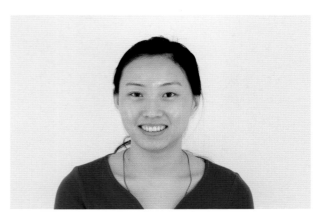

◎图3-115　小型摄影棚条件拍摄的面部肖像

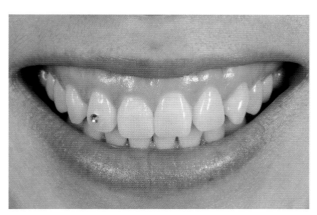

◎图3-116　小型摄影棚条件拍摄的口唇影像

第四章

临床摄影基本技术

拍摄出优秀的口腔临床影像，需要拍摄者、助手和患者三方面的配合。三方面良好的配合，才能使摄影过程顺利进行，节省拍摄的时间，减少患者的痛苦。

对于一些常规的临床影像，可以遵照各类临床摄影规范进行拍摄，此时可以由临床医师亲自拍摄，也可以由经过培训的助手进行拍摄。而对于具有个性化诊断、设计和治疗的病例，口腔临床影像的最佳拍摄者就应该是医师，这样拍摄的临床影像最能够体现医师的诊断、设计及治疗思想。

在拍摄者方面：

需要拍摄者正确掌握口腔临床摄影的拍摄规范，熟练使用相机和摄影辅助工具，熟练掌握各种口腔临床摄影的拍摄工具、拍摄参数及正确的拍摄方法；确定合理的拍摄顺序，减少牵拉器、背景板、反光板等反复进出口腔的次数，降低患者的不适感；并能指导助手正确准备用物，指导助手正确配合拍摄过程。

在拍摄助手方面：

要求助手具有一定的口腔临床摄影的基本知识，熟悉临床摄影辅助工具的使用方法，操作过程中手法轻柔，态度坚定，做好牵拉、反射等辅助工作，同时帮助拍摄者安抚好患者，获得患者的配合，配合临床影像的拍摄过程。

在患者方面：

患者的配合程度在口腔临床影像的拍摄过程中起着重要的作用。患者核心治疗的部位、治疗的种类、修复体的种类等因素都会影响需要拍摄的临床影像的种类；患者口裂的大小、开口度的大小和配合程度，也会决定许多临床影像的拍摄质量。

第一节 口腔临床摄影基本程序

拍摄出优秀的口腔临床影像，需要掌握一定的基本拍摄技术，按照一定的操作规范进行。

要想临床影像的拍摄过程有条不紊的进行，在拍摄之前要进行一系列的准备工作。在具体介绍口腔临床影像的拍摄方法前，首先介绍一下临床摄影拍摄的基本程序，以便大家对临床摄影有一个整体的把握。

口腔临床摄影基本程序包括：[53, 54]

一、拍摄前准备

1. 和患者交流，营造和谐医疗环境，签署拍摄影像知情同意书；

2. 根据病例实际情况，确定需要拍摄哪些临床影像，并且确定拍摄顺序；

3. 检查相机处在正常工作状态，基本设置正确；

4. 准备好所有的拍摄辅助用品，放置在方便取用的位置。

二、拍摄影像

1. 确定拍摄内容，换算成正确的拍摄比例，调整镜头至相应的拍摄比例；

2. 根据拍摄比例选择适宜的光圈、快门速度及闪光灯强度，控制曝光量和景深；

3. 调整患者至适宜拍摄并且舒适的体位；

4. 拍摄者和助手到达适宜拍摄的位置；

5. 拍摄者指导助手有效地应用牵拉器、背景板、反光板等辅助工具，清晰暴露视野；

6. 保持被拍摄软硬组织和背景板、反光板等辅助工具清洁、干燥；

7. 拍摄者用眼睛直接、形象化的构图，存在问题时指导助手调整；

8. 利用取景器构图，注意布局与视角；

9. 应用手动对焦方法，前后调整照相机与被摄物之间的距离，用眼睛精确的对焦，拍摄；

10. 迅速放大、检查拍摄影像的构图、对焦等情况，如有问题马上重新拍摄。

三、拍摄后整理

1. 导出影像，按患者、治疗过程分组、分级；

2. 在 Photoshop 软件中检查影像，进行不影响科学性的后期调整；

3. 另存调整后的影像，妥善保留原文件；

4. 根据临床需要将影像发送给他人，进行医患沟通、医技沟通或医医沟通。

第二节　拍摄范围和拍摄比例

　　口腔临床影像拍摄是否规范，最直接、最简单的判断标准就是拍摄内容是否合理，是否能够精准的反映患者病损情况、诊断设计和治疗情况，是否能让观察者一目了然地了解拍摄者希望传达的信息。这实际上是构图范围的问题，是构图中最基本的问题。

一、拍摄范围

　　构图设计是摄影的灵魂，可以体现拍摄者的思想。同样的对象，不同的取舍、不同的构图范围，可以获得完全不同的效果。

　　构图范围的精髓是全面与简洁。全面是指构图中要具有足够的拍摄范围，将需要反映的信息全部包括，这在构图中比较容易实现；简洁是指构图中要有意识地控制拍摄范围，将不必要的信息舍弃掉。不简洁是构图中非常容易发生的问题，如果拍摄范围过大，主体就会淹没在繁杂的前景与背景中，不能传递有效的信息（图4-1、图4-2）。

　　拍摄口腔临床影像的目标是精确地展现患者口腔和颌面部软硬组织特征，以便将其应用在病历资料收集、医患交流和医技交流等诸多方面。在拍摄中，"简洁"是需要时刻牢记的原则。不简洁的影像，无法清晰、准确地传递拍摄者的思想（图4-3、图4-4）。

随着数码单反相机像素值的迅速提高，采用像素值非常高的高级别相机拍摄的影像，在拍摄后即使进行较大范围的裁切，并不会对影像质量造成非常大的影响，这在一定程度上降低了拍摄的难度。

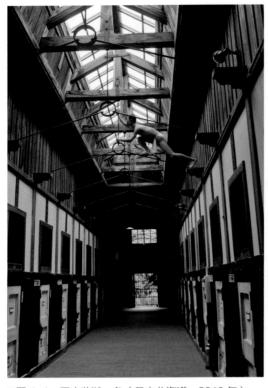

◎图 4-1　网走监狱一角（日本北海道，2010 年）

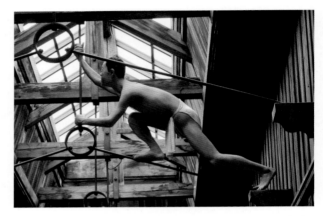

◎图 4-2　在前图过于广阔的构图范围内、繁杂的被摄对象中，观众很难从中发现、注意到位于中部的人物

但是，如果希望自己的临床摄影水平不断提高，就应该有意识地学习控制拍摄范围，因为这是学习拍摄构图的第一步。要做到这一点，必须在拍摄前对拍摄对象有深入的了解，也就是对患者的基本情况、诊断设计、治疗方案有深刻的理解，才能在头脑中明确拍摄中需要捕捉、表达的核心是什么，也就是建立自己的拍摄思想。只有学会了认真控制构图范围，才有可能进一步的学习、应用更深入的摄影构图原则。

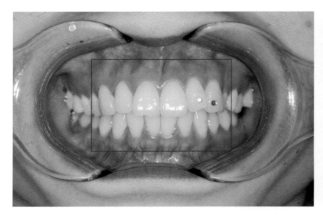

◎图 4-3　范围过大，重点不突出的影像有效信息也许仅为蓝框内部分，虽经裁切可以应用，但图像质量受到影响

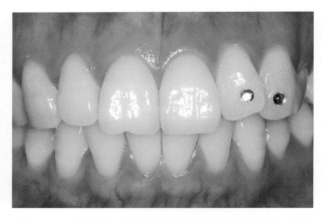

◎图 4-4　构图严谨、范围适宜的前牙区影像重点突出，不需进行后期处理，避免图像质量受影响，节省时间

影像应该反映拍摄者的思想。

影像是由拍摄者头脑中的思想确定的，

而不是由手中的相机决定的。◎

对于临床摄影采用的微距镜头来讲，拍摄比例是控制拍摄范围的重要手段。[55]

二、拍摄比例

拍摄比例也称放大比例，是拍摄影像大小和物体实际大小之间的比例关系。

如果在光电传感器上成像的大小是物体的实际大小，形成的影像叫做 1:1 的影像；如果成像大小是物体实际大小的 1/2，则形成的影像叫做 1:2 的影像，以此类推还会有 1:2.4、1:18 等等各种不同拍摄比例的影像。

拍摄比例决定了图像在光电传感器上的绝对大小，例如一个 10mm 长的物体，在 1:1 的影像中其长度仍就是 10mm，而在 1:2 的影像中则缩小为 5mm、在 1:2.5 的影像中缩小为 4mm 等。

拍摄范围还与光电传感器面积直接相关。胶片单反相机的胶片面积和全画幅（FX 格式）数码单反相机的光电传感器面积均为 36mm×24mm，用这两种相机拍摄的 1:1 的影像即为 36mm×24mm 范围内的对象，拍摄的 1:2 的影像则为 72mm×48mm 范围内的对象。

口腔临床摄影经常采用的 DX 格式单反数码相机，各品牌感光元件面积还有微小差异（图4-5）。Nikon DX 格式相机的感光元件面积为 24mm×16mm，其长和宽均为 FX 格式的 2/3，因此采用 Nikon DX 格式相机拍摄的影像的拍摄范围与 FX 格式的拍摄范围之间存在 1.5:1 的差异，用 DX 格式相机拍摄的 1:1 的影像拍摄的为 24mm×16mm 范围内的对象，1:2 的影像则为 48mm×32mm 范围内的对象。

而佳能 DX 格式的光电传感器面积更小一些，为 22.3mm×14.9mm，与 FX 格式之间的差异为 1.6:1，拍摄的 1:1 的影像拍摄的为 22.3mm×14.9mm 范围内的对象，1:2 的影像则为 44.6mm×29.8mm 范围内的对象。

由此，可以根据自己采用的拍摄器材的实际情况，将临床常用影像按照拍摄比例进行归纳总结，如采用 Nikon D300s 机身（DX 格式）时，面部肖像拍摄比例为 1:18，全牙列正面影像为 1:3，上前牙正面影像为 1:2.4，个别牙影像为 1:1 等（图4-6）。

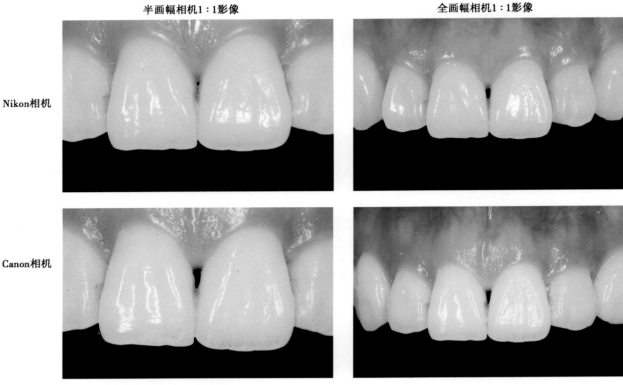

◎图 4-5　不同品牌相机、不同拍摄比例下的拍摄范围

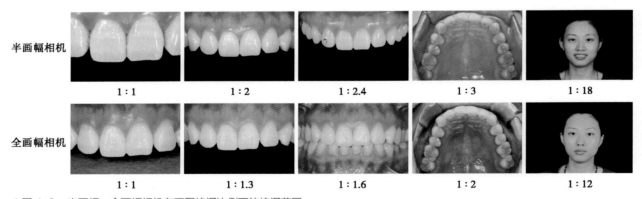

◎图 4-6　半画幅、全画幅相机在不同拍摄比例下的拍摄范围

三、拍摄范围的确定

　　每张影像应该包含的内容、最适宜的拍摄范围，是拍摄者根据具
体病例情况来确定的。对于没有拍摄经验的医师，可以参考本专业或
相关专业的"拍摄规范"。

1. 在口腔医学领域，最早常规进行临床影像拍摄的是正畸专业，正畸专业具有非常成熟的影像规范（附录2　口腔正畸专业影像拍摄简表）；

2. 对于美容牙科专业来讲，美国美容牙科学会标准（AACD）的影像规范是一个在国际上相对认可度较高、值得参考的拍摄标准，规范中列举的各种影像可以很好的反映美容牙科治疗中蕴含的信息（附录3　AACD推荐影像拍摄简表）；

3. 欧洲美容牙科学会（ESCD）是国际上另一个具有影响力的美学牙科学会，其推出的影像规范与AACD规范有区别比较明显，对整体诊断和设计的关注度更高，受到许多欧洲医师的认可（附录4　ESCD推荐影像拍摄简表）；

4. 中华口腔医学会口腔美学分会（CSED）在2016年推出了我国第一套口腔美学临床摄影规范。笔者有幸负责起草该规范讨论稿，并组织成立了由29名专家组成的专家委员会，经由专家委员会和CSED常委会讨论通过，确立了这一规范，并通过全国范围内的巡讲，令该规范可以迅速获得普及（图4-7、图4-8）。

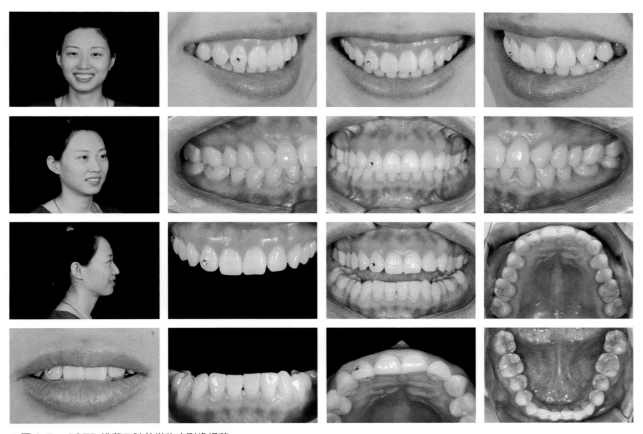

◎图4-7　CSED推荐口腔美学临床影像规范

CSED推荐 口腔美学临床影像

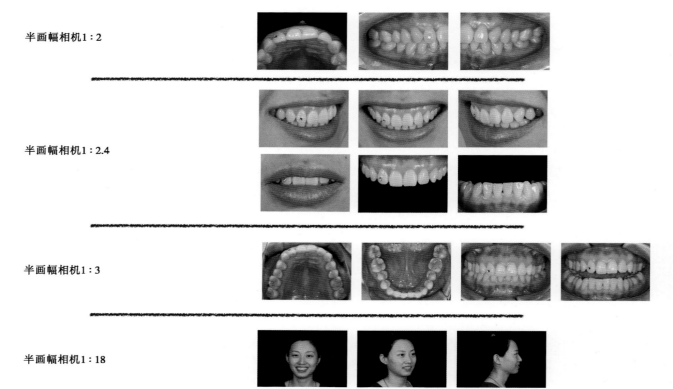

半画幅相机 1:2

半画幅相机 1:2.4

半画幅相机 1:3

半画幅相机 1:18

◎图4-8　CSED推荐口腔美学临床影像规范对应的拍摄比例

　　临床医师在对拍摄范围和构图没有经验时，可以参考以上这些规范。但在具体应用中，需要注意由于采用的相机感光元件面积不同，会直接影响拍摄比例，因此需要每个拍摄者都总结出适合自己器材的拍摄比例与范围的关系。

　　具体方法其实很简单。如前所述，只要理解了拍摄比例的概念、相机光电传感器和拍摄比例的关系，实际上可以计算出不同相机在每一个拍摄比例下的实际拍摄范围（表4-1）。无论拍摄什么对象，通过确定拍摄比例可以直接确定拍摄范围。

　　在实际操作中我们还可以这样尝试：我们尝试拍摄与标准中范围相同的影像，当我们成功拍摄一张范围非常接近、对焦准确的影像时，就应该马上查看镜头上的拍摄比例。每一支微距镜头上都有一个视窗（图4-9），视窗中显示的就是拍摄比例和拍摄距离，这些拍摄参数是需要牢记的。假如我们拍摄完一张影像后从镜头视窗读到的数字1:2和

表4-1   各种相机对应的不同拍摄比例下的拍摄范围

拍 摄 比 例	1∶1	1∶1.5	1∶2	1∶2.5	1∶3
FX 拍摄范围	36mm×24mm	54mm×36mm	72mm×48mm	90mm×60mm	108mm×72mm
Nikon DX 拍摄范围	24mm×16mm	36mm×24mm	48mm×32mm	60mm×40mm	72mm×48mm
Canon DX 拍摄范围	22.3mm×14.9mm	33.5mm×22.4mm	44.6mm×29.8mm	55.8mm×37.3mm	66.9mm×44.7mm

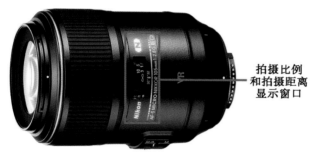

拍摄比例
和拍摄距离
显示窗口

◎图 4-9   微距镜头上的显示窗口

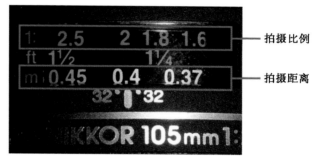

拍摄比例

拍摄距离

◎图 4-10   拍摄比例与拍摄距离

0.4m（图4-10），那么我们今后用这套器材再次拍摄同样的影像时，只需首先旋转镜头，确定拍摄比例为1∶2，在此基础上对焦拍摄，只要没有改变拍摄比例，我们拍摄影像最清晰的位置就应该是在0.4m的位置，获得的影像就应该是范围准确的影像。

当然，当我们拍摄经验、临床经验非常丰富后，在实际拍摄中很多时侯可以不拘泥、固守某个规范，可以根据病例的实际情况灵活调整拍摄范围和构图，最大程度的反映病例的特点和拍摄者的思想。

另外需要提醒的是，为了给后期精确调整影像预留出空间，我们在确定自己的拍摄比例时可以略微留出余地。例如微笑影像最适合的拍摄比例应该是1∶2.4，但为了给后期调整留出余地，我们可以统一按照1∶2.5的比例进行拍摄，获得构图范围略增大的影像。

第三节 曝光与景深

一、曝光参数设置和调整的基本原则

曝光量就是光电传感器（CCD 或 CMOS）上接收到的总的光量值。要获得满足临床应用标准的影像，合适的曝光量是最基本的条件。

曝光量适宜的影像细节可以得到正确的描述，从颜色最深到最浅的区域，都有丰富的层次表现，明暗之间渐变过渡，而不是过亮或者过暗。如果光电传感器接收过多的光量，会导致曝光过度，影像偏亮（图4-11）；如果光电传感器接收的光线太少，会造成曝光不足，整个影像偏暗（图4-12）。无论曝光过度还是曝光不足，影像的细节都会流失，不能获得很好的拍摄效果。[56]

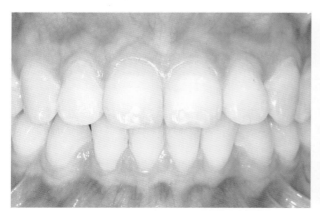
◎图4-11 曝光过度的影像

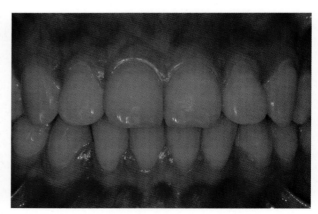
◎图4-12 曝光不足的影像

　　前面的章节已经详细讲解，影响曝光量的基本因素包括四方面：ISO，光圈，快门，光源强度（闪光灯）。口腔临床摄影实际拍摄中曝光参数的设置要遵守以下原则：

　　1. 为了获得最好的影像质量，ISO 通常设为最低值。

　　2. 口腔临床摄影要求有足够的景深，因此需要采用较小的光圈进行拍摄，因此拍摄前需要对光圈进行基本的限定，一般设定为 F22 以下的小光圈。

　　3. 口腔临床摄影由于体位限制，不方便应用三脚架，为了防止由于拍摄时手抖动造成的影像模糊，一般口腔临床摄影的快门速度应当快于 1/100s，最好达到 1/125～1/180s。

　　4. 配合适宜的闪光灯强度，达到适宜曝光量。

　　初步拍摄后，如果影像曝光不足，可以减小光圈指数 F（增大光圈），或者减慢快门速度，也可以加大闪光灯强度，达到增加曝光量的目的；相反地，如果影像曝光过度，可以增大光圈指数 F（减小光圈），或者加快快门速度，也可以减小闪光灯强度，以达到减弱曝光量的目的。通过以上调节，直到达到满意的曝光效果。

　　必须要非常留意的是，曝光条件中任何一个环节发生改变，曝光参数都需要进行调整。临床摄影中微距闪光灯是一个很大变量。环形闪光灯相对比较稳定，更容易控制，因此对于初学者建议应用环形闪光灯，比较容易入手。双点闪光灯在自身光强不变的情况下，实际补光效果会随灯头距离镜头远近、灯头角度、是否应用反光铲等条件而变化，较难获得非常稳定的曝光条件，因此拍摄难度比较大。

　　还非常值得一提的是，适宜的曝光其实并没有一个完全客观的标准。在日常摄影中也是这样，我们可以用测光表测试光线条件，获得较为客观的"正确"曝光条件，但更多的时候我们还是要用眼睛去感受。就像每个人对美的感受不同一样，每个人对"曝光准确"的感受也会有区别。"相对准确曝光"和"特殊曝光效果"的影像可以使人获得不同的感受，也可以反映拍摄者的思想和心态（图4-13、图4-14）。

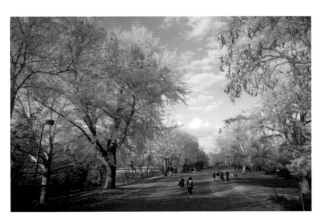

◎图4-13　"相对准确的曝光"客观真实的反映景物的颜色等各项特征

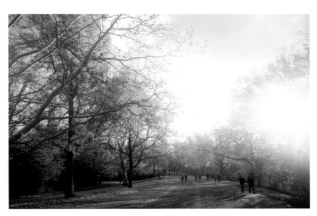

◎图4-14　"略微过曝光"的效果使画面充满高光的明亮感（美国尼亚加拉，2015 年）

口腔临床摄影中对"曝光正确"的理解应该是"接近真实"。◎

　　LCD 液晶显示屏的"直方图显示"功能可以帮助我们"相对客观"地检查曝光情况。"直方图"也叫"柱状图"，它以坐标轴上波形图的形式显示照片的曝光精度，其横轴表示亮度等级，从左侧 0（暗色调）到右侧 255（亮色调），将照片的亮度等级分为 256 级，纵轴表示每个亮度等级下的像素个数，峰值越高说明该明暗值的像素数量越多，在画面中所占的面积也就越大，将纵轴上这些像数值点连接起来，就形成了连续的直方图波形。通过直方图的横轴和纵轴我们可以理性地判断曝光是否合适，影像的层次是否丰富，是否超出了数码相机的动态范围等。

　　正确曝光的照片通过直方图来显示时，则从左到右都有曲线分布，同时直方图的两侧不会有像素溢出（图 4-15）。曝光不足照片的直方图曲线波形偏重于左侧，多数的像素集中在左侧，波形图的右侧有较明显的下降，称为"右坡型"（图 4-16）；过曝照片的直方图与曝光不足照片的直方图刚好相反，像素集中于右侧，而左侧的像素很少，从 0（最暗处）到曲线波形的起始处有一段空白，很少甚至没有像素，照片的色调很亮，或有大面积的反光源，称为"左坡型"（图 4-17）。

　　有一种办法可以弥补在拍摄时曝光可能不准确的风险，就是采用 RAW 格式拍摄。

　　一般拍摄中保存的 JEPG 格式的文件是经过有损压缩的文件，数据值较小，便于存储、拷贝，但图像细节会有损失，并且无法再进行编辑调整。TIFF 格式是一种无损压缩的文件，图像细节未损失，但也无法再次进行编辑调整，且文件格式过大，不利于各项操作。RAW 格式文件包含了原图片文件在光电传感器产生后，进入相机图像处理器之前的一切照片信息，我们可以在一些图形处理软件中对 RAW 格式的图片进行处理，包括对曝光条件进行处理。

　　但是，相对于常用的 JPEG 和 TIFF 格式的图片，打开和处理 RAW 文件要耗费更多的时间。为了解决这个问题，很多数码相机可以让用户拍摄照片的时候同时以 RAW 与 JPEG 格式储存照片（图 4-18）。

　　随着照相机图像处理速度越来越快，记忆卡容量越来越大而且越来越便宜，这种做法越来越被接受。同时记录 JPEG 和 RAW 格式照片，让我们可以使用常规的图像处理软件组织和编辑 JPEG 文件；当需要获得处理精细的照片或改善照片缺憾（例如白平衡不正确和因曝光不良而造成的高光和（或）暗部细节缺失）的时候，可以使用 RAW 文件解决问题。

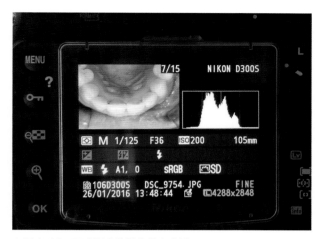

◎图 4-15　正确曝光的影像的直方图

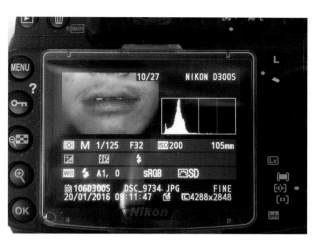

◎图 4-16　曝光不足的影像的直方图

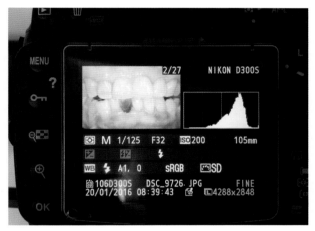

◎图 4-17　过度曝光的影像的直方图

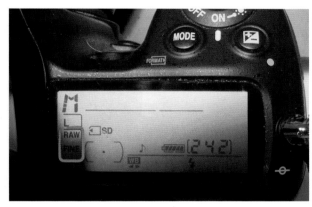

◎图 4-18　RAW 与 JPEG 格式同时储存照片

二、曝光模式的选择

　　如前所述，单反数码相机的曝光模式通常包括自动模式（Auto 模式）、程序模式（P 模式）、快门先决模式（S 模式）、光圈先决模式（A 模式）和全手动模式（M 模式），许多相机还设有肖像、远景、运动、夜景等更为"傻瓜"的曝光模式。一般的中低端机身不设置肩屏，通过旋转机身拨盘选择曝光模式（图 4-19）；高档相机通过 MODE 键进行拍摄模式选择，可以在液晶肩屏上显示当前状态（图 4-20）。

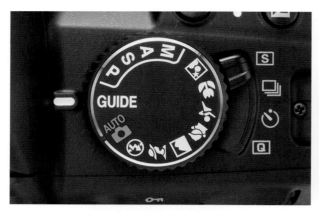

◎图 4-19　机身拨盘显示的各种拍摄模式

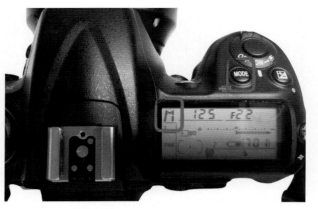

◎图 4-20　MODE 键，肩屏显示拍摄模式为 M

　　Auto 模式和 P 模式都属于自动曝光模式，都是由相机自动调节光圈、快门达到适宜的曝光。在这两个模式下相机自动设置的曝光参数一般都是中间值，尤其光圈设置，通常是中等、较大光圈，大部分时间会设置在 F5.6、F8 上下，而不是我们希望的小于 F22 的小光圈。如果采用 Auto 模式和 P 模式拍摄影像，经常在景深的表现上不理想（图 4-21）。因此，只有在新手入门、完全不熟悉相机操作时可以首先尝试应用自动模式拍照，其作用仅为熟悉相机、消除陌生感，有一定拍摄手感后，就应该逐步放弃自动模式，学习其他拍摄模式。

　　速度先决模式（S 模式）是人工设定快门速度，相机通过自动测光确定光圈，此模式仍不能对光圈产生有效控制，仍容易出现光圈过大、景深过小的问题，因此不建议采用。

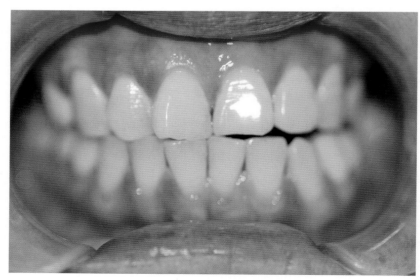

◎图 4-21　采用 Auto 模式拍摄的全牙列影像，景深明显不足

　　光圈先决模式（A模式）是根据景深需要人工设定光圈指数，由相机根据自动测光调整快门速度，获得曝光适宜的影像。光圈先决模式是一个可以保证景深的曝光模式，也比较容易学会，初学者可选择此模式。

　　但是有些时候，光圈先决模式（A模式）下相机自动选择的快门速度过慢，可能导致拍摄时出现抖动，此时我们就要利用全手动模式（M模式）来解决；还有些时候，我们希望获得一些特殊的拍摄效果，比如曝光不足或过度曝光的效果，也只能通过采用全手动模式（M模式）拍摄来实现。所以掌握全手动模式（M模式）拍摄是十分必要的。

　　全手动模式（M模式）就是人工设置光圈、快门速度和闪光灯等所有曝光条件，使影像获得需要的曝光度。全手动曝光模式（M模式）结合拍摄比例的概念，有机会使曝光水平达到标准化，即任何时间拍摄同一对象，获得的曝光效果是一样的。[57]

三、曝光指数与拍摄范围

口腔临床摄影建议采用全手动控制的曝光模式，但每一套曝光参数都只在一个特定的拍摄距离下拍摄才能达到最适宜的曝光量，即每一套曝光参数都对应着一个拍摄距离。

如前所述，微距镜头的拍摄距离和拍摄比例是一一对应的，微距镜头的信息窗口内不仅有拍摄比例的提示，也有相对应的拍摄距离的提示（图4-10），因此曝光参数实际上和拍摄比例也是对应的。再向前延伸一步，在应用同一数码单反机身时，拍摄范围和拍摄比例又是一一对应的，因此曝光参数和拍摄范围也是一一对应的。

简单的说，当拍摄者决定对某一个范围的对象进行拍摄时，实际上接下来的拍摄比例、拍摄距离都已经被确定下来了，进而同时也有一套最适宜的曝光参数，使其获得最适宜的曝光量、同时具有足够的景深。针对不同的相机，相同拍摄范围下曝光参数会有所不同。我们可以通过摸索，确定具体器材在各个范围下最适宜的曝光参数，之后将其牢记，即可形成个性化的标准化操作规范。

实际拍摄时，拍摄者应首先根据病例需要确定拍摄范围，换算成拍摄比例和相应的曝光参数，之后通过旋转镜头达到对应的拍摄比例、设置相应的曝光参数，然后进行拍摄。采用这种方法进行拍摄，可以使每次拍摄同一范围都获得曝光水平一致的影像，这对于留存多次治疗、术前术后及复查的病例资料来讲是非常有意义的（图4-22、图4-23），否则如果每一次的曝光参数设置不同，会造成资料的可比性、科学性欠佳。

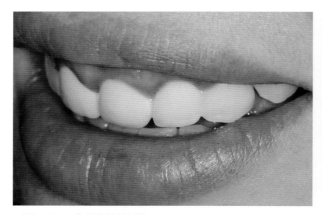
◎图4-22 术前拍摄的影像

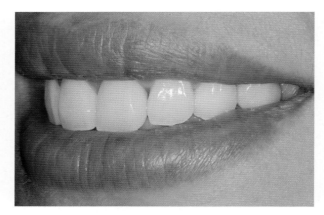
◎图4-23 治疗后拍摄的影像

第四节　体位和持握

一、患者体位

拍摄临床影像前需要选择一个让患者感到舒适也有利于助手和拍摄者操作的体位。

拍摄面部肖像时，不要让患者坐在牙科椅上，否则很容易造成头部的偏斜。要让患者站立或端坐在椅子上，保持头、背、肩部正直，这样拍摄得到的影像才能正确反映美学平面与水平面的关系（图4-24、图4-25）。

拍摄近距离口外影像时，建议患者仍保持前一体位，有利于患者口唇休息状态的获得，可以更准确地拍摄影像，也更有利于术前评估和诊断设计。拍摄左右侧影像时可要求患者向左右侧转身或拍摄者调整拍摄位置获得适宜的角度。

拍摄口内影像时需要让患者躺在牙椅上，调整至 45° 的位置，在这个位置可以拍摄大多数的口内像：包括正侧面咬合像、前后牙牙列像、个别前后牙像等（图4-26）。

拍摄上牙弓𬌗面影像、前牙弓𬌗面像及比色像时要将椅位尽量放低、放倒，使患者几乎平躺，这样更有利于拍摄（图4-27）。

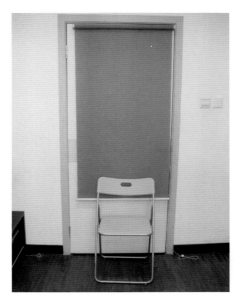

◎图 4-24　背景板和椅子

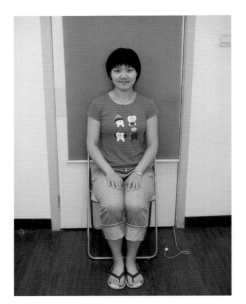

◎图 4-25　正确的患者坐姿拍摄体位

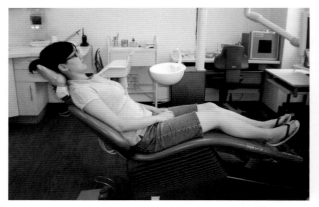

◎图 4-26　患者牙椅上拍摄体位

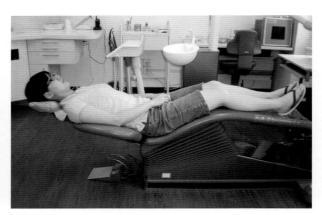

◎图 4-27　拍摄上牙弓𬌗面影像体位

二、拍摄者和助手体位

　　根据患者的不同体位，拍摄者和助手要分别找到既方便拍照，又舒适的体位。

　　如果患者是直立的或者坐在牙椅上 45° 位置，拍摄者只需要在患者对面适当的距离处，找到适宜的垂直高度即可。（图 4-28、图 4-29）如果在这个体位上是拍摄需要牵拉的影像，助手则站在牙椅的另一侧牵拉双侧唇颊组织，协助拍摄者获得更好的拍摄视野。

　　在前一个体位下，略提高牙椅位置，可以继续拍摄下颌牙弓𬌗面影像，患者可以略抬高下巴。拍摄者在牙椅的一侧，从前方拍摄。助手在另一侧手持反光板，并轻轻吹干保持视野清洁干燥，可以由第二助手或患者自己进行牵拉（图 4-30）。

拍摄上颌牙弓𬌗面影像时，调整椅位至患者呈几乎仰卧位置，拍摄者在患者的后方，从后上方拍照，助手在患者的侧方手持反光板，并进行轻吹干燥，可由第二助手或患者自己进行牵拉。由于构图范围较大，镜头距反光镜要有足够的距离才能在影像中容纳整个牙弓，因此应当尽量放低牙椅，以创造足够的对焦距离。如果拍摄者个子过矮，甚至可以准备一个小凳子踩在上边（图4-31）。

拍摄反光板影像时，反光板的放置角度非常重要，只有反光板与相机呈适当的角度，才能拍摄出构图良好的影像。由助手手持反光板有时会出现调整、配合不顺畅的问题，如果拍摄者经验非常丰富、持握相机稳定性非常强，也可以由拍摄者一只手持握相机、另一只手手持反光板，两只手可以同时调整，寻找最佳的构图位置和角度；此时助手可进行口角牵拉，或者轻吹反光板去除气雾等辅助工作。

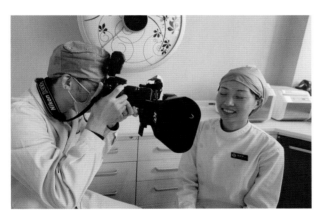

◎图4-28　患者坐姿拍摄

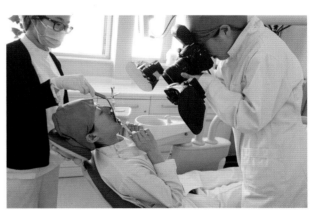

◎ 4-29　拍摄下颌前牙影像体位

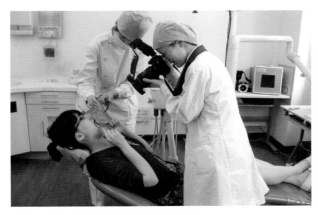

◎图4-30　拍摄下颌牙弓𬌗面影像体位

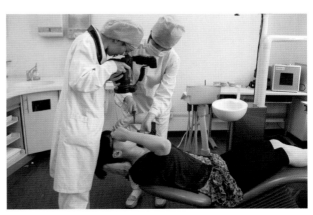

◎图4-31　拍摄上颌牙弓𬌗面影像体位

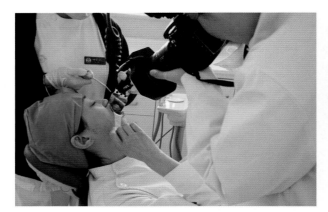
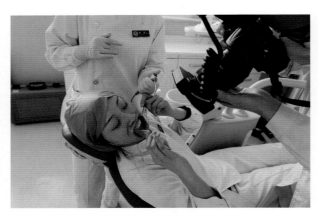

◎图4-32　使用反光板拍摄左颊侧咬合影像体位　　　　◎图4-33　使用反光板拍摄右颊侧咬合影像体位

采用反光板拍摄左侧颊侧咬合影像时，患者头部应躺正，自己用牵拉器轻轻牵拉右侧口唇；助手在患者左侧，用反光板牵拉左侧唇颊组织，尽量与牙列呈45°，并且离开牙列；拍摄者应站在患者右侧拍摄（图4-32）。拍摄右侧颊侧咬合影像时，患者略向右转头，采用牵拉器轻轻牵拉左侧口唇；助手站在患者头后侧，用反光镜牵拉右侧唇颊组织，尽量与牙列呈45°，并且离开牙列；拍摄者仍站在患者右侧拍摄（图4-33）。

采用反光板拍摄后牙舌、腭侧影像时，拍摄者站在患者右侧拍摄，助手在患者左侧，用反光板反射需要拍摄的牙齿，并保持轻轻吹干，患者自己用牵拉器轻轻牵拉同侧口唇，可以根据需要调整患者头位，以利于获得最佳的拍摄角度（图4-34）。当然如果临床医师具备单手持握相机的能力，自己手持反光板并调整角度，将令这一拍摄更为简便。

前牙覆𬌗覆盖影像是和美学相关的口腔治疗中非常重要的影像，可以在站立、坐位拍摄，也可以让患者躺在牙椅上拍摄。嘱患者头部躺正，牙齿稳定咬合；助手用双侧牵拉器拉开口角，并向耳后方向牵拉，使上下前牙完全暴露；拍摄者在患者右侧单膝跪地，从水平方向拍摄，可以确保稳定地拍摄到准确的前牙覆𬌗覆盖关系（图4-35）。

只要患者头部左侧近景附近没有浅色物品，由于影像的景深有限，常规的背景都会被虚化成黑色，不会影响影像的拍摄。一般这张影像只需要拍摄单侧，如果双侧存在非常明显的不对称问题，则需要两侧都拍摄，这就需要拍摄者换到患者左侧拍摄。

在第五章将详细介绍每张影像的拍摄体位及助手位置。

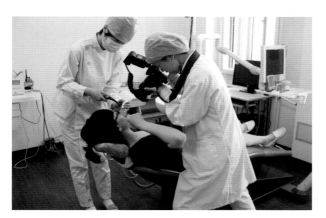

◎图 4-34　拍摄后牙舌、腭侧影像体位

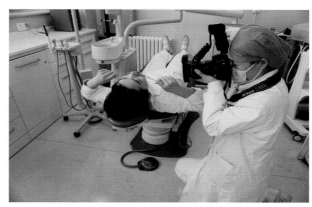

◎图 4-35　拍摄前牙覆殆覆盖体位

三、拍摄者持握相机的基本技术

　　拍摄者持握相机的方法是否得当，与能否拍清晰的照片直接相关。在拍摄临床影像时，对于一般的拍摄者不建议单手拍照，比较稳妥的方法是以双手持握相机，总的原则是顺手、方便、稳定。

　　口腔临床摄影中通常是拍摄横幅照片。一般情况下，拍摄横幅照片通常采用右手用于按动快门，左手的手掌托住相机。

　　在拍摄临床影像时，规范的方式是先调整好光圈、快门等设置，采用前后移动位置的方法进行精确对焦，因此左手不需要进行任何调节动作，完全用于把持、掌握相机，应以左手手掌托住机身底部，用拇指和食指握住镜头。由于拍摄临床影像采用的微距镜头和微距闪光灯重量很大，再加上各种支架、反光铲等配件，镜头方向的重量比会明显加大，此时左手食指应尽量向前伸展，对支架等配件有一定的持握和稳定作用，这样的方法有利于获得稳定效果。为了进一步增强稳定性，还应该两上臂紧贴身体，尽量保持自然下垂的状态并向身体靠拢。千万不要耸起双肩。因为长时间用耸起双肩的姿势拍摄，双肩关节会出现疲劳感，更难稳定相机（图 4-36）。

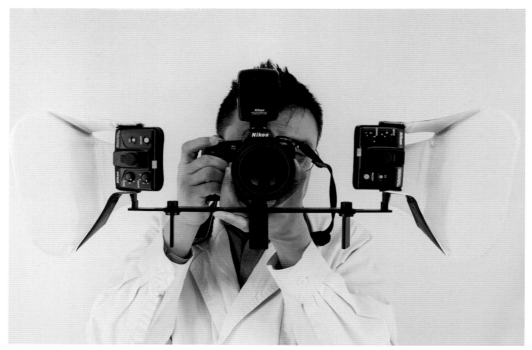

◎图 4-36　正确持握相机的方法

　　拍摄竖幅照片时，一般左手在下，右手在上，也要注意左臂紧贴身体。

　　拍摄时最好将照相机的背带吊挂在脖子上，即使是直接拿在手上使用，也要将相机的背带缠绕在手腕上，具体方法是将相机带套在手腕上，握在虎口中绕两圈再拉紧，以拇指穿过带圈后再握紧相机，使相机和右手合二为一，这样不但可以减轻手的颤动，还可以避免相机不慎跌落而碰伤患者。

　　临床摄影大部分是拍摄者站姿拍摄，站姿也对稳定性有一定影响。站立摄影时，双脚宜微张，或以前后步方式站立，以便将整个身体的重量平放到双脚上。如果能借助一些固定的物体作为依靠，例如牙椅侧壁等则效果更佳。

第五节　牵拉和暴露

拍摄口内影像时，需要拍摄者和助手的默契配合。助手熟练、轻柔、有效的应用牵拉器、反光板，保持视野的干燥、清晰，是成功拍摄影像、减小患者不适的重要基础。

一般拍摄者首先会为患者拍摄面部肖像和近距离口外影像，此时不需要助手辅助。助手应该利用这个时间准备好后期拍摄所有可能用到的牵拉器、背景板和反光板等相关辅助用具，以便于后期拍摄可以顺利进行。

拍摄口内影像时，应首先为患者摆好体位，拍摄者和助手也选好位置；拍摄者根据具体拍摄影像设置好拍摄模式及相应的拍摄比例、光圈、快门速度、闪光灯强度等参数，然后再开始应用牵拉器、背景板和反光板。

一、放置牵拉器

拍摄口内影像时通常都需要使用牵拉器，以便充分暴露视野。正确的牵拉是拍摄助手需要熟练掌握的重要基本功。

首先需要选择形态、大小适宜的牵拉器。过大的牵拉器不易放入患者口内，也会加重患者的不适感；过小的牵拉器虽然有利于放置入口腔，但不利于视野的暴露。原则上应该选用能够清晰暴露拍摄视野的最小号的牵拉器，小型指状牵拉器给患者带来不适感相对最小，在很多影像中都可以成为首选的牵拉器。◎

牵拉器会使患者不舒服，应当在患者嘴唇上涂一些凡士林或油类，以避免过大张口造成嘴唇裂伤；放入、旋转牵拉器的时候，建议先用清水润湿牵拉器，注意牵拉器不要卡住牙齿，也不要压迫牙龈、黏膜组织；对于体型较大的牵拉器，无论要将牵拉器最终放入哪个位置，最好都不要直接从侧面进行牵拉，应当让患者轻微张口，将牵拉器首先从口角下前方放入口腔内（图4-37），然后再将牵拉器向上轻轻旋转到需要的位置（图4-38）。

对于初学的拍摄者，一定要反复在自己的口腔内体验各种牵拉器的放置，体会如何放置、如何牵拉才能够避免疼痛感、减轻不适感。临床实际拍摄中，要尽量缩短应用牵拉器等辅助器材的时间，同时尽量减少牵拉器等辅助器材进出口腔的次数，减小患者的不适感。应将所有辅助用品放置在伸手可及的位置，避免一部分器材已经放置在口腔内，助手再取用其他器材的不良状态。

有时应尽量教会患者自己进行牵拉，这样令患者主动参与到拍摄过程中来，也可以避免由于牵拉不当给患者带来的痛苦，同时可以让助手更自由的操作背景板和反光板、保持视野清洁干燥。

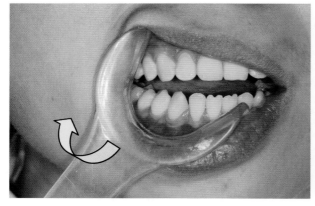

◎图4-37　口角下前方放入牵拉器

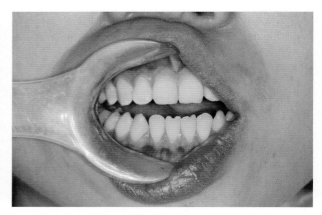

◎图4-38　向上方旋转牵拉器

二、全部牵拉

　　为了充分暴露口内软、硬组织，拍摄一些影像时需要用牵拉器将唇、颊组织全部牵拉开。牵拉器要尽量离开牙齿，这样可以使颊侧间隙得到更好的暴露，光线可以达到后牙，有利于使前后牙的影像都能够清晰（图4-39）。牵拉器要足够大，必须可以同时牵拉开侧方和前方的嘴唇，否则嘴唇就会形成哑铃型，这会影响拍摄后影像的效果（图4-40）。

　　采用黑背景拍摄牙列影像时，需要使用牵拉器牵拉唇、颊组织，上颌向斜上方、下颌向斜下方，尽量多的暴露牙龈组织，也要避免中部牙龈形成"哑铃型"。患者张口不要过大，能够将黑色背景板顺利置入即可。黑色背景板尽量向前磨牙区放置，形成更大的黑色区域（图4-41、图4-42）。

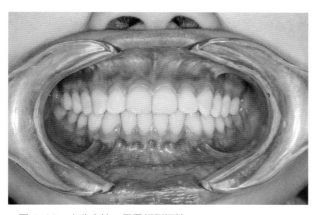

◎图 4-39　充分牵拉，暴露颊侧间隙

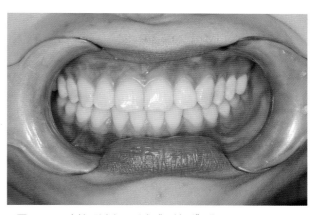

◎图 4-40　牵拉器过小，形成"哑铃型"嘴唇

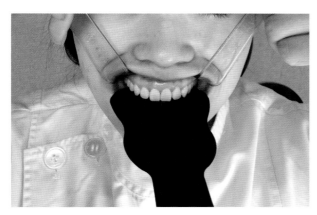

◎图 4-41　拍摄上前牙列影像

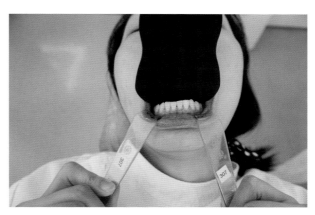

◎图 4-42　拍摄下前牙列影像

三、牙弓殆面影像的牵拉

拍摄牙弓殆面影像，同样需要使用牵拉器牵拉开唇、颊组织，再配合使用反光板，尽量使整个牙弓都能得到反射。

可以采用改良半月形牵拉器拍摄这张影像，使用改良牵拉器时，将长边朝向准备拍摄的牙弓，将牵拉器放入口腔摆好位置后，就可以让患者自己进行牵拉。如果拍摄上牙弓，则向上向外牵拉；如果拍摄下牙弓，则向下向外牵拉（图4-43、图4-44）。也可以采用小型指状牵拉器、殆叉形牵拉器或者殆叉形黑色背景板等多种辅助器材拍摄这张影像，都可以获得比较好的拍摄效果（图4-45～图4-47）。

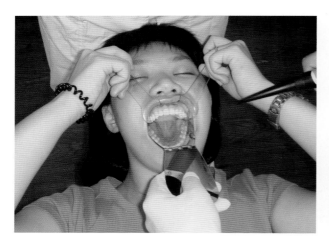

◎图4-43　改良半月牵拉器拍摄上牙弓颌面影像

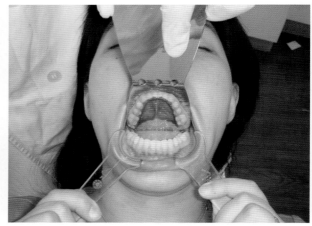

◎图4-44　改良半月牵拉器拍摄下牙弓颌面影像况

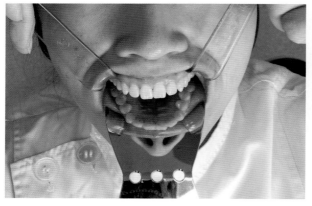

◎图4-45　小型指状牵拉器拍摄上牙弓殆面影像

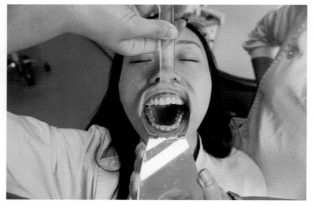

◎图4-46　殆叉形牵拉器拍摄上牙弓殆面影像

第六节　构图和对焦

准备工作做好后，拍摄者首先应该用眼睛进行构图。如果肉眼不能看到最终希望得到的影像，也不可能用相机取到理想的构图，这时需要指导患者、助手调整。只有用眼睛能够看到适宜的影像时，才有可能用相机捕捉下来。

一、构图

除了拍摄范围，临床摄影拍摄中还要注意尽量保持"平直"的视角进行拍摄。

临床影像应首先将拍摄主体安排在影像正中位置，并且保持横平竖直。这种布局形式应用在一般主体时，会令人感觉有些呆板、不灵活，欠缺美感，但对于严谨的临床医疗影像来讲，这种布局形式是最规范、最严谨的。针对口腔美学治疗病例来讲，这种构图形式的影像用于美学观察、分析时，不会造成人为误差。

单反相机的光学取景器内都有类似十字型的对焦点标志，在拍摄过程中可以辅助进行构图（图4-57）。在拍摄时应参考瞳孔连线及面部中线，采用中心对称的原则，首先注意将拍摄主体放在取景器的正中央，避免影像偏移（图4-58）；其次，还要尽量做到殆平面水平、牙列中线垂直，防止影像偏斜（图4-59）。由于拍摄时医师经常是站在牙椅侧面，要将相机放置在与患者牙列适合的相对位置，需要医师有意识的扭转身体（图4-60）。

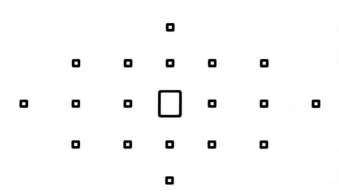

◎图 4-57　光学取景器内的对焦点标志

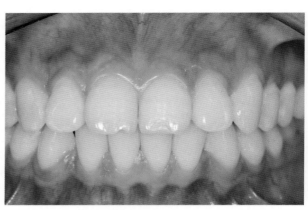

◎图 4-58　影像主体向左下偏移

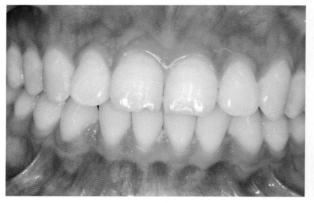

◎图 4-59　影像主体向顺时针偏斜

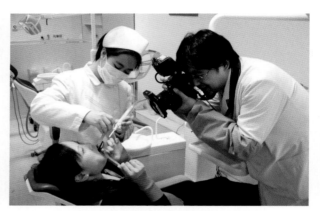

◎图 4-60　拍摄中医师需要尽量扭转身体

　　实际拍摄中存在一定的水平角度是非常可能发生的。为了使影像达到最规范的效果，应该在后期进行旋转、裁切。如前文所述，为了给后期处理留出空间，在确定拍摄比例时可略微留出后期处理的余地，比如需要获得拍摄比例为 1：2.4 的影像，可以在拍摄中按照 1：2.5 的拍摄比例拍摄，给后期精确调整留出余地。

　　需要强调的是，后期裁切、旋转等工作会造成像素损失，并且如果拍摄时偏斜角度过大（图 4-61），后期就无法裁切出完整影像，只能缩小影像的构图范围，有时会对拍摄效果产生影响（图 4-62）。因此，在拍摄中还是要尽量达到横平竖直，尽量拍摄出规范的影像，减少对后期处理的依赖。

　　需要注意的是，构图的"平直"原则是在三维空间内的"平直"（图 4-63）。以上所谈的是牙列在"冠状面"上的投影首先需要是"平直"的，同时拍摄角度还应该与"水平面"和"矢状面"都是平行的，这两点同样非常重要，这也就是"视角"的问题。

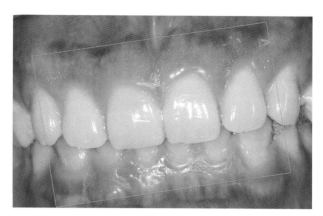

◎图 4-61　拍摄时偏斜角度过大的影像

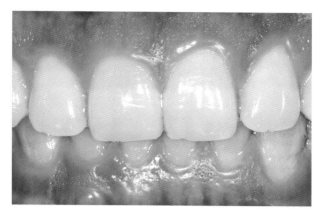

◎图 4-62　旋转、裁切后，有效构图范围缩小

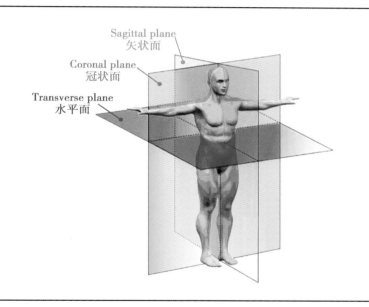

◎图 4-63　构图的"平直"原则是在三维空间内的概念

　　"视角"是构图中一个重要问题。前面章节已经提到，即使是针对最普通的拍摄对象，拍摄者之间不同的视角也会带给观察者不同的体验（图4-64、图4-65）。而为了达到"高于生活"的目的，摄影师们在构图时通常会避开最常规的平直视角，寻找特殊的、有创造性的视角，拍摄出的作品才会有创新性、耐人寻味（图4-66、图4-67），而近年来开始流行的无人机摄影实际上就是利用了常人无法企及的视角拍摄（图4-68）。

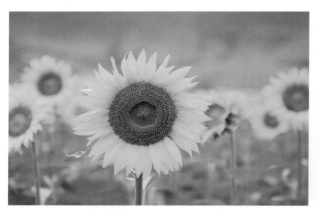

◎图 4-64　平视拍摄的向日葵

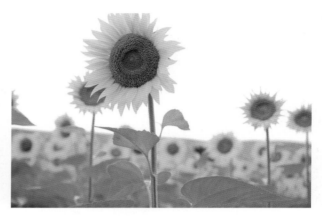

◎图 4-65　仰视拍摄的向日葵

　　与其他类型摄影不同，医学临床摄影要求的是真实性、科学性，需要准确、真实地反映拍摄对象。因此，临床摄影要求在三维角度均采用"平直"的视角，防止发生变形。

　　拍摄角度需要与水平面平行，这和拍摄 X 线牙片时要注意到的原则相同，这样拍摄的影像真实、客观，𬌗平面基本为直线，是最标准的临床影像（图4-69、图4-70）；当拍摄角度未与水平面平行，镜头位置过高或过低，就会形成俯视或仰视的效果，拉长或压缩影像，影响拍摄影像的真实性，基于这样的影像所作的美学评价也就会不精确。

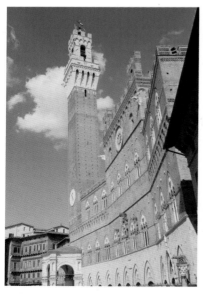

◎图 4-66　正常视角拍摄的钟楼，无创新性

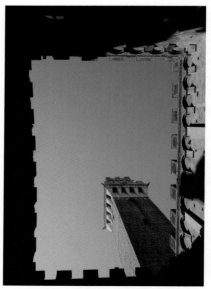

◎图 4-67　在钟楼下的院落里拍摄，仰视视角独特，有创新性（意大利锡耶纳，2008 年）

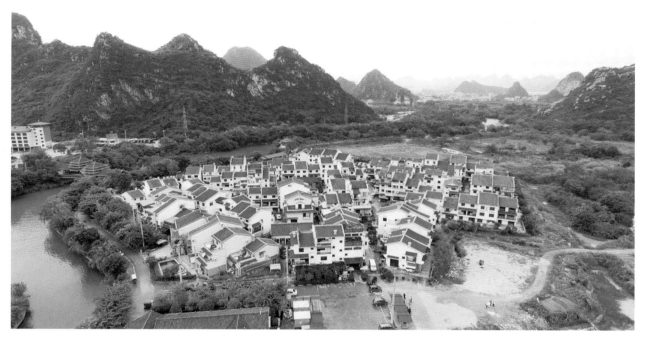

◎图 4-68　无人机的俯拍视角，将桂林山水之间的小镇映衬的非常秀丽（中国桂林，2015 年）

　　当视角过高时，殆平面成为明显向下凸的曲线（图4-71），获得的影像虽然不真实，但向下凸的上前牙切缘曲线得到加强，形成了具有"夸张性"的美观效果，有些医师习惯在治疗后用这样的视角拍摄影像（图4-72）。

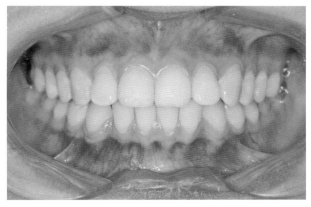

◎图 4-69　平直的视角

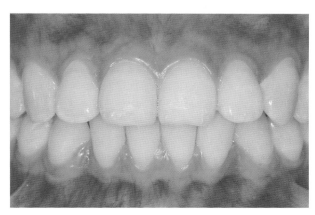

◎图 4-70　真实的影像

　　反之，当视角过低时，𬌗平面有可能成为向上凸的曲线（图4-73），获得的影像既不真实，也非常不美观，上前牙切缘曲线成为反弧形，是最失败的拍摄效果（图4-74）。但是在实际拍摄中，这种情况出现的机会很大，患者在受到牵拉感到不适时，很容易无意识的仰头，如果医师没有有意识地进行矫正，或者调整自己的体位，就会产生这样的问题。

　　拍摄时拍摄者需要指导患者尽量内收下颌，同时注意有意识地提高相机的角度，避免拍摄出视角过低的影像。

　　拍摄角度还需注意与矢状面平行，不要用偏左或偏右的视角拍摄，否则同样可能影响拍摄影像的真实性。视角偏向某一侧，就会扩大同侧的影像，压缩对侧的影像（图4-75）。基于这样的影像，是无法分析、判断双侧的对称性的，而对称性在很多美学分析和设计中是最基本的基线分析。

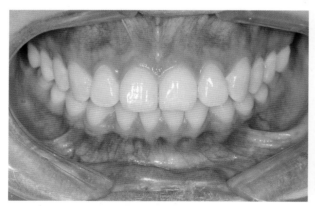

◎图4-71　视角过高，俯视视角

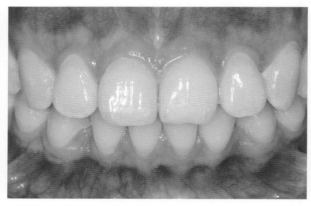

◎图4-72　不真实但具有修饰性的影像

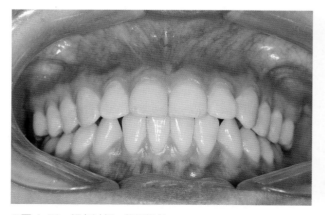

◎图4-73　视角过低，仰视视角

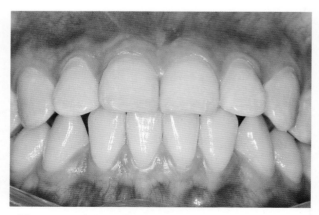

◎图4-74　不真实、不美观的影像

在近年来非常风靡的数字化微笑设计 DSD 的美学分析中，关注唇齿和面部之间的关系，对面部中线、牙齿中线、牙齿间宽度比例、牙齿长宽比例、切缘位置等分析是整个 DSD 分析与设计的核心（图 4-76）。

在拍摄影像之前，拍摄者需要认真观察患者的面形和牙齿情况，如果患者本来就存在不对称或者偏斜问题，在拍摄时就应该客观真实的表现出来；如果患者本来是基本对称的，就应该在拍摄过程中，努力保持真实的对称性。

拍摄面部影像时，建议患者将头发梳至耳后，暴露双耳。拍摄者在构图时可以以双耳为参照，确定拍摄角度是否与矢状面平行。在拍摄后，我们同样可以以双耳作为标志检查影像的对称性，以决定是否能利用该影像进行美学分析与设计（图 4-77）。

基于一个拍摄角度不佳的影像分析牙列中线、牙间宽度比例等美学特征和参数，获得的结论很有可能都是错误的（图 4-78）。

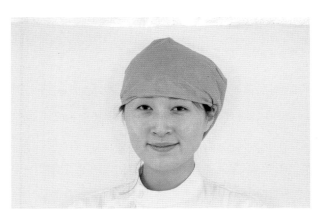

◎图 4-75　拍摄视角偏左，左侧放大，右侧压缩

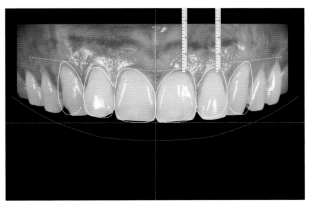

◎图 4-76　DSD 美学分析（ez DSD 软件）

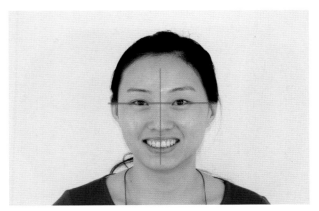

◎图 4-77　根据双耳暴露情况可判断本影像视角正确，基于这张影像确定瞳孔连线、面部中线、进行美学分析是可靠的

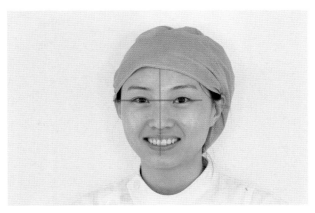

◎图 4-78　拍摄视角偏左，基于这张影像确定瞳孔连线、面部中线，分析得出结论牙列中线左偏，但显然这个结论是错误的

二、对焦

如前所属，每一套曝光参数都和一个准确的拍摄距离相对应，因此在拍摄时需要准确地找到这个距离，才能保证曝光适宜、构图准确。达到这个目的需要掌握正确的对焦方法。

对焦有两大类方式：自动对焦与手动对焦。

自动对焦方式是在一个随机的拍摄距离下，相机通过自动调整镜头的伸缩比来对焦，大部分拍摄者会认为自动对焦比较简便。但是实际上口腔临床摄影对象颜色相对均一，不利于准确的自动对焦，很容易出现镜头"拉风箱"般反复调整而无法合焦。

更重要的是，这个过程中改变了拍摄比例，也改变了构图范围，造成所拍摄的影像范围与曝光参数之间的不匹配，最终造成构图范围和曝光量两方面的不准确。在一个随机的拍摄距离下，采用自动对焦方式，虽然可以通过改变镜头伸缩比使对焦清晰，但这个实际的拍摄距离与设定的曝光参数并不匹配，最终造成曝光不足或曝光过度。因此，在临床摄影中自动对焦方式是非常不可取的。

手动对焦方式又分为两类：手动调整对焦环或者调整拍摄距离。

手动调整对焦环是很多微距摄影中应用的对焦方式，其对焦迅速、准确，但仍然会带来拍摄范围和预先设定的曝光参数不匹配的问题，因此也不建议应用。

调整拍摄距离的手动对焦方式是最值得推荐的。这种方法是不改变镜头的伸缩比，即不改变拍摄比例的情况下，通过前后移动相机、找到影像最清晰位置的对焦方法。拍摄规范的口腔数码影像适于应用这种对焦方式。

具体的操作方法为：首先将机身和镜头都调整到手动对焦模式（图4-79、图4-80），拍摄时根据拍摄需要首先确定拍摄范围，继而换算为对应的拍摄比例，之后根据拍摄比例确定并调整一系列的

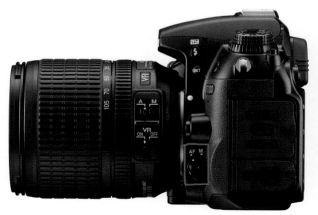

◎图4-79　机身上的对焦模式调整钮

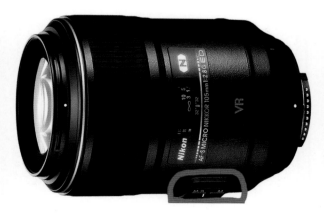

◎图4-80　微距镜头上的对焦模式调整钮

曝光参数——光圈、快门速度、闪光灯强度，同时根据拍摄比例换算出对应的拍摄距离，将相机置于近似这个距离的位置上，再前后微调相机与被摄物体之间的距离，直到物体完全清晰，按下快门。◎

这种拍摄方法在其他摄影领域应用极少，其最大优势是能够同时保证构图范围的标准化和曝光量的标准化，是一种非常科学的摄影方法。

在整个拍摄过程中，非常重要的一点就是不能在对焦过程中旋转镜头的对焦环，否则拍摄比例就会发生变化，这样会造成拍摄构图范围的变化；而变化了的拍摄距离与预先设定的曝光参数也是不适应的，因此同时造成影像曝光量的不准确。

手动对焦需要观察者用眼睛判断对焦是否准确，初学者经常不能准确判断，导致影像模糊，这需要拍摄者不断练习，拍摄后及时在电脑上放大观察，积累、增加经验。

对焦时具有足够的照明可以帮助拍摄者准确对焦。

实际拍摄时最好不要有过强的、不确定的光源直射拍摄对象，以保证微距闪光灯成为拍摄的主光源，做到光照强度和白平衡可控。但是如果对焦时被摄对象光照条件过弱，会造成准确对焦的困难。

辅助对焦时可以应用其他外光源，如牙椅上的手术灯光，但一定要在拍摄时关闭，否则可能会对拍摄图像的色温产生影响，同时有可能在牙齿上增加反射光斑，影响对牙齿细节的观察。有一些闪光灯本身具有辅助光可以利用，这种辅助光会在拍摄时自动关闭，不会对拍摄产生影响（图4-81）。

近年出现的许多微距镜头都具有手动/自动一体（M/A）的对焦功能（图4-82），具有足够经验的拍摄者可以尝试利用这个功能，使对焦更精确。

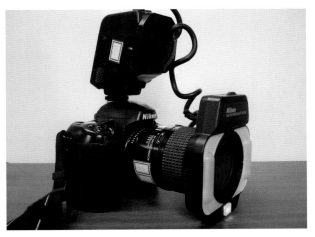

◎图4-81　使用微距闪光灯的辅助光进行对焦，不会对拍摄产生影响

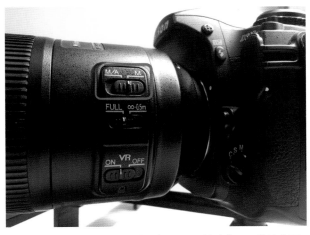

◎图4-82　较新型微距镜头具备M/A一体功能，可以结合两种对焦模式的优势

使用这个功能时，需要将镜头上的对焦键调整至 M/A 档，拍摄前的准备、镜头拍摄比例的预先调整等程序完全没有变化，仍然是采用调整距离的手动对焦模式达到最清晰的位置。此时半按快门，启动自动对焦模式，相机利用自己的自动对焦功能可能会有一个进一步对焦的范围。但是由于之前手动对焦已经几乎达到了非常准确的合焦位置，自动对焦的调整范围应该是非常非常轻微的，其作用仅仅是令合焦更加准确，但不会对拍摄比例、拍摄范围等产生实质的影响。

采用这个功能时，对焦点的设置非常重要，应令其在被摄部分最重要的位置，并且不能是一个均一的色块上，否则可能造成因无法迅速对焦而无法拍摄。

要想达到精确的对焦，还要注意相机必须尽量稳定，按下快门那一刻机身的晃动、移位都可能会造成对焦不准。受临床体位所限，大部分临床影像无法应用三脚架拍摄，这就需要拍摄者正确的持握相机、努力控制相机达到稳定。

数码单反相机一般机身自身重量就比较大，加上镜头、闪光灯后都会比较沉，拍摄者需要经常使用、多加练习才能达到稳定的操作。拍摄者自己轻微的呼吸动度也会影响到对焦，因此对焦、拍摄时拍摄者需要屏住呼吸。

影像拍摄完成以后，应该马上从机身上的显示屏来检查拍摄结果。要注意必须进行放大检查，以便对清晰度、画面细节仔细检查，及时发现可能存在的问题。

拍摄者检查影像效果时，助手应暂时不取出牵拉器和反光板、保持拍摄姿势不动，如果有问题可马上调整再次拍照。尽量减少牵拉器和反光板反复进出口腔的次数，可以减小患者的不舒适感。

第七节   口腔临床专用照相机的基本应用

如果确实无法掌握数码单反相机的拍摄，或者希望自己的日常工作更加轻松，针对非口腔美学重点病例，选择重量较轻、使用简便的口腔临床专用照相机也是一种比较好的选择。日本松风公司生产的 Eyespecial C-Ⅱ 是目前最成熟的口腔临床专用照相机。

Eyespecial C-Ⅱ 的液晶屏上具有拍摄比例和拍摄范围的直观化标示，拍摄者可以按照使用单反照相机相同的思路，非常简便的选择需要的拍摄比例，以此控制拍摄范围，拍摄的影像可以和以往熟悉的拍摄标准相统一（图 4-83、图 4-84）。

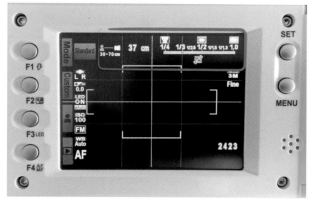

◎图 4-83   拍摄比例和拍摄范围的直观化标示

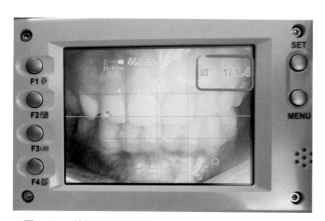

◎图 4-84   拍摄后影像的拍摄比例标示

  Eyespecial C-Ⅱ具备自动裁剪功能，允许在准确的拍摄距离前后一段范围内自动对焦拍摄，然后根据选择拍摄比例确定需要的范围自动裁剪，实现基本准确的拍摄范围控制。这令整个拍摄过程更容易掌握。（图4-85、图4-86）

  Eyespecial C-Ⅱ通过相机的自动测距、自动补光实现自动曝光控制，并且由日本著名的口腔色彩学专家片山彦九郎教授协助检测、校正的白平衡功能，能够实现接近真实的颜色再现。与通用的单反相机系统相比较，这些功能是作为"医学专用相机"所具备的优势。

  Eyespecial C-Ⅱ配备两组双点闪光灯（图4-87），可以根据拍摄距离和拍摄对象的不同、拍摄模式选择的不同，自动选择不同的闪光位置：对于较近的拍摄距离、较小的拍摄范围，自动选择靠外侧的闪光灯，减少反射光的影响；对于较远的拍摄距离、较大的拍摄范围，则自动选择靠内侧的闪光灯，以利于牙弓后部获得足够的布光。

  Eyespecial C-Ⅱ具有8种不同的拍摄模式，根据临床拍摄需要可以灵活选择（图4-88）：

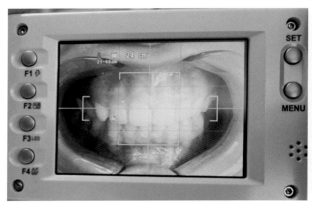

◎图4-85　拍摄距离较远，拍摄范围较预设大

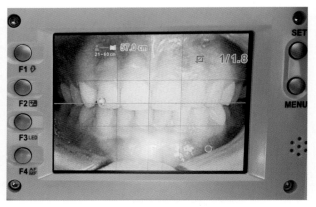

◎图4-86　拍摄后自动裁切为预设的拍摄比例

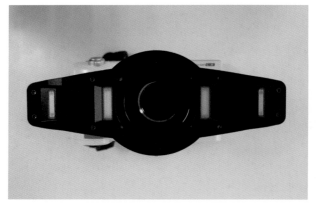

◎图4-87　Eyespecial C-Ⅱ配备的两组双点闪光灯

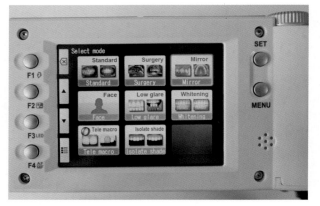

◎图4-88　Eyespecial C-Ⅱ的八种拍摄模式

1. 标准模式 Standard：常规拍摄口内影像；

2. 手术模式 Surgery：比常规拍摄距离更远，有利于手术中防止术区污染；

3. 镜像模式 Mirror：应用于反光板影像的拍摄，拍摄后相机提示影像翻转，减化后期整理步骤（图 4-89）；

4. 面相模式 Face：可以弱化背部阴影（图 4-90）；

5. 低反光模式 Low glare：利用较近的拍摄距离、距离镜头较远的一组闪光灯拍摄，减少影像中牙齿表面的反光，利于微观美学信息的捕捉和传递（图 4-91、图 4-92）；

6. 漂白模式 Whitening：漂白剂主要作用于牙齿釉质层，对于牙本质的漂白效果较弱。相机的漂白模式利用大光圈来表现牙齿表面的颜色变化，更真实的记录牙齿漂白前后的对比效果。利用距离镜头较远的闪光灯拍摄减少牙齿表面的反光，更好的反映牙齿表面的真实情况。

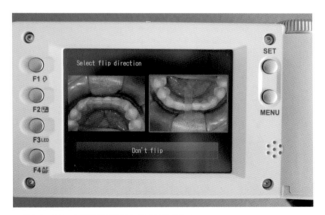

◎图 4-89　镜像模式下自动翻转提示

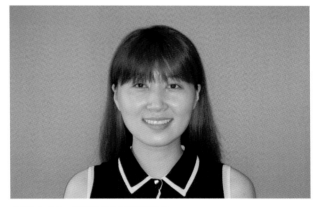

◎图 4-90　弱化阴影的面相模式

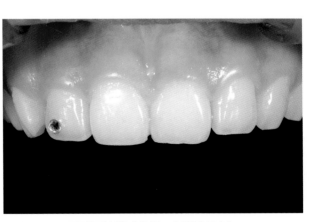

◎图 4-91　采用低反射模式拍摄，表面反光减少

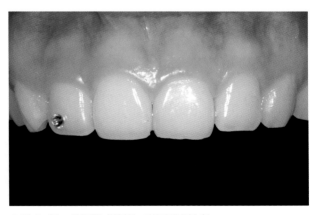

◎图 4-92　常规模式拍摄，表面反光较多

7. 微距模式 Tele macro：利用专用增距镜头，实现更大放大比例拍摄，获得更多
   细节的微距影像（图 4-93、图 4-94）。

8. 色彩分离模式 Isolate shade：拍摄后自动将口唇、口腔黏膜的红色转换为灰色，
   保留牙齿颜色，减少红色对于牙齿颜色识别的干扰。（图 4-95、图 4-96）。

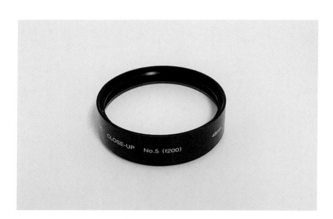

◎图 4-93　用于微距拍摄的增距镜

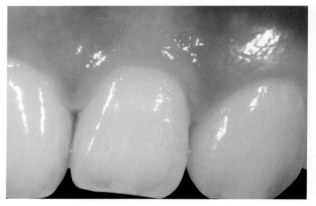

◎图 4-94　利用增距镜拍摄的 1：1 影像

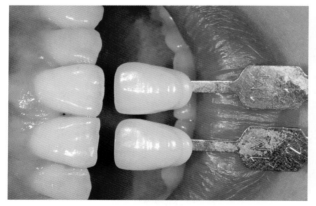

◎图 4-95　色彩分离模式下拍摄的原始文件

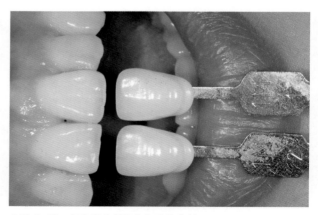

◎图 4-96　红色部分转换为灰度的文件

第五章

口腔临床基本影像的拍摄

口腔临床影像包括很多种，每种影像所能够强调、重点表现的内容不同，
其拍摄方法也不同。为了给初学者以指导，同时也利于国际上的学术交流，
正畸专业、牙周专业都制定过本专业的临床摄影规范，美国美容牙科协会
（AACD）、欧洲美容牙科学会（ESCD）、中华口腔医学会口腔美学
专业委员会（ESCD）等国际组织也都制定过自己的口腔临床影像规范，
从事口腔临床工作的初学者可以首先掌握这些影像的拍摄。

综合各种临床摄影规范，以及临床上经常
应用到的影像，我们总结了临床常用影像，
共 74 张，本章中将一一介绍其拍摄方法
和应用意义。

在实际拍摄中，受到病例特点、患者配合和时间等限制，
我们不可能也没有必要对所有患者都拍摄全部的临床影像。
针对一个患者到底需要拍摄哪些影像，对于初学者来讲是
一个需要首先解决的问题。我们要根据患者具体情况、应
用目的选择拍摄。

拍摄中首先应尽量遵照本章介绍的方法拍摄规范的影像，
在具有一定的拍摄经验后，很多时候也可以根据不同的目
的和需要，突破规范，拍摄最能够体现自己治疗思想的影像。
同时，很多时候由于条件所限很难拍摄得到非常标准的影
像，在日常临床工作中也不必过分强求，只要能够符合拍
摄原则、满足临床工作的需要即可。

本章中未列举具体拍摄参数。前面章节已经讲过，不同的拍摄设备对应的
拍摄参数是不同的。本书附录中将给出参考的拍摄参数。实际拍摄时，拍
摄范围控制准确是最重要的，在此基础上，可以首先以推荐的拍摄参数为
参考，然后调整、总结出最适合自己设备的拍摄参数。为了给后期精确的
旋转、裁切预留出制作空间，在确定自己每张影像的拍摄比例时，可以将
拍摄范围确定为较规范影像略大一点点。

第一节　面部影像

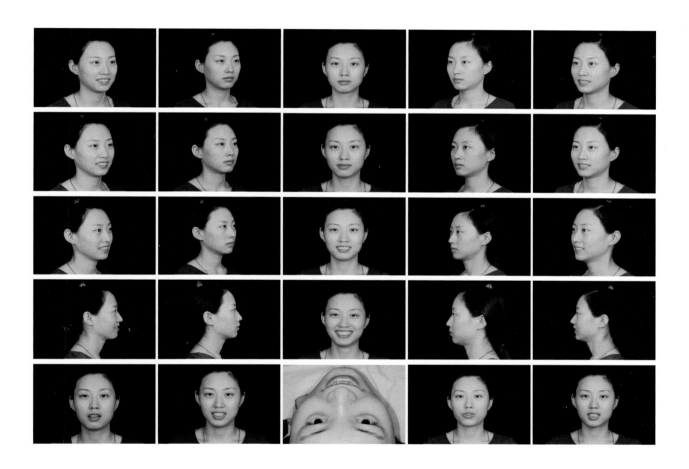

　　面部影像是一系列影像，主要包含正面和侧面两部分，正面影像包括休息位、正面微笑、正面露齿笑及正面最大微笑影像，侧面影像包括面部 30°、45°、60°、90° 侧面影像，特殊的还包括面部中线影像、面部发音影像。这组影像既有很强烈的展示作用，又可用于全面评价面部的对称性、美学平面与颅颌的关系、面下 1/3 美学区域与面部整体的美学关系，有重要的指导作用。

　　拍摄面部影像最好准备一个简单的拍摄影棚，类似拍摄证件照片的影棚：包括黑、白、灰、蓝等色的背景，两盏柔光灯、一个背景灯。一个椅子便于拍摄。为了便于拍摄者和患者相对准确地确定拍摄角度，可以在地板上粘贴角度指示条（图 5-1）。

　　拍摄面部肖像时一般采用蝴蝶布光法，即患者左右前方 45° 各有一盏加柔光箱的闪光灯，这种方法的特性是比较柔和、反差较小，能对人物皮肤产生柔化的作用（图 5-2）。

　　如果是白色或浅色背景，影像中可能出现背景的阴影。为了获得无阴影的高光背景效果，需要增加背光。在有条件的时候，可以让人物背靠一面大型柔光箱，同时在人物的前方架设另一面大型柔光箱，将第一面柔光箱连同其后的闪光灯作为背景，与另一面闪光灯的柔光箱"面对面"，利用柔光箱在强光照射下成为画面中纯净的背景。但是这种布光方法需要很大的拍摄空间。当空间不足时，可以在前述的方法基础上，增加一盏可以将背景打亮的背光灯，去除背景上的阴影。

　　拍摄时患者站立或端坐在椅子上，尽量靠近背景。患者要保持头、背、肩的直立，不要偏斜，瞳孔连线应与水平面平行。头发应当向后梳，暴露两耳。拍摄正面影像时要注意两耳的暴露范围一致，确定拍摄角度与矢状面平行，保证从患者的正面拍摄。

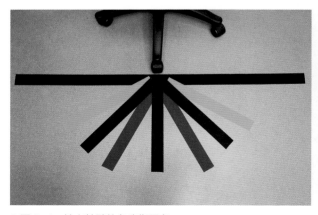

◎图 5-1　地上粘贴的角度指示条

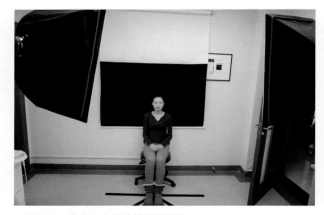

◎图 5-2　临床上应用的简单摄影棚

一、正面部影像

正面部影像主要用于观察面部的对称性，以及美学平面与颅颌面的关系，这对于美学修复患者和正畸患者都有重要意义。如果面部和牙齿存在不对称，影像中应能够再现。建议采用均质的背景，可以避免混乱背景对观察的影响，蓝色、灰色、黑色或者白色均可使用。

拍摄时患者站立或端坐在椅子上，但不要坐在牙科椅上，因为很可能造成坐姿不正。患者要保持头、背、肩的直立，不要偏斜，瞳孔连线应与水平面平行。头发应当向后梳，暴露两耳，以免因发型影响对面部的观察。影像的构图包括整个面部，鼻子大约在正中间。

拍摄时一定要保持相机的水平，以患者瞳孔连线作为校正平面，注意双耳暴露一致，以免造成面部不对称等假象；也不要有意依靠相机去补偿患者本身存在的面部不对称或牙齿倾斜等问题，以免将存在的问题掩盖。

可以拍摄自然放松、轻微笑、较大微笑、最大自然微笑等多种影像，捕捉不同状态下患者的美学信息，为美学分析与设计积累素材。拍摄最大微笑影像时需要同患者很好的沟通，捕捉患者瞬间表情变化拍摄影像（图5-3～图5-6）。

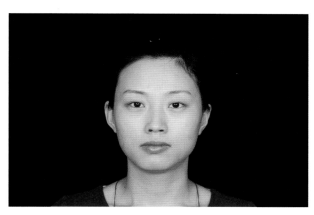

◎图5-3　正面部自然放松肖像

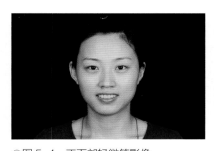

◎图5-4　正面部轻微笑影像

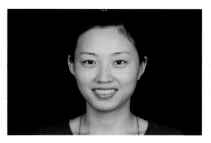

◎图5-5　正面部较大微笑影像

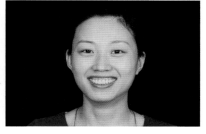

◎图5-6　正面部最大自然微笑影像

正面影像还需拍摄面部发音影像，嘱患者发"么"、"衣"、"夫"、"丝"音，捕捉发音时瞬间拍摄（图5-7～图5-10）。

如果有条件应用小型摄影棚拍摄这张影像可以获得更好的效果。

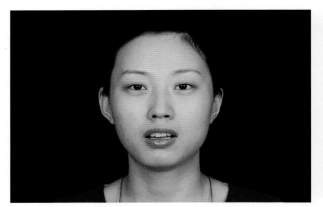
◎图5-7 发"么"音影像

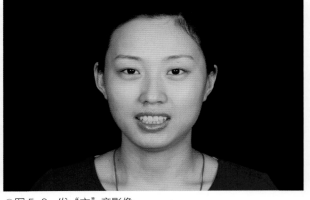
◎图5-8 发"衣"音影像

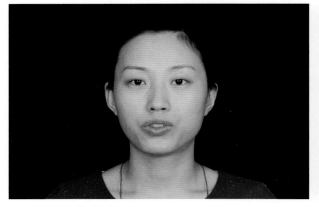
◎图5-9 发"夫"音影像

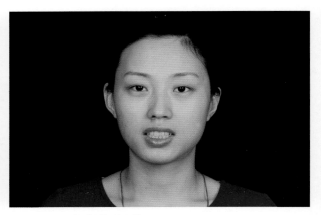
◎图5-10 发"丝"音影像

二、侧面部影像

侧面部影像也是评价美学修复患者和正畸患者的重要影像。根据此影像可以评价颅颌面的发育情况、软组织轮廓，90°侧面像是观察、分析侧面型的最重要依据，对比两侧照片时还可以发现面部的不对称。

侧面部可以拍摄双侧30°、45°、60°、90°等多个角度，其中45°和90度两个角度最重要。拍摄完成一侧的侧面部影像后，保持住患者与相机的相对位置，患者向后转，接着拍摄另一侧的侧面部影像。可以将双侧的侧面部影像进行对比分析。

拍摄时患者同样站立或端坐在椅子上，保持头、背、肩的直立，不要偏斜；头发应当向后梳，暴露耳朵；同样可以拍摄自然放松和微笑两种状态（图5-11～图5-26）

拍摄者位置与拍摄正面影像位置相同。以眶耳平面为水平线矫正相机，侧面影像需要暴露出一侧全部的耳朵；30°、45°、60°影像中以眶下区为影像中心，90°影像以颞下颌关节位置作为影像的中心；包括全部的头部及颈部的一部分，不包括肩部。

拍摄条件与正面部肖像基本相同。

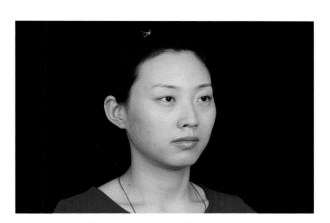

◎图 5-11　右侧 30° 面部自然放松影像

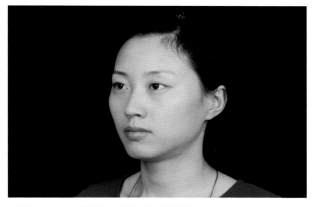

◎图 5-12　左侧 30° 面部自然放松影像

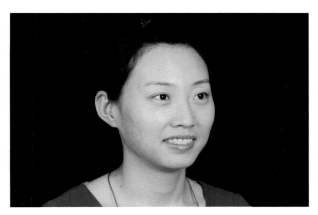

◎图 5-13　右侧 30° 面部微笑影像

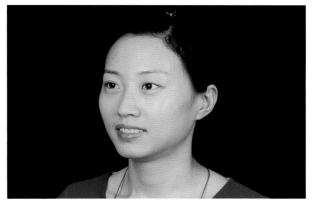

◎图 5-14　左侧 30° 面部微笑影像

口腔数码摄影　　　　　　　　——从口腔临床摄影到数字化微笑设计
D e n t a l　D i g i t a l　P h o t o g r a p h y　　From Clinical Photography to Digital Smile Design

174

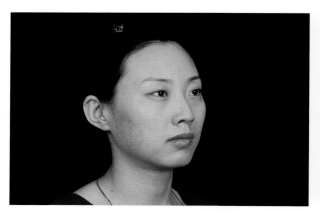

◎图 5-15　右侧 45°面部自然放松影像

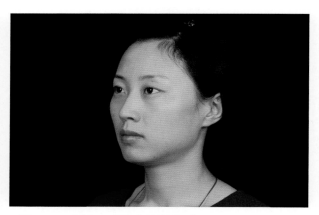

◎图 5-16　左侧 45°面部自然放松影像

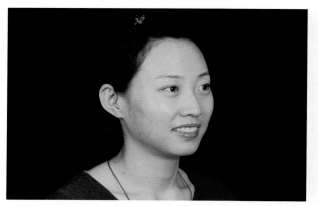

◎图 5-17　右侧 45°面部微笑影像

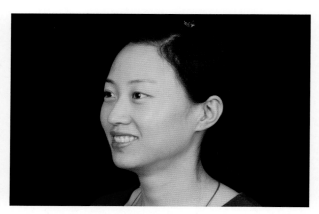

◎图 5-18　左侧 45°面部微笑影像

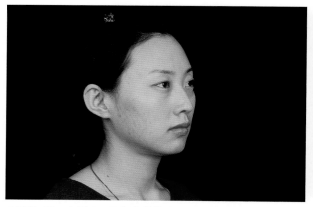

◎图 5-19　右侧 60°面部自然放松影像

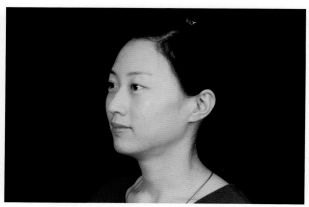

◎图 5-20　左侧 60°面部自然放松影像

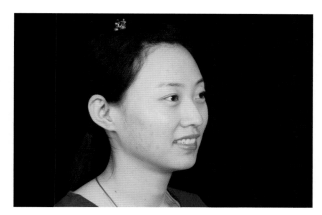

◎图 5-21　右侧 60° 面部微笑影像

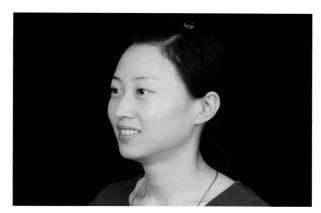

◎图 5-22　左侧 60° 面部微笑影像

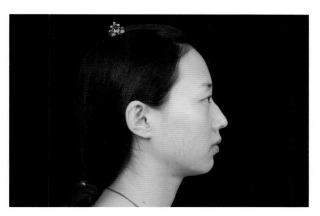

◎图 5-23　右侧 90° 面部自然放松影像

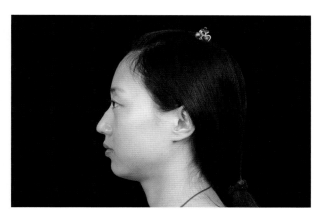

◎图 5-24　左侧 90° 面部自然放松影像

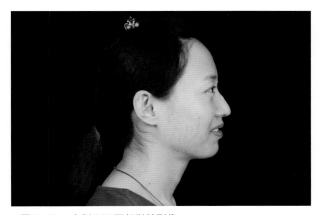

◎图 5-25　右侧 90° 面部微笑影像

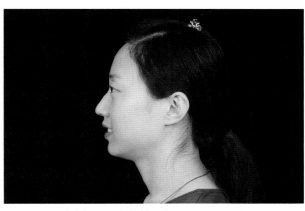

◎图 5-26　左侧 90° 面部微笑影像

三、面部中线影像

面部中线影像原本用于观察患者的面部中线与殆平面之间的关系、面部中线与牙齿中线的关系。但是，由于中线关系存在许多复杂性，很多时候判断中线还需要结合其他角度影像共同确定。

这张影像还可用于观察患者前牙的唇侧凸度、上前牙与下唇干湿线之间的位置关系、评估水平线与前牙切端连线之间的关系等，这些在现代口腔美学分析中具有比较重要的作用，近年来很多口腔美学医师都会拍摄这张影像（图5-27）。

拍摄时患者最好穿着有领子、深色的衣服，用来遮挡颈部的皮肤组织，也可以在患者颈部放置黑色、蓝色的背景布，用于区分颈部和颏部组织。拍摄时嘱患者略微抬头，眼睛看向相机的镜头，并保持微笑，露出上颌前牙。

拍摄时患者平躺于牙椅上，拍摄者位于患者头后方拍摄，确保患者面部中线与相机中线一致，拍摄前在相机视窗中应能看见患者瞳孔的反光以便确定患者的殆平面。拍摄的范围比面像小，包括额头至颏部的范围。

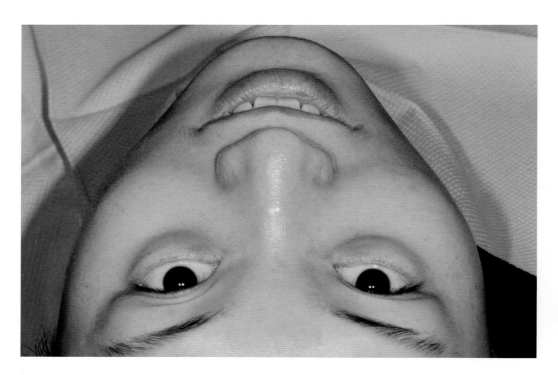

◎图 5-27
面部中线影像

四、术后美姿影像

　　成功的口腔美学治疗完成以后，一般医生和患者之间已经不再只是医患关系，更应该成为很好的朋友关系。此时，可以为患者拍摄一组很有美感的术后美姿影像。

　　这组影像可以仍然采用术前影像的单色背景，也可以采用一些更有艺术感的背景。根据患者的特点设计不同的美姿，以患者的微笑为主要表现内容（图5-28）。

　　当然如果条件允许，术后影像最好能在摄影棚内拍摄，以获得更好的效果。设置摄影棚的投资非常低，只需要增加一些背景布、摄影灯。最有可能遇到的困难是场地问题，至少需要3米×3米才能安放下这些设备。这是一个基础诊室的面积，设置肖像摄影室就意味着占用一间诊室的面积。前文中提到的小型一体化摄影棚是一种很好的选择。

　　将术后美姿影像与术前肖像进行对比，可以更加清晰地看到口腔美学治疗的效果。把这些照片送给患者，是一个非常好的纪念礼物，可以使患者再一次深深体会到治疗给自己带来的有益变化；患者可能会非常愿意把这些照片和自己的亲朋好友共同分享，这无形中又会给医生做了很好的宣传，帮助医生进行了市场的扩展。

　　拍摄者应当经常学习人像摄影的知识，经常观看一些高质量的肖像照片，用心思考，提高自己对美的把握，通过拍摄将患者最美的一面展现出来。出色的摄影效果会再一次提升自己在患者心目中的专业形象。

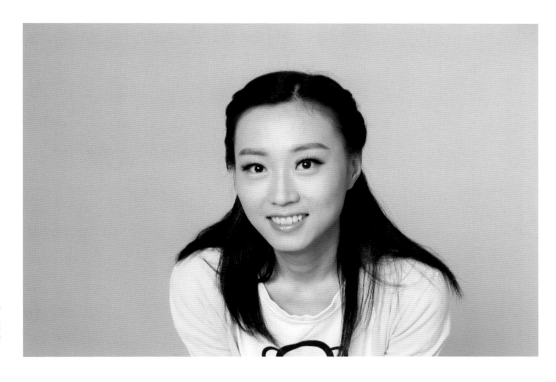

◎图5-28
术后美姿影像可以艺术性地反映口腔美学治疗后的微笑效果

第二节　唇齿影像

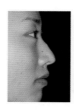
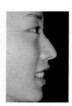

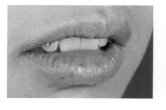
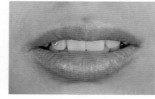
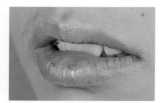

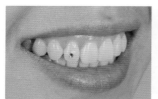
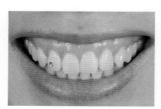
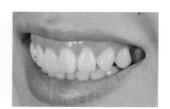

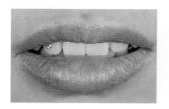
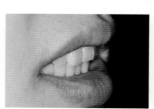
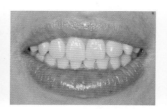
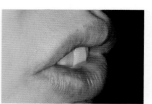

　　唇齿影像用来展示和全面评价面下 1/3 区域、口唇组织与上下颌前牙的关系。这组影像对于确定上颌前牙的长度，唇舌侧的位置关系有很大的帮助，是美学分析与设计中最核心部分的影像，临床意义非常重要。[58~60] 通过口唇休息位、口唇微笑位正面和45° 侧面影像，能够反映口唇组织的对称性、口裂的大小、上颌前牙暴露量、上颌前牙切缘曲线与下唇的关系等情况；通过干湿线影像、口唇部发音影像能进一步评价中切牙的长度、唇舌侧位置等前牙的三维位置，为术前设计、术后评估提供重要的保障。

　　拍摄唇齿影像时，患者的口唇部不要涂抹润口红、唇油等化妆品，如果有口红等，要事先擦去，保持口唇的自然干燥状态，以准确反映患者干湿线与前牙之间的关系。

　　拍摄时患者可以坐或躺于牙椅上或正坐于拍摄者的前方，拍摄者位于患者前方或侧方大约 45cm 的位置拍摄。一般不需要使用背景，背景中只要没有颜色过浅的物体，由于景深和闪光灯位置的原因，即使被摄对象未充满整个构图，也可以自然形成黑灰色背景的效果。

一、口唇休息位影像

　　口唇休息位影像反映的是患者日常生活中的自然状态，包括正面和侧面影像。这些影像是唇齿分析的起点，具有重要意义，通过本影像可以观察唇型、前牙对唇的支持情况以及上前牙和下唇干湿线之间的关系等美学因素，为美学设计提供依据。CSED 口腔美学临床影像规范中包含了正面口唇休息位影像。

　　拍摄正面影像时患者站立或端坐体位，或坐在牙椅上。拍摄者在患者的正前方拍摄，上颌及口唇放松，口周肌肉应当没有紧张的感觉。为了使患者的口唇达到放松，可以让患者轻轻发出"M"音。构图以上中切牙或上中切牙相应区域为中心对焦，两侧口角连线应当基本平分照片。鼻子和下巴不要在构图以内，但人中要能见到。

　　拍摄 45° 口唇休息影像时，拍摄者移动拍摄位置，位于患者侧前方，或者由患者左右摆头，但要注意避免水平面偏斜。为了真实反映患者自然状态时口唇组织的偏斜情况，需要以瞳孔连线作为水平线校正相机。有些人在这个位置不暴露上前牙，也有一些人上前牙会暴露 1～5mm（图 5-29～图 5-32）。

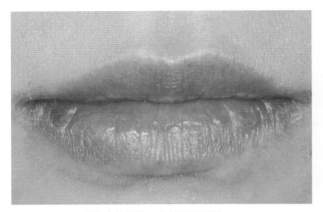

◎图 5-29 口唇休息位影像，上前牙不暴露

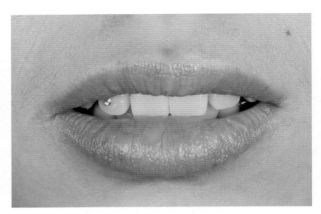

◎图 5-30 口唇休息位正面影像，上前牙暴露 4mm

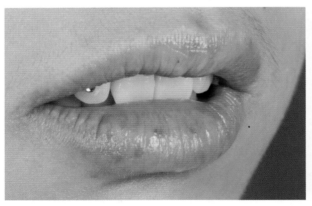

◎图 5-31 口唇休息位侧面影像

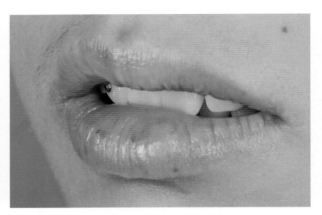

◎图 5-32 口唇休息位侧面影像

二、口唇微笑位影像

　　口唇微笑位影像同样包括正面微笑和 45° 侧面微笑位影像，是口腔美学诊断与设计中最重要的一组影像，用以反映微笑情况下的口唇与牙齿之间的关系，是评价治疗前问题和治疗后效果的重要影像。[61]

　　AACD、ESCD、CSED 等多个口腔美学学会设定的影像规范中均包含了这一组影像。

　　正面微笑影像（图 5-33）可以观察患者微笑时暴露的牙齿数量和牙龈情况（主要是上前牙和牙龈的情况，下前牙有时看不到），还可以观察下唇曲线和上颌切缘曲线间的关系；与口唇静止位相比较，还可以看到嘴唇的运动范围。拍摄时患者仍保持站立或端坐体位，头、肩部要正直，相机与水平面平行，以便使影像能够正确地反映出美学平面与水平面的关系。患者的面部肌肉要尽量放松，展示一个最大的、自然的微笑；如果患者不能做到自然微笑，可以让患者发出"E"音，能够达到与微笑相似的效果。

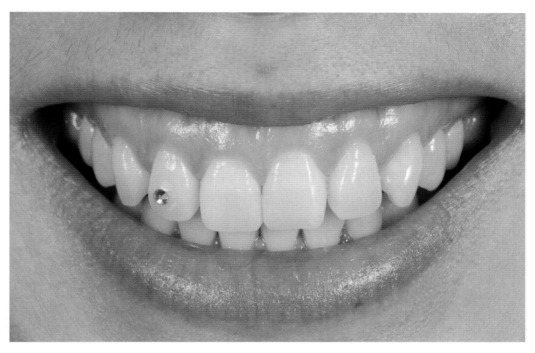

◎图5-33　正面微笑影像

　　正面影像构图以中切牙为焦点，患者的整个唇部都要在构图以内，但鼻子和下巴不要在构图以内，口唇上下应尽量包括同等量的皮肤；水平中线应与瞳孔连线平行，垂直中线应当是面部中线；如果患者中线不正，或者𬌗平面倾斜，应当在影像上能够反映。不要倾斜相机来补偿牙齿的倾斜。[62]

　　如果患者存在口唇不对称、中线不正、𬌗平面倾斜、切缘曲线倾斜、牙龈曲线不协调等美学缺陷，一定要在影像上客观反映，不要因为倾斜相机或者后期旋转掩盖了这些问题（图5-34、图5-35）。[63]

　　拍摄这些影像时，如果治疗核心范围非常小，有些情况下可以考虑缩小拍摄范围，获得更加重点突出、更加美观的影像（图5-36～图5-39）；也可以在采用标准构图拍摄后，通过后期裁切缩小拍摄范围，但这需要相机具有较高的像素、设置较高的分辨率拍摄，否则后期大面积裁切会严重影响影像的质量。

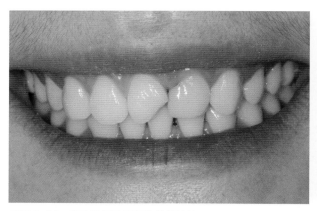

◎图 5-34　真实地反映患者的美学缺陷

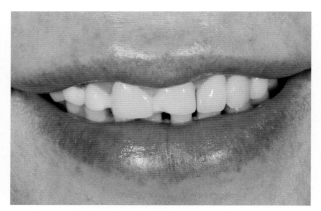

◎图 5-35　真实地反映患者的美学缺陷

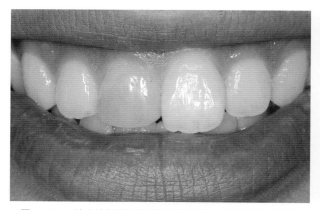

◎图 5-36　缩小拍摄范围的术前微笑影像，使患者的美学缺陷
　　　　　重点更加突出

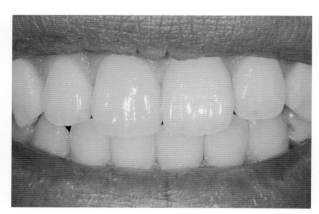

◎图 5-37　缩小拍摄范围的术后微笑影像，使患者的治疗效果
　　　　　重点更加突出

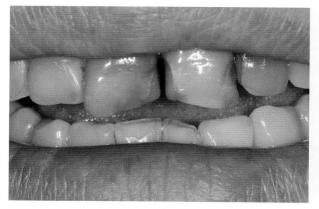

◎图 5-38　缩小拍摄范围的术前微笑影像，使患者的美学缺陷
　　　　　重点更加突出

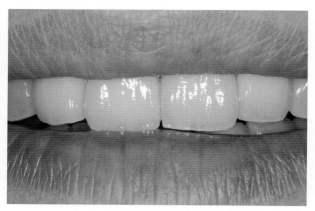

◎图 5-39　缩小拍摄范围的术后微笑影像，使患者的治疗效果
　　　　　重点更加突出

　　侧面微笑影像（图5-40、图5-41）可以更清楚地观察各牙齿轴向倾斜度、切缘之间的相互位置关系以及切外展隙形态；更有利于对侧切牙、尖牙的形态和排列进行分析；还可以从侧方观察上前牙和下唇之间的关系。

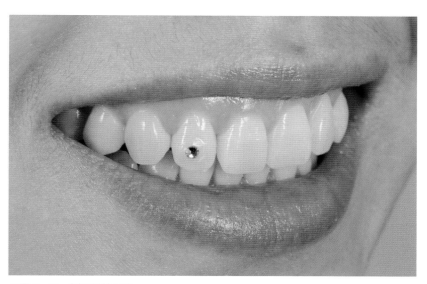

◎图5-40　侧面微笑影像

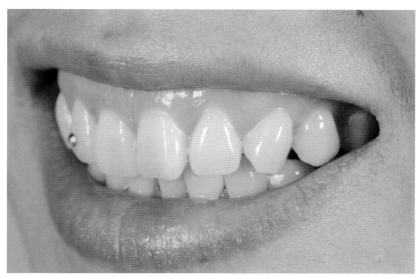

◎图5-41　侧面微笑影像

　　侧面45°影像构图以侧切牙为中心，对侧的中切牙、侧切牙唇面要清晰地看到，对侧尖牙近中面也可能见到。与正面微笑影像类似，这张影像的对焦中心、拍摄范围以及拍摄角度都可以根据患者口腔具体情况、治疗范围和表现重点的不同有所变化（图5-42、图5-43）。能够清晰准确表现治疗思想和效果就是好的影像（图5-44、图5-45）。

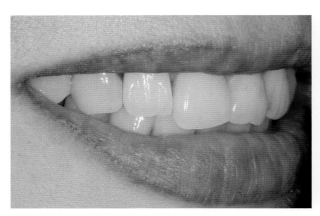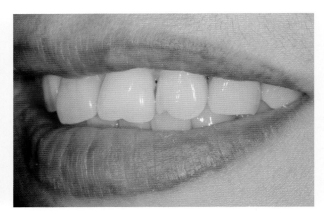

◎图5-42、图5-43　患者口裂较小，对焦中心为侧切牙与中切牙交界位置

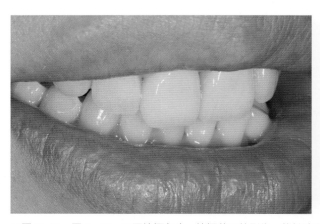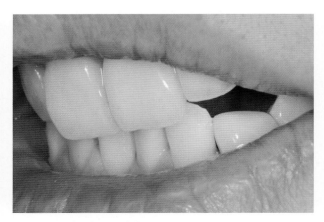

◎图5-44、图5-45　不同拍摄角度、拍摄范围的影像，能够清晰准确地反映治疗思想和治疗效果

术前术后侧面微笑影像的对比，可以准确、直观地表现美学牙科治疗带来的美学效果改善（图5-46～图5-49）。

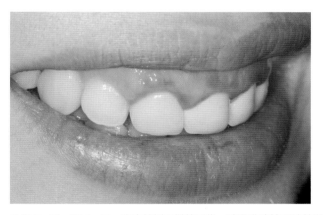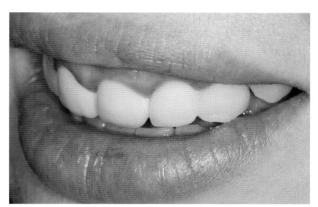

◎图5-46、图5-47　治疗前侧面微笑影像，清晰准确地反映美学缺陷

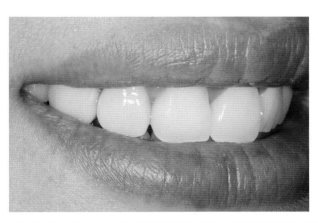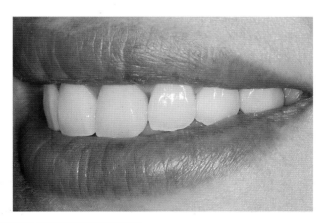

◎图5-48、图5-49　治疗后侧面微笑影像，清晰准确地反映美学牙科治疗带来的美学效果改善

三、侧面型和干湿线影像

这张影像拍摄范围较 90° 侧面像更小一些，也可以用于观察、分析侧面型，评价面下 1/3 与鼻之间的关系，鼻唇角的大小等。

这张影像也可以用来辅助观察患者上前牙切端与下唇干湿线之间的关系，用于评价患者上前牙的凸度、轴向，评价患者前牙长度、位置、唇舌侧移动的可能性和范围。

拍摄前去除唇膏，保持干燥，使干湿线分明。患者可平躺可端坐牙椅上，拍摄者位于患者正侧方拍摄。正常情况下仅拍摄一侧即可，拍摄对侧放置黑色背景布，可避免诊室内环境干扰。如果左右两侧明显不对称，则需拍摄两侧影像。

拍摄范围包括整个鼻子和下颌在内的面部组织。拍摄时尽量保证在患者正侧方拍摄，即拍摄患者的侧面剪影。拍摄下颌姿势位和微笑两张影像（图5-50、图5-51）。

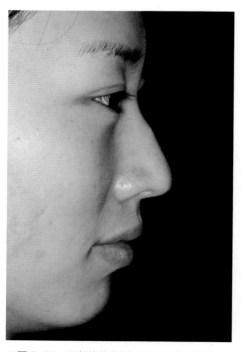

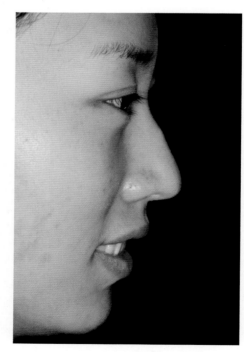

◎图 5-50　下颌姿势位侧面型和干湿线影像　　　　◎图 5-51　微笑位侧面型和干湿线影像

四、发"M"音影像

患者发"么"（拼音 me）音拍摄，拍摄方法与口唇休息位影像相同（图 5-52）。

发"么"（拼音 me）时的上下颌关系与休息位时基本相同，正常此时上下牙弓之间距离大约为 2～4mm。拍摄发"么"时的影像可以帮助医生和技师判断患者的正常垂直距离。本影像还可以帮助医生和技师评估中切牙在休息位时暴露的长度，有助于对中切牙长度的设计。

这张影像从正面拍摄比较有利于观察。

临床意义：

1. 对于抬高咬合的病例，在设计过程中就必须注意勿使修复体占据整个休息位间隙，必须保证发"么"音时仍有 2～4mm 间距，在修复后需要再次进行检查。

2. 发"么"音时中切牙暴露长度在 1～5mm 范围内，因年龄、性别而存在差异。青年女性可达到 3.5mm 左右，男性为 2mm 左右，年龄增大暴露长度后随上唇松弛而减少。

3. 如需加长或缩短前牙切 1/3，需考虑个人需要、临床其它因素，增加或缩短的量可通过发"么"音时的影像来体现。

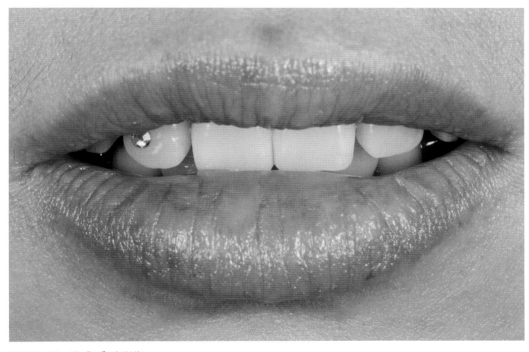

◎图 5-52 发"M"音影像

五、发"E"音影像

患者发"衣"（拼音 yī）音，拍摄方法同正面微笑影像（图5-53）。

当患者不能自然微笑时，可让患者发"衣"（拼音 yī）音，此时患者的唇形和上下牙弓的位置与微笑状态接近。但由于下唇紧张度可能不同，因此该影像并不能完全代替正面微笑影像。

拍摄本影像可以帮助医生和技师确定微笑时暴露的上切牙长度。发长音"衣"时，上下唇之间空间主要由上切牙占据，有助于确认上切牙长度，有助于对修复体的长度设计。

这张影像从正面拍摄比较有利于观察。

临床意义：

1. 年轻患者：上下唇之间空间基本全部被上颌切牙占据，上切牙切端靠近下唇，如果上切牙的长度不足该空间距离的50%，可以加长上切牙至80%的上下唇间距。

2. 老年患者：因口周组织弹性减退，上前牙磨耗，上颌切牙仅占据一部分上下唇间距，切端距下唇距离变长。针对这种情况，如需加长上切牙，则占据此空间不应大于50%。

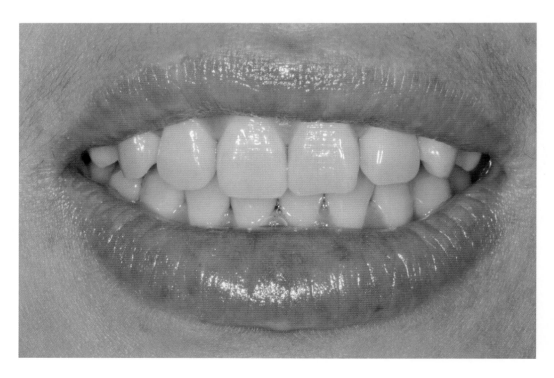

◎图 5-53
发"E"音影像，接近微笑效果，但与微笑影像有区别

六、发"F/V"音影像

患者发"夫/乌"（拼音"fū"或"wū"）音，拍摄方法和拍摄角度类似侧面微笑影像（图5-54）。

发"夫/乌"（拼音"fū"或"wū"）音时，上切牙的切端一般会轻轻接触下唇的唇红线，切端硬表面与下唇较软表面接触，空气被压缩，因此发出"夫/乌"音。

拍摄本影像可以帮助医生和技师判断切牙长度和唇舌向位置。能正确发"夫/乌"音说明上切牙长度合适，外形、位置是合适的。

临床意义：

1. 位置：发"夫/乌"音时，上颌切牙切缘位于下唇干湿线内，此界限是修复上切牙时切端唇面的极限，如果在"夫/乌"音时上切牙与下唇分离，必须结合其它发音"么"、"衣"及牙、面型分析来决定其外形、位置是否合适。

2. 轮廓：发"夫/乌"音的影像中，可以观察上中切牙唇侧曲线、唇舌向位置，如果形态、位置正常，就可以很好地反射、折射光线，达到良好的美观效果。修复体如果要达到此效果，牙体预备量必须足够，尤其是基牙唇面切端 1/3 要向舌侧倾斜，这样修复体就不会因保证透光性而人为导致唇面加厚、闭唇困难。否则，就可能造成修复体变大、切端超出唇红线，发"夫/乌"音的状态不正确。

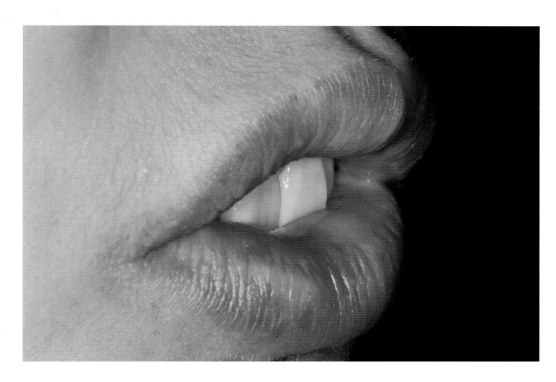

◎图5-54
发"F/V"音影像

七、发 "S" 音影像

患者发 "丝"（拼音 "sī"）音。发该音时，上下颌前牙切端靠近，仅剩余约 1mm 间隙，空气呈宽、平气流冲出而发出 "丝" 音。拍摄方法和 "F/V" 音影像接近，拍摄角度更接近于侧面微笑影像（图 5-55）。

根据颌关系不同，发 "丝" 音时下颌位置可能有多种变化，做前牙修复时必须加以注意，以判断下颌运动情况及上下颌牙齿位置关系：

第 1 类：在比较正常咬合的情况下，下颌轻轻上提至上下颌切牙切端接近位置后发音。

第 2 类：在下颌前伸的情况下，需要下颌作垂直运动，有时同时后退，气流由下切牙切缘与上切牙之间冲出发音。

第 3 类：在下颌后缩情况下，前伸下颌直至上下颌切牙切端接近发音。

临床意义：

在改变前牙位置的修复开始之前，必须仔细地进行下颌运动检查。尤其是当存在下颌前伸或后缩时，更要仔细检查患者的发音习惯。对上下前牙切端位置和唇面形态恢复如果不当都会使病人感觉不适，发音不准。

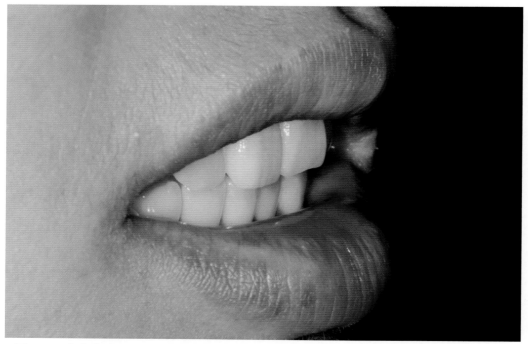

◎图 5-55　发 "S" 音影像

第三节　前牙影像

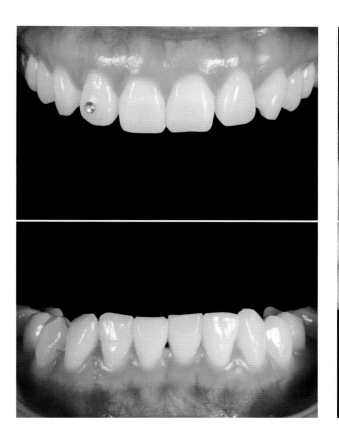

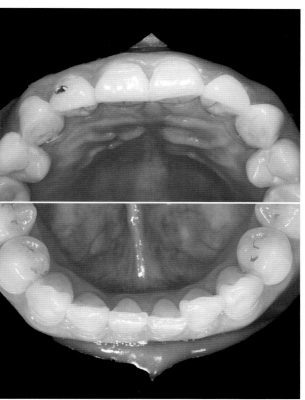

前牙影像包括上下颌前牙唇面影像和切端影像，是在美学修复治疗中最常用的用来展示治疗前后美学效果的影像，也是用来作术前分析、设计的重要影像。

患者通常坐在牙椅上进行拍摄，使用牵拉器进行牵拉，并辅助使用黑色背景板或反光板遮挡不必要的口唇组织、其他不必要的牙齿，口腔黏膜等组织。[64]

牵拉器应根据口裂的大小、口唇组织的可牵拉程度选择。中国人普遍口裂较小，可牵拉程度较差，在操作中应选择半月拉钩、指状拉钩、黑色背景牵拉器牵拉（图5-56）。拍摄范围除上牙列影像根据需要有时需要范围较广，其他影像一般只包括前牙即可，拍摄范围较小。拍摄时黑色背景板、反光板均可选择较小的宽度，可以有效的减少患者的痛苦。

使用反光板拍摄的影像需要垂直翻转，才能够与实际情况相符。

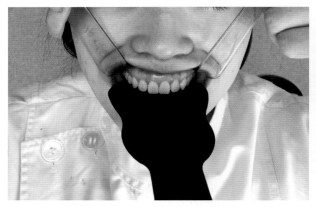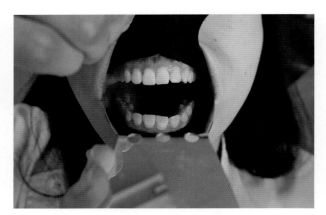

◎图 5-56　使用指状牵拉器或骀叉型牵拉器可以使患者感受相对舒适

一、上颌前牙影像

上颌前牙影像是反映口腔美学区域美学效果的最重要影像，也是术前分析、设计的核心影像之一，可以最清晰完整的表现前牙列的现状或治疗后的美学效果。

近年数字化微笑设计 DSD 中要求的影像范围应该扩大到整个美学区域，也就是至少应该包含上牙列所有前牙和前磨牙，以便于后期的整体分析与设计；CSED 制定口腔美学临床摄影规范时吸取了这种进步（图5-57）。AACD 和 ESCD 标准的上颌前牙正面影像，构图以内应包含 4 ~ 6 颗上前牙（图5-58）。

　　拍摄时患者呈 45° 坐在牙椅上，使用指状拉钩斜向上方牵拉上唇组织，尽量多的暴露上颌前牙牙齿、牙龈等组织。拍摄时使用黑背景板遮挡下颌牙齿并提供均一的背景，以增加对比度，使牙列的排列、形态得到更清晰的表现。向斜上方牵拉口唇组织时患者会反射性地向上抬头，应嘱患者低头以便提供好的拍摄角度。

　　为了保证影像的中线与面部中线的一致性，拍摄此影像时拍摄者也可位于拍摄者头上方拍摄，更有利于矫正相机的中线与面部中线一致，这在 DSD（微笑美学设计）中尤为重要，拍摄视角与面部影像、口唇影像尽量一致，才能保证该影像和更大范围影像中的上颌前牙重叠，才可以用来进行美学设计。

　　正面影像以上颌中切牙为中心，左右对称，以瞳孔连线校正相机，正面像以中线平分影像，拍摄上颌全部前牙的影像。侧面影像以上颌侧切牙为中心，拍摄一侧的上颌前牙，还包括同侧的第一双尖牙（图 5-59、图 5-60）。

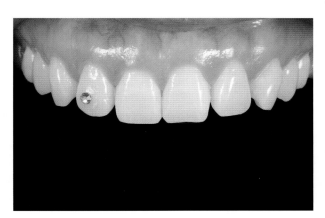

◎图 5-57　数字化微笑设计 DSD 和 CSED 口腔美学临床摄影规范中要求的上前牙正面影像

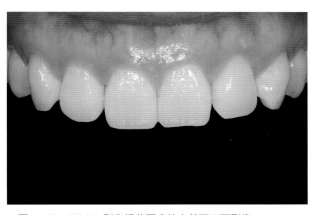

◎图 5-58　ESCD 影像规范要求的上前牙正面影像

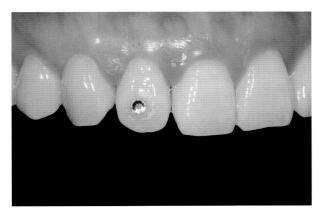

◎图 5-59　上前牙侧面影像

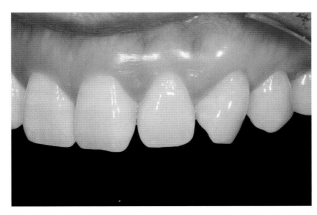

◎图 5-60　上前牙侧面影像

二、下颌前牙正面影像

下颌前牙正面影像（图5-61）是下前牙的高放大比例影像，可以清晰完整的表现下前牙列现状或修复后的美学效果。

拍摄方法与上牙列正面影像大体相同。

拍摄时患者端坐在牙椅上，使用指状牵拉器斜向下方牵拉下唇组织，暴露全部下前牙，并嘱患者略微抬头，提供下前牙正面的拍摄角度，然后放置黑背景板，拍摄时调整相机角度从正面拍摄，避免暴露口底。构图至少包含 6 颗下前牙，下颌中切牙在照片正中。

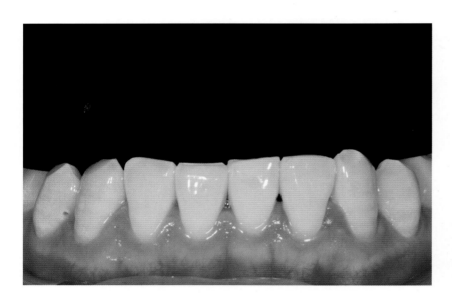

◎图 5-61
下颌前牙列影像

三、上颌前牙切端影像

上颌前牙切端影像可以用于分析上颌前牙牙弓的形态、前牙的排列关系、前牙唇面表面形态特征等美学信息，变换不同的角度还可以观察唇舌侧的牙龈形态。

拍摄上颌前牙切端影像时，患者 45° 躺于牙椅上，使用半月拉钩、指状拉钩或黑色颌叉形牵拉器牵拉上唇；使用略小的反光板，反射双尖牙以前的区域，尽量多的暴露牙齿以及牙龈组织；用气枪轻吹反光板以免形成雾气，使用相机拍摄反光板内的影像。

常规拍摄需要两名助手协助，熟练拍摄者可以单手持相机，另一手持反光板，控制反光板角度。变换不同的角度可以获得表现不同美学信息的影像（图5-62、图5-63）。

拍摄反光板影像后需注意翻转影像。

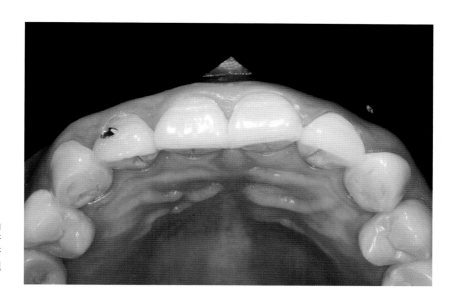

◎图 5-62
偏向唇侧的拍摄角度，更多展现前牙唇面表面形态、牙槽骨和牙龈软硬组织轮廓

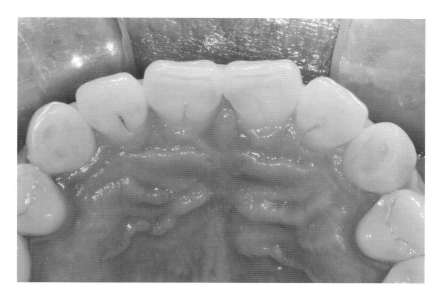

◎图 5-63
偏向腭侧的拍摄角度，展现前牙舌侧形态、腭侧牙槽骨和牙龈软硬组织轮廓

四、下颌前牙切端影像

下颌前牙切端影像可以用于分析下颌前牙牙弓的形态、前牙的排列关系、前牙唇面表面形态特征等美学信息，变换不同的角度还可以观察唇舌侧牙龈形态和口底组织情况。

拍摄下前牙切端影像时，患者仍 45° 躺于牙椅，使用半月拉钩、指状拉钩或黑色拾叉背景板牵拉下唇组织，使用反光板的小端放置于下颌双尖牙区域，尽量多的暴露牙齿及牙龈组织，嘱患者卷舌，将舌体遮挡于反光板后，用气枪轻吹反光板以免形成雾气，使用相机拍摄反光板内的影像。

变换不同的角度可以获得表现不同美学信息的影像（图 5-64、图 5-65）。

拍摄反光板影像后需注意垂直翻转影像。

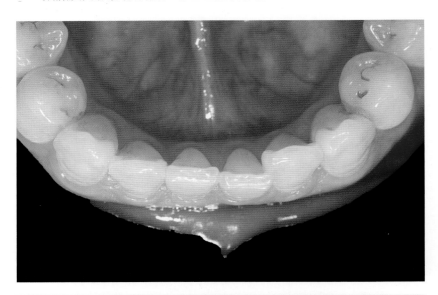

◎图 5-64
偏向唇侧的拍摄角度，更多展现前牙唇面表面形态、牙槽骨和牙龈软硬组织轮廓

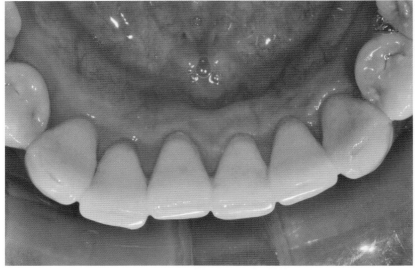

◎图 5-65
偏向腭侧的拍摄角度，主要展现前牙舌侧形态、舌侧软硬组织和口底组织

第四节　后牙影像

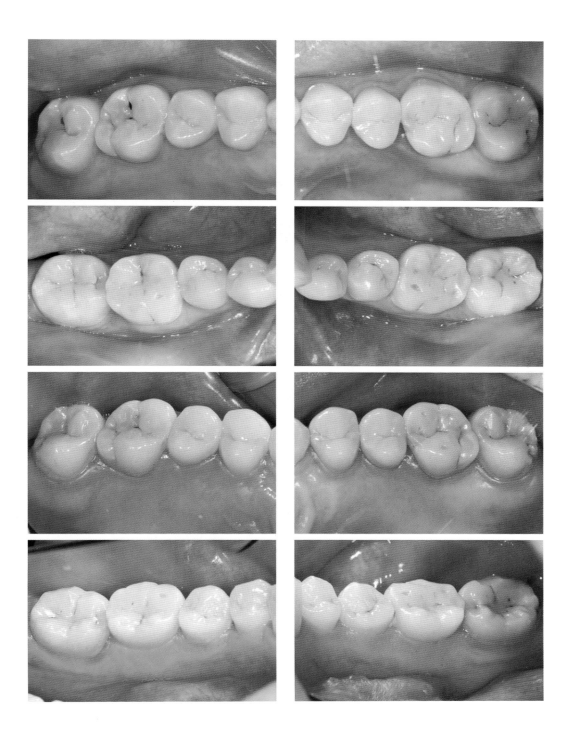

后牙影像包括上下颌后牙咬合面影像和舌腭侧影像，用来全面展示后牙咬合面和舌腭侧的牙周牙体的情况，常用做牙体、牙周、修复、种植等治疗中展示术前术后的治疗效果。

拍摄时根据被拍摄者口裂大小使用大拉钩或小拉钩牵拉拍摄侧同侧口唇组织，使用小反光板放置于拍摄牙齿的咬合面和舌腭侧，拍摄反光板内的影像（图5-66）。

拍摄反光板内的影像后需要垂直翻转或水平翻转，以和实际情况相符。

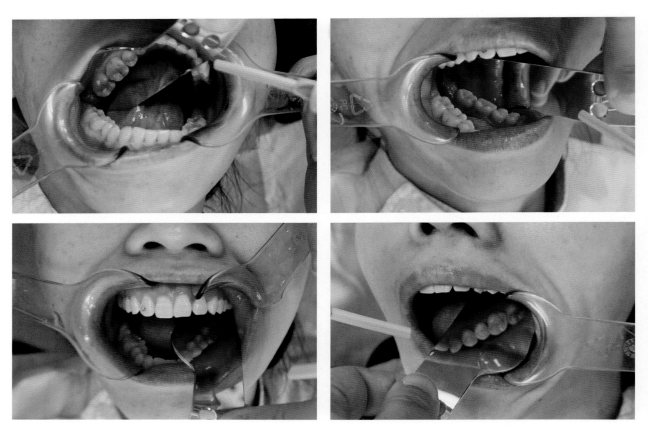

◎图 5-66　舌腭侧反光板的应用方法

一、上颌后牙咬合面影像

患者呈 45° 坐在牙椅上，使用大牵拉器向后方牵拉拍摄侧上唇口唇组织。嘱患者张大嘴，放置小反光板，反射上颌后牙咬合面的组织，尽量多的暴露牙齿。

拍摄时拍摄者位于患者右前方，拍摄反光板内的影像。构图包括第一双尖牙至第二磨牙的范围，将牙列水平置于影像中部（图 5-67、图 5-68）。熟练的拍摄者可以左手调整反光板、右手单手持相机拍摄，能够更好地协调反光板和相机之间的角度。

拍摄后需要经过适当的翻转达到和实际情况相符。

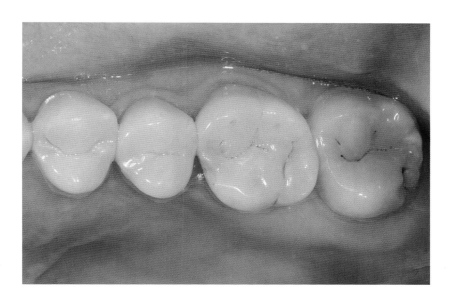

◎图 5-67
左侧上颌后牙咬合
面影像

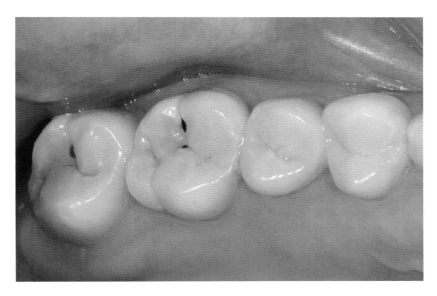

◎图 5-68
右侧上颌后牙咬合
面影像

二、上颌后牙腭侧影像

患者呈 45° 坐在牙椅上，使用大牵拉器向后方牵拉拍摄侧上唇口唇组织。嘱患者张大嘴，放置小反光板，反射上颌后牙腭侧组织，尽量多的暴露牙齿和牙龈组织。

拍摄者位于患者右前方，拍摄反光板内的影像。构图包括上颌后牙腭侧所有软硬组织，由于观察焦点更多的集中在软组织，拍摄时可将牙列水平置于影像中部略偏下位置（图 5-69、图 5-70）。熟练的拍摄者可以左手调整反光板、右手单手持相机拍摄，能够更好地协调反光板和相机之间的角度。

拍摄后需要经过适当的翻转达到和实际情况相符。

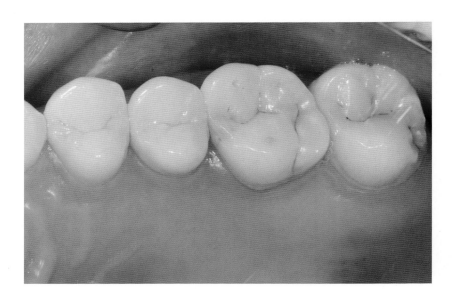

◎图 5-69
左侧上颌后牙腭侧
影像

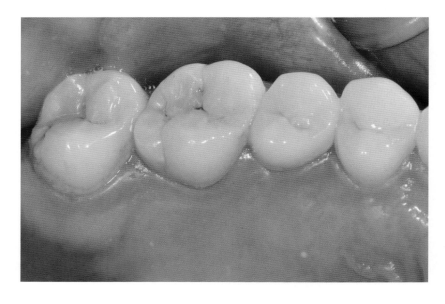

◎图 5-70
右侧上颌后牙腭侧
影像

三、下颌后牙咬合面影像

　　患者呈 45° 坐在牙椅上，使用大牵拉器向后方牵拉拍摄侧下唇口唇组织，嘱患者张大嘴，放置小反光板，反射下颌后牙咬合面，拍摄影像（图 5-71、图 5-72）。

　　拍摄时嘱患者保持舌体组织不动，尽量少地拍摄舌体组织。助手需要协助吸干口腔内的唾液，用气枪微风吹向反光板，避免反光板的雾气对影像的影响。熟练的拍摄者可以左手调整反光板、右手单手持相机拍摄，能够更好地协调反光板和相机之间的角度。

　　拍摄后需要经过适当的翻转达到和实际情况相符。

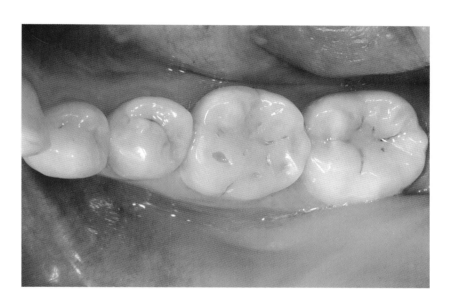

◎图 5-71
左侧下颌后牙咬合
面影像

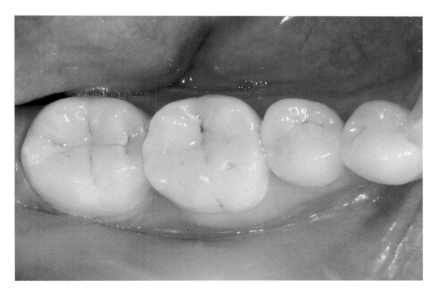

◎图 5-72
右侧下颌后牙咬合
面影像

四、下颌后牙舌侧影像

患者呈 45° 坐在牙椅上，使用大牵拉器向后方牵拉拍摄侧下唇口唇组织，嘱患者张大嘴，放置小反光板，反射下颌后牙舌侧位置，拍摄下颌后牙舌侧影像（图 5-73、图 5-74）。由于观察焦点更多的集中在软组织，拍摄时可将牙列水平置于影像中部略偏下位置。

拍摄时助手使用反光板遮挡舌体组织，并吸干口腔内的唾液，使用气枪微风吹向反光板，避免反光板的雾气对影像的影响。熟练的拍摄者可以左手调整反光板、右手单手持相机拍摄，能够更好地协调反光板和相机之间的角度。

拍摄后需要经过适当的翻转达到和实际情况相符。

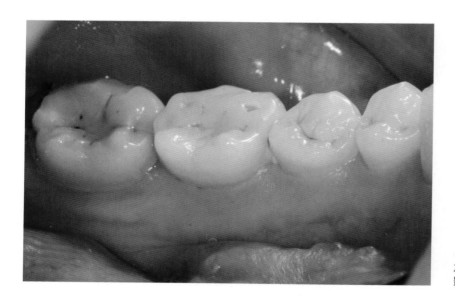

◎图 5-73
左侧下颌后牙舌侧
影像

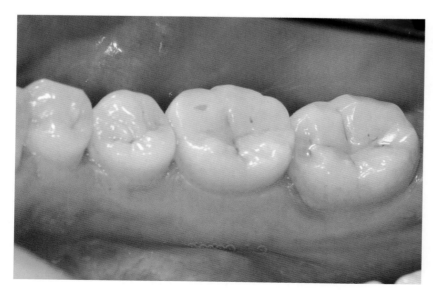

◎图 5-74
右侧下颌后牙舌侧
影像

第五节　咬合相关影像

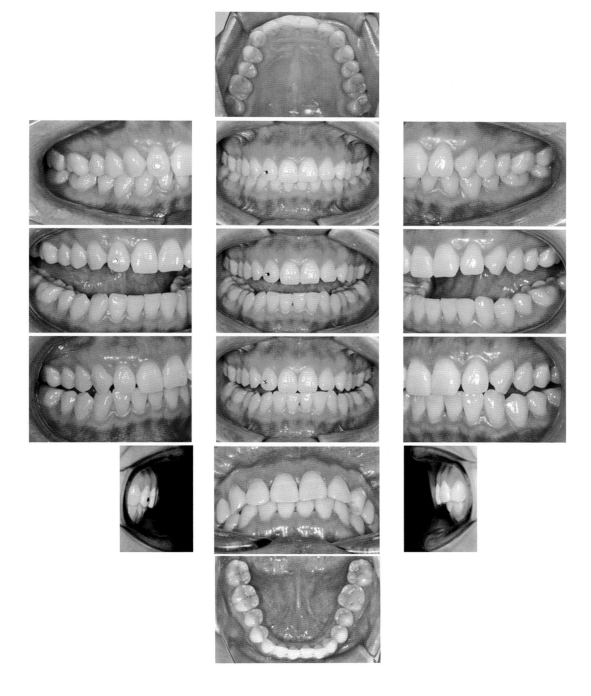

咬合相关影像是一系列用来分析咬合情况的影像，包括全牙列正面咬合影像、后牙咬合影像、全牙列小开口影像、45°侧面小开口影像、前伸咬合影像、侧方咬合影像、前牙切端咬合影像、前牙覆𬌗覆盖影像，上下全牙弓影像等，从各角度观察、分析牙齿的咬合面及咬合情况。[68]

拍摄时通常使用稍大的牵拉器牵拉口唇组织，牵拉时需微向前方牵拉，使黏膜系带充分牵拉，暴露颊间隙，以利于拍摄颊侧牙体和牙龈组织（图5-75）。

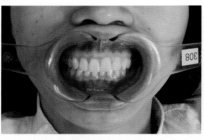

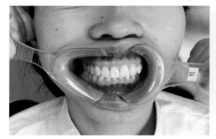 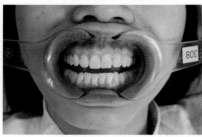 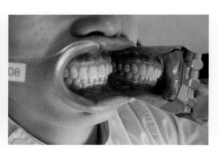

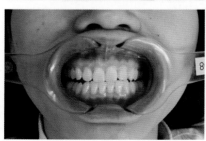

◎图5-75 咬合相关影像牵拉

一、全牙列正面咬合影像

全牙列正面咬合影像（图5-76）是对咬合状态下软硬组织的整体印象；大部分牙齿的位置、角度、长度、咬合之间的关系都可以看到；也可以展现上下牙列牙龈曲线、软组织健康程度和存在的美学问题。

患者45°体位躺在牙科椅上。使用两个较大的牵拉器，由助手或患者自行双侧牵拉。牵拉器要尽量拉开嘴唇，使嘴唇和颊粘膜完全离开牙齿，最大限度暴露颊侧间隙，全牙列的牙齿、软组织才可以最大程度的暴露。两侧的牵引器要对称，以避免照片的倾斜。

拍摄者在患者的正前方拍摄，使用瞳孔连线校正相机，避免倾斜，并且相机要与𬌗平面及患者矢状面平行，要避免垂直方向或左右方向上有视角偏差。构图以上中切牙为中心，包含全牙列的牙齿、软组织，但嘴唇要排除在外，还要尽量少暴露牵拉器。

使用牵拉器牵拉时患者经常会不自主的向上仰头，拍摄时可嘱患者稍低头，确保拍摄视角的真实；拍摄前使用气枪轻轻吹除牙齿表面的唾液，以免影响拍摄效果。

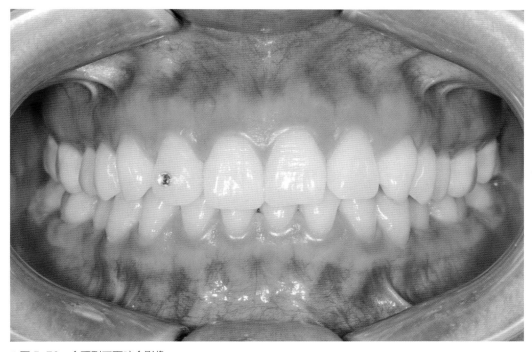

◎图5-76　全牙列正面咬合影像

二、双侧后牙咬合影像

后牙咬合影像是综合反映后牙咬合关系的重要影像，通常需要拍摄左右两侧。

通过本影像可以清楚地看到后牙形态、排列及𬌗关系。此影像在正畸治疗中极其重要，是制定治疗方案、评估预后的关键；对于牙列缺损患者，可以观察对𬌗牙的过长、邻牙的倾斜问题，评价骨吸收等情况；本影像还可以观察后牙牙龈的情况，对于牙周疾病治疗情况判定有重要作用。[69]

如果只需反映后牙的咬合情况，拍摄侧使用颊侧牵拉器牵拉，对侧使用大牵拉器辅助牵拉，使用相机直接拍摄拍摄侧牙齿。完整的颊侧咬合影像构图以第二前磨牙为中心，包括单侧上下颌后牙全部牙齿。尽量多地暴露牙龈（图5-77、图5-78）。

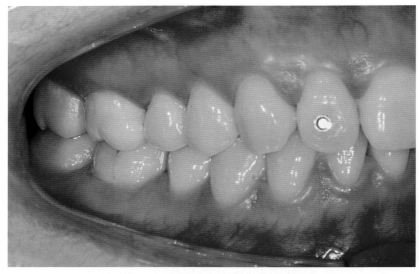

◎图5-77
右侧后牙咬合影像
（使用颊侧牵拉器
拍摄）

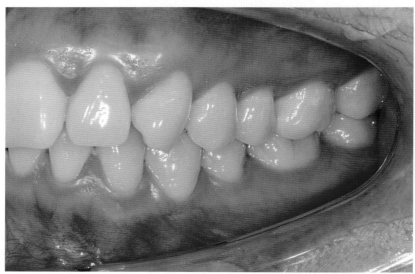

◎图5-78
右侧后牙咬合影像
（使用颊侧牵拉器
拍摄）

如果需要全面反映牙齿的咬合及牙龈情况，需要使用大牵拉器和颊侧反光板拍摄，这时影像的拍摄经常会比较困难。

患者45°坐在牙椅上，先大张口，助手置入颊侧反光板，用反光板牵拉拍摄侧唇颊组织；助手再帮助患者于对侧置入大牵拉器，由患者自行牵拉，力量不需过大，仅需维持口唇形态即可；最后让患者进行咬合。要根据患者的口腔大小、牵拉开颊粘膜的能力，选择适当大小的反光板。反光板尽量深入到远中，以便能将颊粘膜尽量牵拉开，暴露出更多的后牙。

拍摄者位于拍摄侧对侧，拍摄反光板内的影像。拍摄者需要调整角度，避免拍摄到实际的牙列，形成双重影像。拍摄时以瞳孔连线位水平线调整相机，避免相机偏斜。尽量向外侧牵拉拍摄侧口唇，反光板尽量远离第二磨牙远中，向颊侧牵拉（图5-79、图5-80）。

拍摄后需左右翻转影像以和实际情况相符。

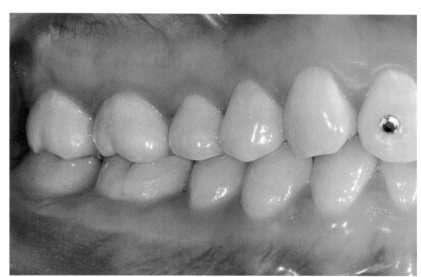

◎图5-79
右侧后牙咬合影像
（使用反光板拍摄）

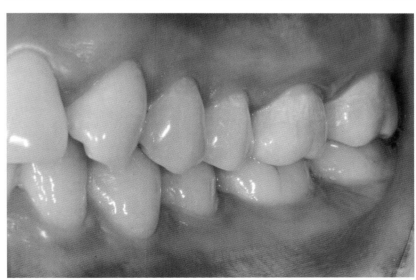

◎图5-80
左侧后牙咬合影像
（使用反光板拍摄）

三、全牙列非咬合影像

全牙列非咬合影像也可称作全牙列小开口像，是 AACD 标准中推荐的影像，包括正面影像和侧面影像（图5-81～图5-83）。CSED 规范中引入了全牙列正面非咬合影像。

本影像与全牙列咬合影像的区别在于，下前牙唇面和切端及下后牙颊尖、咬合面都得到清晰展现，可以分析下前牙形态、排列以及牙龈水平和形态，同时可以更清晰地分析曲线形态。[70] 两侧𬌗平面如果存在不对称，也可以从中发现。

拍摄时患者保持小开口姿势，视角可稍稍向上偏移，以保证拍摄到下前牙的切端和下颌后牙咬合面。其他与全牙列咬合影像相同。

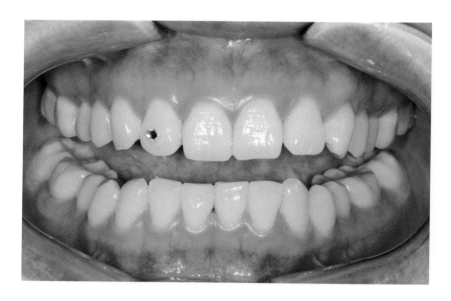

◎图5-81
全牙列正面非咬合
影像

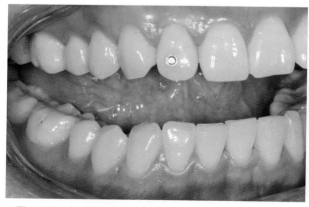

◎图5-82　全牙列非咬合右侧影像

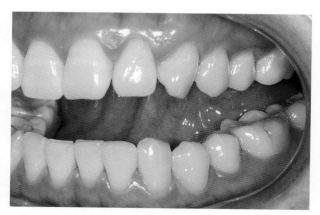

◎图5-83　全牙列非咬合左侧影像

四、前伸咬合影像

　　前伸咬合影像主要用来观察上下颌前牙牙齿的前伸咬合关系，用来分析记录患者术前、术后前伸咬合关系的状态或变化，还可观察各牙齿轴向倾斜度、切缘之间的相互位置关系以及切外展隙形态等（图5-84）。

　　拍摄时嘱患者做前伸咬合动作，从患者正前方拍摄影像。其他与全牙列咬合影像相同。

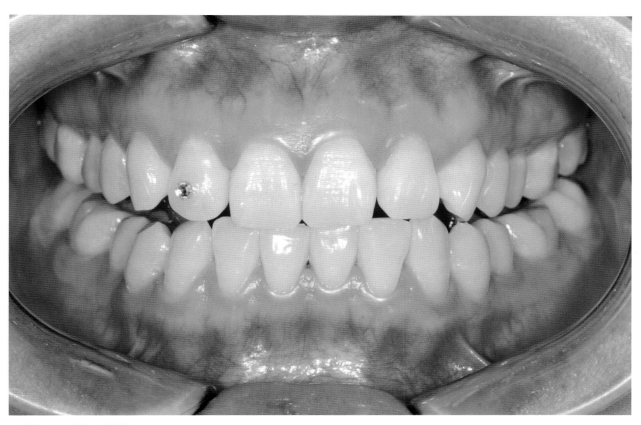

◎图5-84　前伸咬合影像

五、侧方咬合影像

　　侧方咬合影像主要用来观察上下颌牙齿的侧方咬合关系，用来分析记录患者术前、术后侧方咬合关系的变化，还从侧面观察各牙齿轴向倾斜度、切缘之间的相互位置关系以及切外展隙形态等。

　　患者45°端坐于牙椅上，使用一对大牵拉器牵拉双侧，拍摄侧牵拉器向后方牵拉，对侧的牵引器向前方牵拉，可略微放松一点，嘱患者做侧方咬合动作，拍摄影像。需拍摄左右双侧，分别拍摄功能侧和平衡侧（图5-85～图5-88）。

　　构图时以拍摄侧的尖牙咬合点为中心，影像的垂直中线是尖牙长轴，水平中线是𬌗平面。

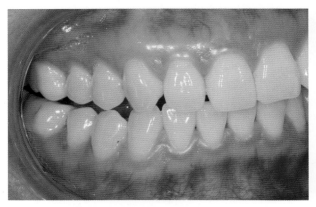

◎图5-85　右侧侧方咬合影像（功能侧）

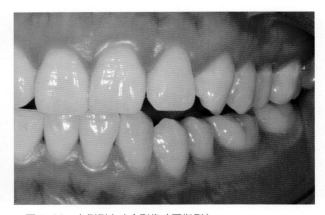

◎图5-86　右侧侧方咬合影像（平衡侧）

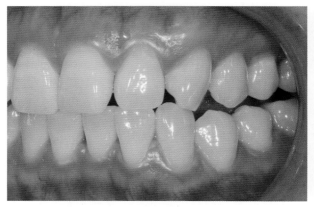

◎图5-87　左侧侧方咬合影像（功能侧）

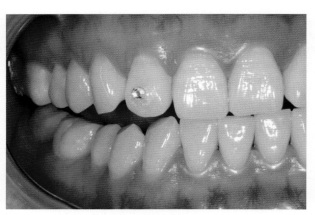

◎图5-88　左侧侧方咬合影像（平衡侧）

六、前牙切端咬合影像

前牙切端咬合影像是从仰视角度观察上下颌前牙的咬合关系，可以更清楚地反映患者的前牙覆盖关系（图5-89）。

患者45°体位躺在牙科椅上。使用两个较大牵拉器牵拉，由助手进行双侧牵拉，轻微向下方牵拉。牵拉器要尽量拉开嘴唇，尤其是下唇组织尽量离开牙齿，最大限度的暴露上下颌牙齿咬合的位置。牵拉方向偏向下唇，拍摄时可嘱患者向上抬头。

影像以上中切牙切端为中心，包含上下颌前牙牙列的牙齿、软组织；嘴唇尽量排除在外，尽量少暴露牵拉器。垂直中线是面部中线。医生在患者的正前方进行拍摄，根据瞳孔连线校正相机，避免倾斜。

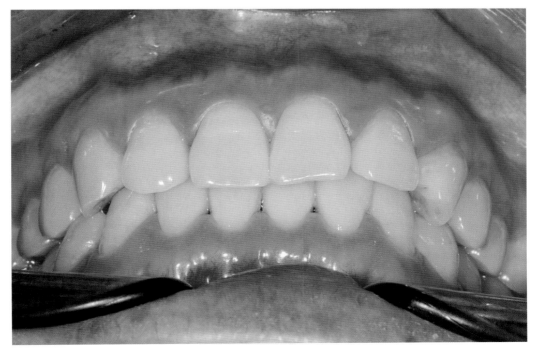

◎图5-89　前牙切端咬合影像

七、前牙覆𬌗覆盖影像

前牙覆𬌗覆盖影像是从侧方观察上下颌前牙的咬合关系，可以清晰、真实的反映患者的覆𬌗覆盖关系。一般情况下拍摄一侧影像即可，如果双侧覆𬌗覆盖有明显差异，需拍摄两侧影像（图5-90、图5-91）。

使用两个大拉钩或颊侧拉钩牵拉，尽量向后拉开嘴唇，尤其是下唇组织尽量离开牙齿，最大限度的暴露上下颌牙齿咬合的位置。可以使用黑色背景板；如果拍摄范围附近没有浅颜色物体，不用黑色背景板在拍摄后也可以自然形成黑色背景。

构图以上中切牙远中面为中心，包含一侧上下颌前牙，软组织；嘴唇尽量排除在外，还要尽量少暴露牵拉器。医生在患者的侧方进行拍摄，使用瞳孔连线校正相机，避免倾斜。

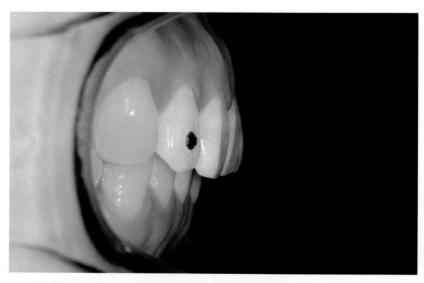

◎图5-90
右侧覆𬌗覆盖影像

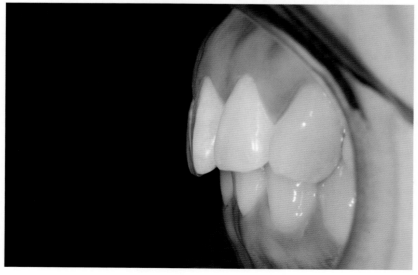

◎图5-91
左侧覆𬌗覆盖影像

八、上颌牙弓影像

上颌牙弓影像可以观察上颌牙弓形态、牙齿排列、切端位置、后牙咬合面形态等整体情况，已经存在的充填体、磨耗情况等也可以看到。上颌牙弓影像是各种临床影像标准中都包括的影像，构图应包括上颌前牙至上颌第二磨牙在内的牙齿和整个上腭组织（图5-92）。

患者平躺，牙椅尽量低平，使用指状牵拉器或殆叉形牵拉器牵拉上唇组织，拍摄者站立于患者后方从头上方拍摄殆面反光板内的影像。

唇、颊组织必须被向外充分牵拉，尽量将包括第二磨牙的远中的整个牙弓全部暴露出来，反光板边缘和嘴唇要尽量少进入构图以内。让患者尽量张大嘴，反光板尽量靠近对殆牙齿，反光板不能抵住拍摄侧的后牙的咬合面，这样可以避免出现非反射的牙齿影像、避免形成双重影像。最好应用指状牵拉器、殆叉形牵拉器牵拉，不易影响反光板就位，也不易造成多余的牵拉器影像；根据患者颌弓的大小选择合适大小的反光板，使用带有手柄的反光板，可以避免出现手指影像。

正常情况下拍摄时调整相机角度使相机从上颌中切牙切端方向拍摄，使上颌中切牙的唇面、腭面牙体组织均能暴露；影像的中线为面部中线。

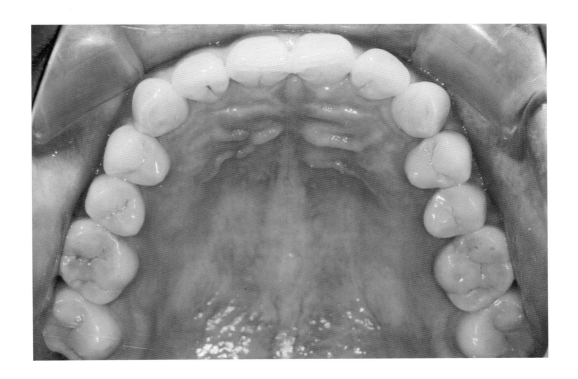

◎图5-92
上颌牙弓影像

九、下颌牙弓影像

　　下颌牙弓影像也是各种临床影像标准中都包括的影像，可以观察下颌牙弓形态、牙齿排列、切端位置、后牙咬合面形态等整体情况。构图应包括下颌前牙至下颌第二磨牙在内的牙齿和软组织，影像中应不包含舌体组织（图5-93）。

　　患者45°端坐于牙椅上，使用指状牵拉器或拾叉型牵拉器牵拉下唇组织，拍摄者位于患者前方拍摄拾面反光板内的影像。

　　拍摄时嘱患者卷起舌体组织并使用反光板遮挡，尽量减少舌体组织对下颌牙齿的阻挡，反光板尽量压向上颌牙齿，避免在第二磨牙处形成双重影像。拍摄前尽量吸净口腔内的唾液，以免反光影响影像的拍摄。其他与拍摄上颌牙弓拾面影像相同。

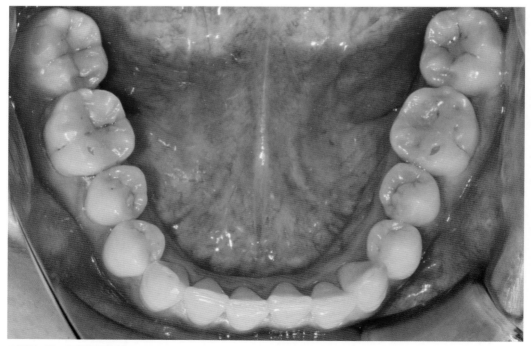

◎图5-93　下颌牙弓影像

第六节　细节影像

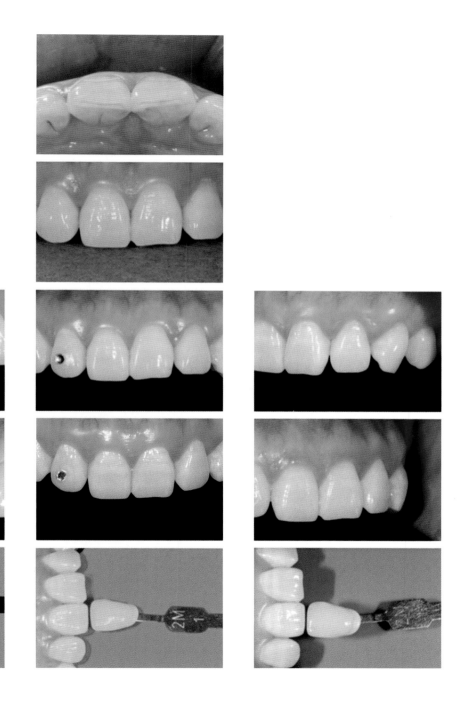

细节影像是为了更能逼真的表达、观察、模仿前牙的形态、颜色、表面结构、透明度等细节，在治疗前后拍摄的一组真实反映牙齿细节情况的影像。

细节影像包括前牙放大影像、表面结构影像、切端透明度影像、牙龈细节影像、比色影像（比色影像包括基本比色影像、偏振比色影像、背景分离比色影像）等。

拍摄细节影像是经常采用1:1等较大拍摄比例，拍摄的范围一般为3～4颗前牙，全画幅相机的最小拍摄范围是4颗前牙，半画幅相机拍摄的范围更小。

拍摄细节影像时拍摄距离较小，离患者很近，需要拍摄者更加稳定的手持相机，更加精细地捕捉一瞬间的对焦点拍摄。拍摄好的细节影像需要不断的练习，拍摄比色影像时，还可以使用Polar-eye偏振光滤片滤除所用牙齿上的反射光，能更好的记录牙齿的颜色（图5-94）；Eyespecial C-Ⅱ相机的背景分离模式能排除周围颜色对比色的影响，更好地观察牙齿的颜色（图5-95）。

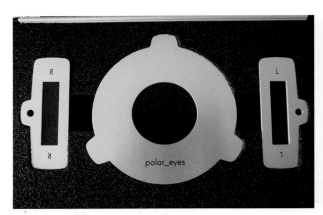

◎图5-94　Polar-eye偏振滤镜

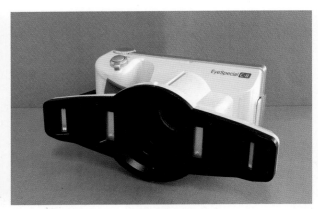

◎图5-95　Eyespecial C-Ⅱ口腔专用相机

一、牙齿放大影像

为了捕捉牙齿的微观美学信息，可以在器材能达到的情况下，拍摄最大放大比例的影像，相应构图范围会更小。把个别牙最大程度的放大，可以清晰地看到各种细节特征，以及牙龈健康状况（图5-96～图5-101）。

患者45°端坐于牙椅上，拍摄该影像时建议使用指状牵拉器和黑色的背景板，拍摄时注意调整角度，避免背景板的反光。拍摄构图内应尽量简洁，不应看到牵拉器、嘴唇以及对𬌗牙齿。

全画幅相机的1∶1拍摄比例构图内一般包括4颗牙齿，半画幅相机以1∶1拍摄比例构图内一般包括2～3颗牙齿（图5-102～图5-104）。拍摄时可使用双点闪光灯，避免闪光点集中在中心区域，能更好的表现前牙的整体形态特点。

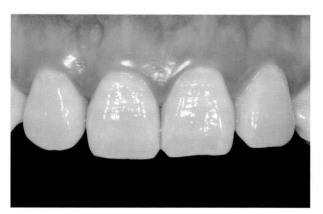

◎图5-96　使用环形闪光灯拍摄的上前牙正面影像

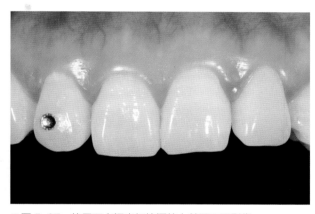

◎图5-97　使用双点闪光灯拍摄的上前牙正面影像

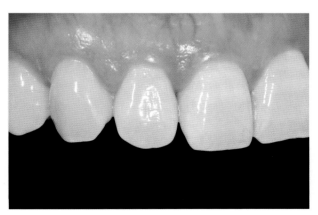

◎图5-98　使用环形闪光灯拍摄的右侧侧切牙影像

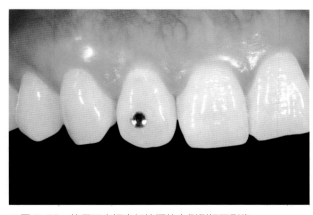

◎图5-99　使用双点闪光灯拍摄的右侧侧切牙影像

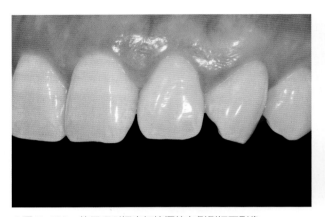

◎图5-100　使用环形闪光灯拍摄的左侧侧切牙影像

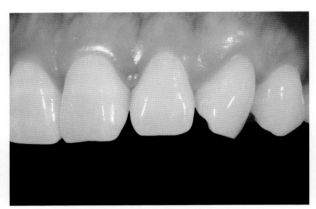

◎图5-101　使用双头闪光灯拍摄的左侧侧切牙影像

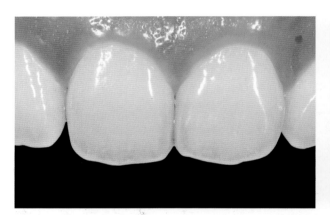

◎图5-102　前牙1∶1影像

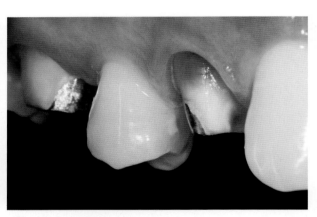

◎图5-103　前磨牙影像

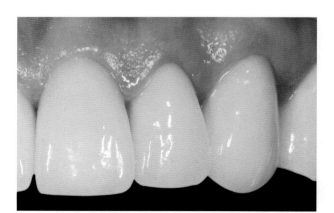

◎图5-104　前牙修复体影像

二、牙龈细节影像

　　牙龈的形态、厚度、颜色等情况对于牙体美学治疗、牙周治疗、美学区域种植治疗的设计、治疗计划的制定、术中操作的技巧、术后治疗结果的判定有重要的意义，因此反映牙龈细节的影像同样非常重要，尤其是在前牙美学区域更为重要。[71, 72]

　　拍摄时患者45°躺于牙椅上，使用半月牵拉器或指状牵拉器牵拉上唇组织，稍向前上方牵拉更多地暴露牙龈组织，包括游离牙龈、附着牙龈并达到膜龈联合部位。影像中也应包含全部的牙体组织，标准的拍摄也应放置黑色背景板（图5-105、图5-106）。

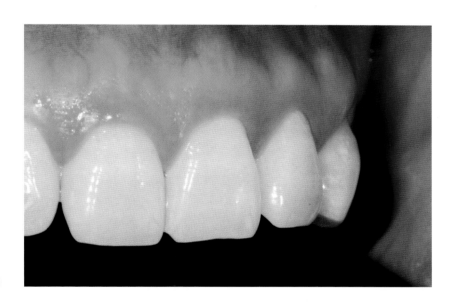

◎图5-105
左侧牙龈细节影像

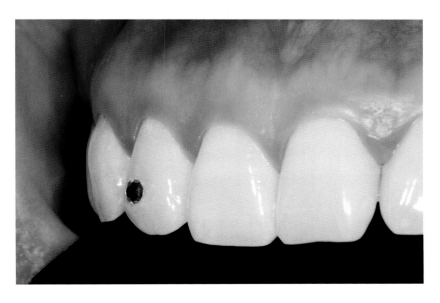

◎图5-106
右侧牙龈细节影像

在实际拍摄中，也可以根据病例实际情况，选取最适宜的拍摄范围；可以从多个角度倾斜拍摄，选择既能够表现牙体组织状况，同时又能够表现牙龈的厚度、牙龈点彩状态的视角，评价牙体和牙周软硬组织的健康情况（图5-107～图5-110）。

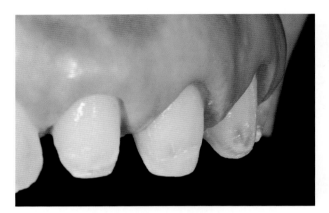

◎图5-107　同时表现牙体和牙周组织细节的影像

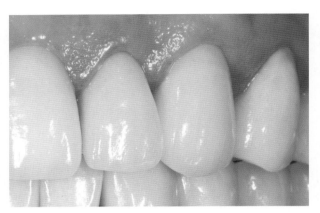

◎图5-108　清晰表现修复体和牙周组织细节的影像

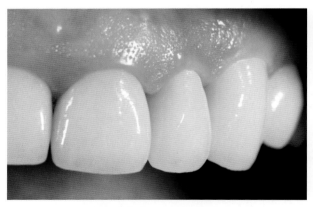

◎图5-109　清晰表现修复体和牙周健康状况的影像

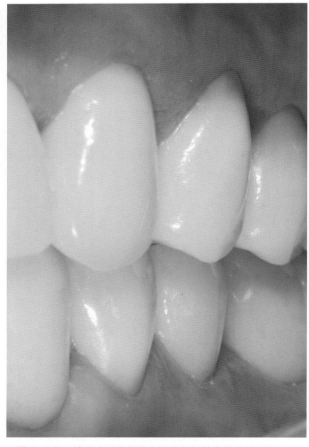

◎图5-110　清晰表现修复体和牙周组织健康状况的影像

三、表面结构影像

表面结构包括牙齿表面大的、明显的表面形态，以及小的、细微的表面纹理，例如纵向的发育叶、横向的釉质生长线，表面的磨耗面等等（图5-111、图5-112）。

一般来讲，年轻人的牙齿由于存在发育中形成的各种结构，因此牙齿表面有各种各样的表面结构，一般都不光滑；随着年龄的增加，牙齿表面发生磨耗，因此逐渐变得光滑；到了老年，牙齿表面结构被磨平，就会变成完全光滑。

在口腔美学治疗中，要尽量使表面结构与邻近牙齿相协调，正确捕捉、再现表面结构是高水准口腔美学治疗中不容忽视的重要因素。拍摄本影像可以更加真实、完整的反映牙齿的生理特征，也可以更生动的体现修复治疗后的效果，还可以帮助临床医生实现医技美学信息传递，辅助技师再现牙齿表面细节，完成更加逼真的修复体。

拍摄时建议采用环形微距闪光灯，在镜头和闪光灯与目标牙齿唇面垂直的位置拍摄；如果使用双点闪光灯，则需要将闪光灯调整到接近镜头的位置、角度接近垂直被拍摄牙齿，以更好地表现表面结构。

假设牙齿的表面完全光滑、没有表面结构，所有反射光线将都会回到镜头里；但天然牙齿表面实际上是存在各种的表面结构，这样光线就会被反射向各个方向，形成了各种不同的光影效果，可以提示牙齿不同的表面结构；拍摄时还要注意轻轻吹干牙齿，如果牙齿表面过于湿润，水就会弱化牙齿的表面结构，使反射光趋于平均。

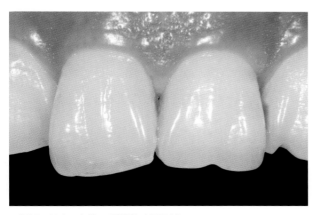

◎图 5-111 大的、明显的表面形态

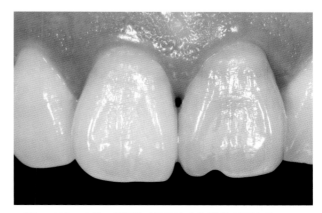

◎图 5-112 大的、明显的表面形态和细微的表面纹理

拍摄方法包括垂直表面拍摄（图5-113）和切端视角拍摄（图5-114）两种。

切端视角拍摄的方法与上颌前牙弓影像的拍摄方法基本相同，只是拍摄角度要平行于牙体长轴，以利于表现唇面形态，并且拍摄范围更小。

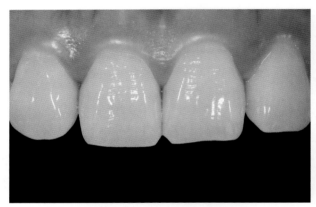

◎图5-113　垂直牙齿表面拍摄的表面结构影像

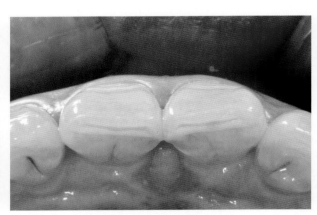

◎图5-114　切端视角拍摄的表面结构影像

四、切端透明度影像

牙齿的切端透明度是天然牙的另一个重要个性特征（图5-115）。

拍摄切端透明度影像是表现、观察、传递牙齿这一个性特征的重要方法。

该影像的拍摄体位及方法与拍摄前牙放大影像基本相同，区别是拍摄时应轻轻润湿牙齿，并且使用黑色背景板。由于拍摄时闪光灯灯光很强，如果口内没有背景，闪光灯灯光照射到红色的舌腭侧粘膜，就会被不等量反射，其中红光大部分被反射、其它颜色的光大部分吸收，反射回来的红光进入釉质，就会影响影像中牙齿透明性的准确表达。

拍摄本影像时建议采用黑色背景，这样所有照射到背景上的光都被吸收，不会被反射，可以避免这种影响，使牙齿的半透明性在影像中得以保留。黑背景还会增加牙齿与背景间的对比，可以帮助医生、技师敏锐地发现天然牙或修复体的一些细微特征。

另外，如果将牙齿表面过分吹干，光线会大部分被牙齿表面散射，透射光线减少，也就影响了对切端半透明性的观察。因此，拍摄时应把目标牙齿轻轻润湿，尤其是表面纹理非常明显的牙齿或修复体，以减小表面结构对半透明性的影响。

在拍摄观察切端半透明性的影像时，需要通过改变相机的投射角度，来改变影像上的反射光斑的位置，尽量减小其影响。一般建议从轻微偏向牙根方向的视角拍摄，以减小牙齿切端的表面反光，可以更好的表现切端透明性。

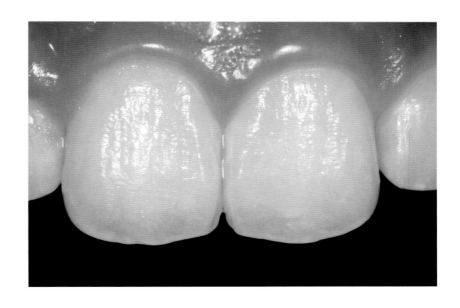

◎图 5-115
切端透明度影像

五、比色影像

　　牙齿的颜色信息包括基础颜色，颜色分布和颜色层次，临床影像对于颜色分布的表达是最有意义的。[73] 清晰的数码影像都可以直观的表现牙齿颜色分布（图5-116），临床医生只需再手工绘制非常简单的比色图，就能够准确的反映简略颜色分布信息（图5-117）。

　　但临床影像表现颜色信息有其局限性。首先相机颜色本身会有偏差，[74] 再者颜色的再现受显示器影响，因此一般不能直接根据临床影像指导基础颜色。虽然有一些颜色校正工具可以帮助我们在电脑上看到真实的颜色，但操作比较复杂，还不能方便的应用于临床。[75]

　　我们可以做到的，是让临床影像在一定程度上反映牙齿基础颜色与比色板的差距，这样就可以帮助技师能够更准确的理解天然牙的颜色（图5-118）。当然这需要一个前提，就是拍摄前临床医生能够准确的辨别与天然牙颜色最接近的比色板，影像反映的是天然牙与最接近比色板之间的色差。[76] 如果比色板选择错误，拍摄的照片就失去了真正的意义。

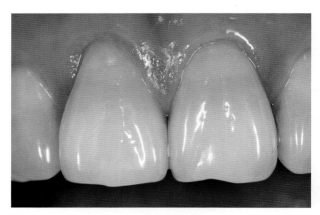

◎图5-116　临床影像直观表现颜色分布

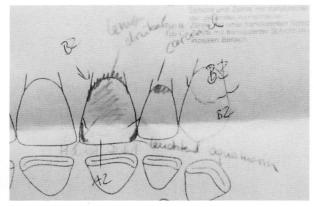

◎图5-117　手工绘制的比色图

对于进行分区、分层比色的牙齿，可以针对不同的颜色特征拍摄多张比色影像，帮助技师理解天然牙的颜色，完成仿真修复。（图5-119）。

在这个影像中建议采用灰色背景。[77]

前边已经讲过，由于拍摄时闪光灯灯光很强，如果口内没有背景，闪光灯灯光照射到红色的舌腭侧粘膜，被反射后红光大部分被反射、其它颜色的光大部分吸收。这不仅对于表现切端半透明性有影响，对于基础颜色的判断也会有明显影响。为了消除这种影响，在拍摄时需要采用背景，使光线能够被等量的吸收。[78]

但是拍摄本影像不建议采用黑色背景板。这是由于黑色背景与白色的牙齿之间对比过于明显，过度的对比会有"耀眼"的感觉，干扰人的颜色感知系统、降低人感知颜色的能力，不利于基础颜色的观察。灰背景可以使人的视锥细胞放松，有利于提高辨色的准确性。

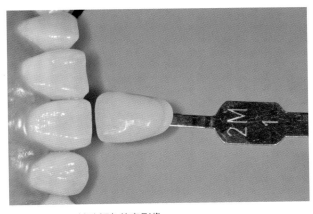

◎图 5-118　基础颜色信息影像

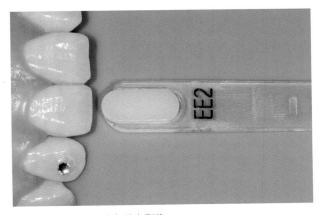

◎图 5-119　特殊比色信息影像

　　中等灰度的灰色卡纸裁剪成一次性的背景纸是一种经济实惠的解决方案，Smileline 的灰色白平衡板也可当作灰色背景板用于这张影像的拍摄；如果采用 Eyespecial C-II 拍摄，由于相机具备自动调整背景颜色，就不需要应用灰色背景板拍摄了（图 5-120、图 5-121）。

　　拍摄时患者平躺于牙椅上，可以请患者辅助牵拉口唇组织，充分暴露比色牙齿；助手在患者口内放置灰色背景板和比色板色块，使被比色牙齿、比色板色块、比色板色号处于均一的灰色背景，并且处于同一水平面、同一直线上；比色板色块与比色牙切端对切端放置，尽量接近但应留有小间隙；使用被比色牙齿长轴作为水平中线校正相机，构图中尽量少包括牙龈；要使比色色号清晰可见，必要时轻微调整拍摄角度避免色号反光。

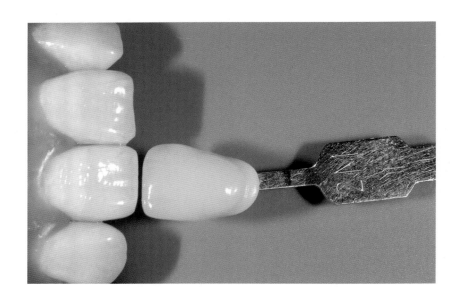

◎图 5-120
Eyespecial C-II
拍摄的比色影像原
图像

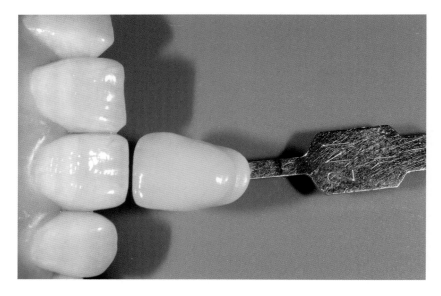

◎图 5-121
Eyespecial C-II
自动调整为灰色背
景的比色影像

　　使用 Polar-eye 偏振滤镜可以滤除牙齿表面的反光，更好的表现牙齿的颜色。如果通过拍摄比色影像进行医技颜色信息沟通，可以增加 Polar-eye 滤镜、按照常规比色影像的拍摄方法，和选出的最接近的比色板共同拍摄，需注意调整曝光参数；如反映术后的治疗效果，也可按照前牙列正面影像的拍摄方法直接拍摄（图 5-122、图 5-123）。

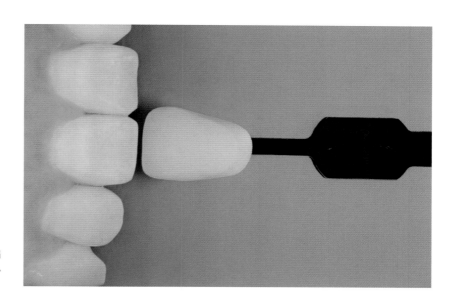

◎图 5-122
应用 Polar-eye 偏振滤镜拍摄的比色影像

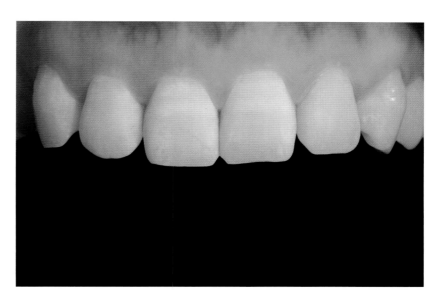

◎图 5-123
应用 Polar-eye 偏振滤镜拍摄的影像

第七节　口腔黏膜影像

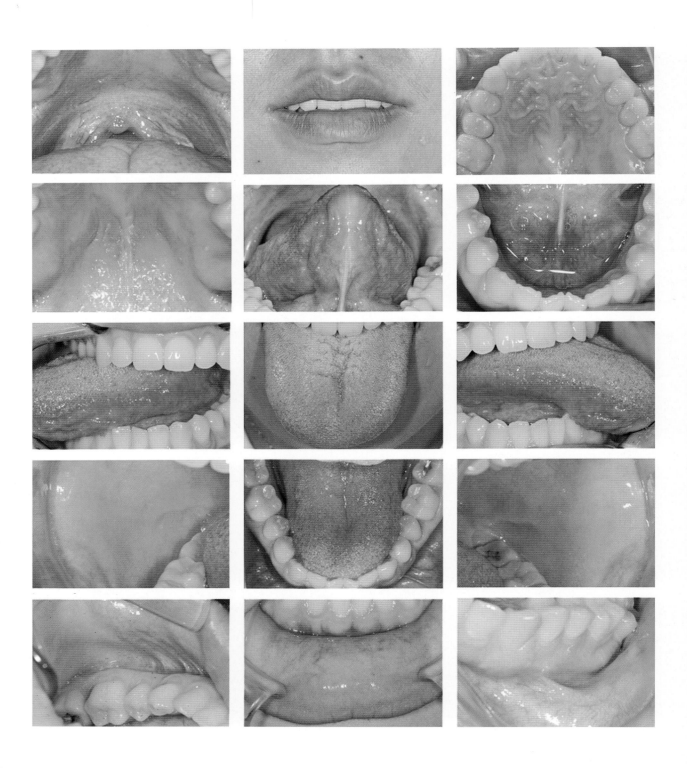

　　口腔黏膜影像用于反映口唇黏膜、口腔内黏膜的健康情况以及发生的病变，主要包括口周软组织影像、唇黏膜影像、颊黏膜影像、舌黏膜影像（包括舌背黏膜影像、舌腹黏膜影像、舌侧缘黏膜影像）、口底黏膜影像、龈颊沟黏膜影像、上腭黏膜影像等。[79]

　　拍摄口腔黏膜影像所使用的器材和基本拍摄方法与口腔其他影像的拍摄方法基本一致，但由于每个口腔黏膜病患者的病变范围各不相同，因此在实际拍摄范围应根据病变范围具体确定，拍摄参数也应与其拍摄范围、拍摄比例相对应（图5-124、图5-125）。

◎图5-124
Nikon DX 相机
1∶1 拍摄范围

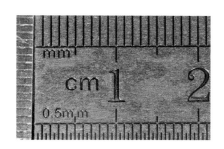

◎图5-125
Nikon DX 相机
1∶2 拍摄范围

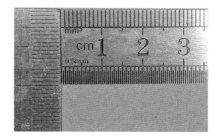

一、口周组织影像

此影像主要反映口唇组织及周围皮肤的健康情况或病理变化。

拍摄体位与口唇休息位影像及正面微笑影像基本相同，拍摄范围比拍摄口唇影像时略大。让患者端坐在椅子上或牙科治疗椅上，牙椅与地面呈 45°，患者放松口唇，相机垂直拍摄（图 5-126）。

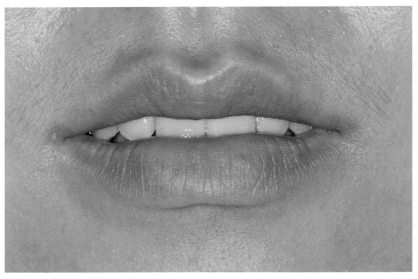

◎图 5-126　口周组织影像

二、唇黏膜影像

使用尽量小巧的牵拉器牵拉口唇（图5-127），暴露唇黏膜组织，对唇黏膜进行拍摄（图5-128、图5-129）。牵拉时注意避免碰触病变位置，把口唇组织向外打开，尽量多地暴露唇黏膜或病变组织（图5-130）。

拍摄上唇黏膜影像时可嘱患者稍仰头。

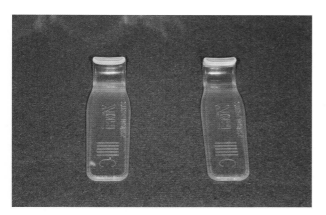

◎图 5-127　指状牵拉器

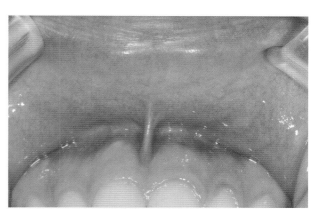

◎图 5-128　上唇黏膜影像

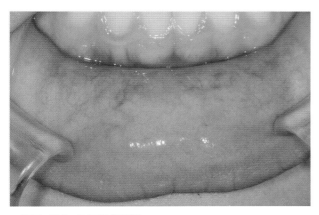

◎图 5-129　下唇黏膜影像

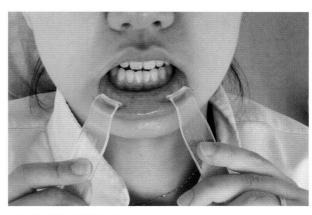

◎图 5-130　牵拉方法

三、颊黏膜影像

由于受到颊侧黏膜的牵拉能力的限制，拍摄颊黏膜影像有时困难比较大。

拍摄时病变侧使用大牵拉器牵引口唇组织，尽量暴露待拍摄颊黏膜软组织，同时在病变对侧口唇组织上放置牵拉器作为辅助（图5-131）。

为了更好地布光，应采用环形闪光灯进行拍摄；拍摄时嘱患者大张口，拍摄者站在患者病变对侧进行拍摄（图5-132）。

此影像包括颊侧所有的黏膜组织，拍摄时应以病变为中心点，颊侧咬合线为水平线（图5-133、图5-134）。

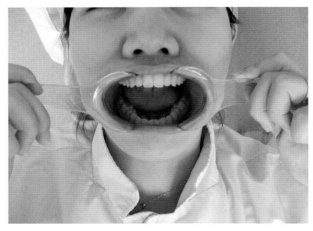

◎图5-131　牵拉暴露

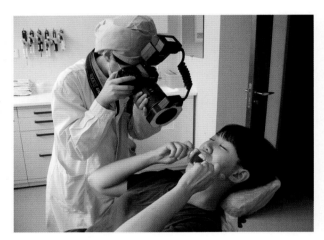

◎图5-132　医患体位关系

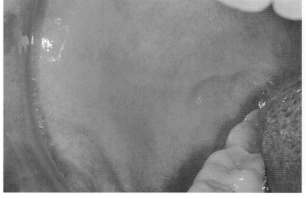

◎图5-133　右侧颊黏膜影像

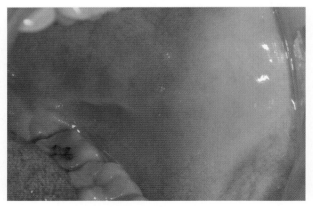

◎图5-134　左侧颊黏膜影像

四、舌黏膜影像

（一）舌背黏膜影像

舌组织主要由肌肉组织组成，运动功能发达，这给拍摄带来了困难。在拍摄时要取得患者的充分配合，尽量放松舌体组织，同时拍摄者也要尽量缩短拍摄时间，减轻患者的疲劳。

拍摄时嘱患者尽量把舌体组织伸出口外，拍摄者位于患者的前方直接进行拍摄。此影像包含舌体组织和部分的口周组织，以舌体为中心，以舌体长轴的垂直线为水平线。舌体组织尽量位于影像的正中（图 5-135）。

如果某些患者由于一些原因不能将舌体组织伸出口外，可使用牵拉器和反光板进行拍摄（图 5-136、图 5-137）。拍摄方法与拍摄下颌牙弓影像的方法基本一致，区别是嘱患者维持舌体的正常位置，或嘱患者用舌尖抵住下颌前牙的舌侧，而不需要患者将舌体翻转至反光板背后。

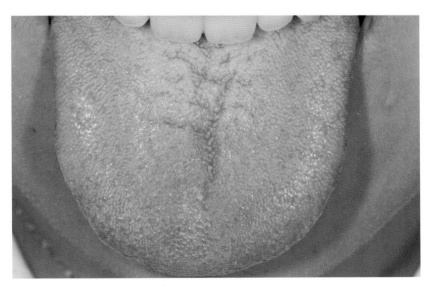

◎图 5-135　舌背影像

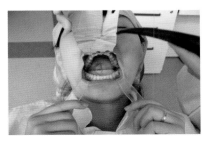

◎图 5-136　牵拉情况

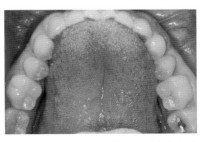

◎图 5-137　用反光板拍摄舌背组织影像

由于口底大唾液腺的存在，拍摄此影像时要注意吸唾，可以让助手在拍摄前把吸唾器放置在口腔中，直至拍摄前从口腔中取出吸唾管，尽量减少口腔中残留唾液的量，确保拍摄相片的质量。

拍摄时使用改良型牵拉器或小型牵拉器向斜下方牵拉口唇组织，在患者口腔内放置大反光板，反光板尽量向上颌牙齿靠近，拍摄者位于患者正前方拍摄反光板内的影像。

（二）舌腹黏膜影像

拍摄时患者端坐，使用大牵拉器牵拉口唇组织，嘱患者用舌尖抵住上腭黏膜，拍摄者在患者的正前方拍摄。

此影像尽量包括所有的舌腹组织，以舌系带为中心点，以舌系带的垂直线为水平线（图 5-138）。

（三）舌侧缘黏膜影像

拍摄时患者端坐，使用大牵拉器牵拉口唇组织，嘱患者用舌尖抵住对侧口角，拍摄者在患者的正前方拍摄。

此影像尽量包括所有的舌体组织，以舌体组织为中心点，以舌背舌腹分界线为水平线（图 5-139、图 5-140）。

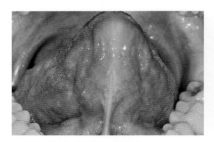
◎图 5-138　舌腹黏膜影像

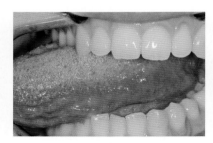
◎图 5-139　左侧舌侧黏膜影像

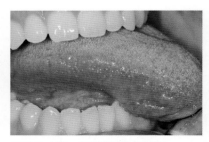
◎图 5-140　右侧舌侧黏膜影像

五、口底黏膜影像

此种影像的拍摄方法与拍摄下颌牙弓影像的方法基本一致，拍摄范围可以略小。

拍摄时患者端坐于牙科治疗椅上，与地面呈 45°。使用指状牵拉器向斜下方牵拉口唇组织，在口腔内放置大反光板，反光板尽量靠近上颌牙齿，嘱患者卷起舌体，并用反光板遮挡舌体组织，拍摄者在患者的正前方拍摄反光板内的影像。此影像可包含全部的口底组织，也可仅包含病变部位（图 5-141）。

拍摄口底黏膜影像时要注意唾液的干扰，在拍摄影响前用吸托器吸干口底的唾液。口底黏膜影像也可以用来观察唾液腺的情况，评价和记录患者的唾液分泌情况（图 5-142）。

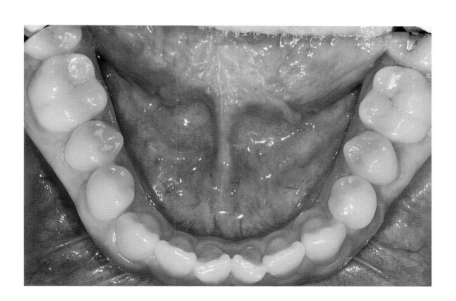

◎图 5-141
口底黏膜影像

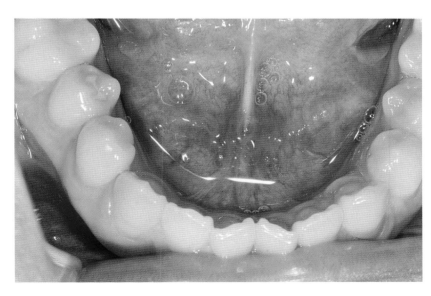

◎图 5-142
口底黏膜影像用
来观察唾液池

六、龈颊沟影像

拍摄龈颊沟影像的方法是用大拉钩牵拉口唇组织，拍摄侧尽量牵拉口唇组织，对侧使用大拉钩辅助牵拉口唇组织，直接拍摄龈颊沟处的黏膜组织。

此影像包含全部的龈颊沟黏膜组织，以龈颊沟转折线为水平线（图5-143、图5-144）。

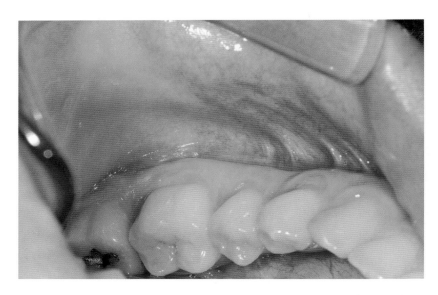

◎图5-143
上颌龈颊沟黏膜
影像

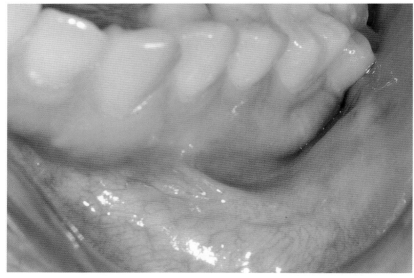

◎图5-144
下颌龈颊沟黏膜
影像

七、上腭黏膜影像

拍摄硬腭部分影像的方法与拍摄上颌牙弓影像的方法基本一致，拍摄范围可以略微缩小。拍摄时使用小巧的牵拉器向斜上方牵拉口唇组织，在口腔内放置大反光板，反光板尽量靠近下颌牙齿。此影像包括上颚黏膜全部组织，以颚中线的垂直线为水平线（图5-145）。

拍摄软腭黏膜影像有两种方法：

第一种方法与拍摄硬腭黏膜影像的方法相同，拍摄时只需把大反光板放置的深入一些即可得到软腭黏膜影像，但此种方法易造成患者不适（图5-146）。

第二种方法是直接拍摄的方法，使用大拉钩充分牵拉口唇组织，嘱患者大张口，直接拍摄患者软腭黏膜组织，使用这种方法拍摄的影像也会包含部分舌体组织的影像（图5-147）。

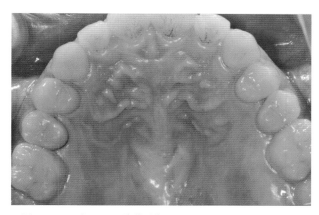

◎图5-145　上腭硬腭黏膜影像

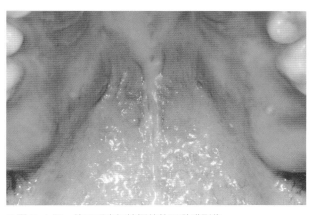

◎图5-146　使用反光板拍摄的软腭黏膜影像

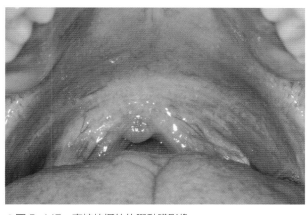

◎图5-147　直接拍摄的软腭黏膜影像

第八节　显微临床摄影

25 年前，Hayes-Virginia 公司推出了世界上第一台牙科手术显微镜。虽然这个品牌的牙科显微镜在 5 年后被宣布停售，但并没有阻挡人们对牙科手术显微镜的研究热情。在过去的 20 多年间，牙科显微镜技术飞速发展。

时至今日，显微镜已成为牙髓专业治疗的必需工具。除此之外，口腔修复学、牙周病学、种植学、牙槽外科学等多个学科均引入了口腔显微技术，使治疗更加准确、精密、美观，使手术操作更加精确、微创、舒适。

应用手术显微镜还可以完成显微临床摄影工作。

显微临床摄影能够及时、即刻拍摄一些常规拍摄较为困难的影像，捕捉重要医疗信息，具有很重要的临床实用价值。它不仅能够用来记录病例的治疗过程，也是口腔专业医师交流、学习和讨论的有效工具，更可以为教学、培训积累资料。

显微临床摄影的拍摄具有以下特点。[80]

1. 放大作用强，能清晰记录细微结构，突出重点　口腔显微镜的放大倍数可在 2.5～30 之间，其高放大率可记录牙齿细微结构，例如窝洞龈阶形态，显微镜可以将焦点聚集在观察的目标部位，使其更突出（图5-148）。常规单反摄影拍摄的画面整体上美观度更好，但是一般情况下拍摄景深相对大，目标的细微结构不足以凸显（图5-149）。

2. 同轴光源拍摄，视野中没有阴影　光源发射的光线进入显微镜后，被物镜上方的棱镜反射，穿过物镜并照射到被拍摄物体，其照射方向与观察视线在同一轴线上。这种设计使得视野中没有阴影，与常规口腔摄影相比，对狭小部位的精确拍摄更为优越，比如预备的窝洞底部及龈阶情况、髓腔底部解剖形态的拍摄。但是，也正是因为这种同轴光源的设计，当被摄物表面光滑且垂直于照射光时容易出现过度曝光，并且没有阴影，所以在前牙区唇侧摄影表现的生动性方面，搭载双闪的单反相机效果实际上更优。

3. 治疗过程中实时拍摄　常规口腔摄影记录治疗过程往往需要操作者停止手中的操作步骤，才能获得合适的拍摄位置和角度。显微镜可以通过分光器将采集到的光学信息同时分别传至人眼和拍摄设备，实现在不影响操作情况下摄影，保证录像的视野与操作者所见视野即所需展示的视野一致。

当然，因为显微影像拍摄需要一系列特殊的工具，所以比常规的影像拍摄略显复杂，熟练掌握显微镜以及传统拍摄技术对于显微影像拍摄有很大的帮助。当然，显微镜摄影系统的级别也会影响到所拍摄出的画质。在本节中，我们将重点介绍显微临床摄影的拍摄工具以及常见的显微影像拍摄方法。

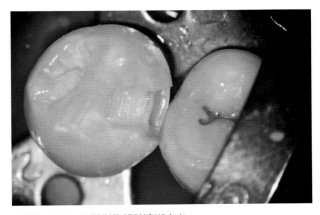

◎图 5-148　显微影像龈壁清晰突出

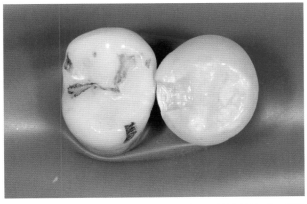

◎图 5-149　常规拍摄的临床影像整个画面均比较清晰，但龈壁并不突出

一、显微临床摄影的基本器材

1. 显微镜　作为牙科显微治疗的重要工具，现在市面上的显微镜已经有很多品牌供口腔医师选择，不同品牌的牙科光学显微镜的设计通常会有一些差别，但主要的构成部分通常是一致的。

（1）显微镜的机械系统：显微镜的机械部分主要包括底座、镜臂和镜筒几个主要部分，其中镜臂包括固定的垂直部分和可弯曲移动部分。

（2）显微镜的光学系统：显微镜的光学系统包括物镜、目镜和光源系统三个主要部分。

物镜接近被观察物体，它是显微镜最重要的部件之一，物镜的优劣直接决定采集图像的质量；目镜通常装在镜筒里，一般口腔光学显微镜都是双目镜，工作时目镜与人眼部接近，将物镜已经放大的影像进一步放大。观察对象最终的放大倍数，是用目镜的放大倍数乘以物镜的放大倍数。

光源系统用来给被观察物体照明，可分为自然光源和电光源两种。由于口腔治疗操作视野通常位于口内，自然光无法满足条件，所以牙科显微镜均采用电光源。

卤素灯是比较常见的显微镜光源，它的波长集中在 500 ～ 680nm，肉眼可观察到卤素灯光的颜色偏黄。卤素光源可以满足一般临床操作所需，而且价格相对便宜；缺点是在显微摄影时卤素灯光的颜色会使图片的颜色失真。

氙气灯是较高端牙科显微镜配备的光源，其光谱与自然光的光谱比较接近，在这种光源下拍出显微照片会更真实自然。氙气光源的使用寿命更长，但缺点是成本较高，配置时需要考虑预算分配。

（3）分光器：分光器通常并不是牙科显微镜的标准配置，但却是进行显微临床摄影必备的配件。

在不需要拍照的情况下，显微镜所采集的光学信息只需要直接传递到操作者的眼部即可；但是在需要摄影的情况下，显微镜采集的信息需要传递到两个地方：人眼和摄影设备——照相机或摄像机，这时候就需要这个特殊的部件——分光器。

分光器可以将显微镜采集到的影像同时传递到人眼和照相机，使操作者所看到的影像与呈现在摄像机上的影像同步、一致。

需要注意的是，分光器是要与摄像设备相连接的，所以在为机器配置分光器时需要考虑所用摄影器材的品牌型号，保证二者接口能够匹配。

（4）显微镜的电子控制系统：在不同的治疗情况下经常需要调整显微镜的放大倍数，调整焦点，还需要控制光源，因此显微镜都会配置手柄或者脚踏控制，来实现变倍、调焦等功能，以利于操作（图5-150、图5-151）。

手柄控制更容易学习、习惯，但脚踏的使用可以避免手按开关影响治疗操作，或者引起轻微抖动导致照片清晰度降低的问题。

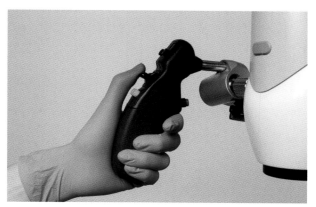

◎图5-150　控制手柄

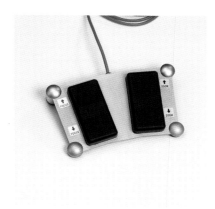

◎图5-151　控制脚踏

2. 拍摄系统

（1）外置拍摄系统：通过分光器，可将配套的单反相机、摄像机或者高清摄像系统等图像采集设备连接到显微镜上（图5-152～图5-154）。

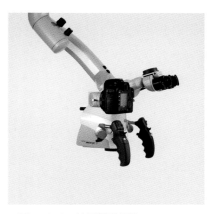

◎图5-152　外置单反相机

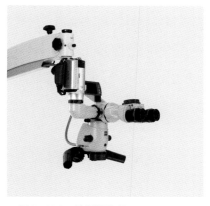

◎图5-153　外置摄像机

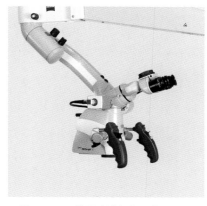

◎图5-154　外置高清摄像系统

外置拍摄系统的选择，同常规摄影大致相似，但需要注意的是外置拍摄系统必须与分光器接口匹配。

（2）内置拍摄系统：也有一些高端显微镜直接在机体内安装拍摄系统，自带图像传感器及拍摄元件，这样就不需要再额外配置照相机等摄影器材即可拍摄显微临床影像。这些预先装在显微镜内部拍摄系统称为内置摄像系统。内置拍摄系统的传感器可分为3CCD 和单 CCD 两种。

CCD（Charge-coupled Device）即电耦合元件，也是前文提到的图像传感器，是影响采集设备的核心元件。

负责分光的棱镜能将入射光分成红绿蓝三种色光，单 CCD 只有一个半导体芯片，负责处理这三种色彩；而 3CCD 则有三块半导体芯片，各自负责其中一种光的呈像，处理这三种颜色。与单 CCD 系统相比，3CCD 系统所拍摄照片质量要更高，当然设备的成本也比单 CCD 系统高。下面简要介绍二者的区别：

a. 单 CCD 系统采用滤光镜分离光线，而 3CCD 系统则通过棱镜将光线分离成基本颜色，因此 3CCD 系统不会出现颜色丢失。

b. 单 CCD 系统采用多像素元件对色彩进行处理，而 3CCD 系统则采用单像素元件，所以它能够还原出精致、细腻的画面，表现各种非常细微的差别。

c. 采用 3CCD 系统还原出的影像具有清晰、精致的影像细节，即使很细小的物体也能够表现出对比度，比单 CCD 系统还原的画面更具动态效果和表现力。

d. 3CCD 系统与单 CCD 系统相比，在表现画面的深度和层次上都会更胜一筹。尤其是在拍摄夜景时，3CCD 能够摄取大范围的亮度信号，体现画面的明暗变化，还原出更加平滑、细腻的灰度。

e. 从灰度上可以看出，与单 CCD 系统相比，3CCD 系统能够摄取更多的色彩信息，可以更加清晰地还原出对比度之间和色群之间的变化，精确地表现出被摄对象色彩上的细微差别。

二、显微影像拍摄的一般技术要点

1. 体位　拍摄照片时，应先调整术者和患者的体位。

术者先调整好座椅高度，使得小腿与地面垂直，大腿与地面平行，膝盖呈 90° 弯曲，上身直立，双眼平视；然后调整显微镜和患者的高度，使得术者能够在此姿势下清晰观察到显微镜内的影像。操作者左手持反光镜，右手调节放大率、调焦、按快门，有脚踏控制时，可用脚踏控制（图 5-155、图 5-156）。

2. 反光镜影像　受拍摄角度限制，口腔显微临床摄影经常需要拍摄反光镜中的影像。但是传统影像使用反光镜体积较大，不仅容易引起患者的不适，还限制拍照的角度。显微摄影可以借助体积较小的口镜拍摄，舒适方便，角度灵活（图 5-157、图 5-158）。

3. 对焦　显微镜放大率越高，通常就需要越大的光圈来保证曝光量，这就会导致景深更小。

因此，显微临床摄影要求被摄平面应当垂直于拍摄方向，且位于焦平面，这样才能将被摄对象拍摄清晰，而在此平面近处或远处的结构就会较为模糊。

例如在拍摄髓底时，需要使髓底垂直于拍摄方向并对焦于该平面，此时髓底影像清晰，而𬌗面影像就会明显比较模糊（图 5-159）。

另外还应遵循低倍对焦、高倍调焦的原则，就是在低放大倍数下将目标位置置于视野中央对焦，然后转换高放大倍数，调焦至清晰后方可拍照。[81]

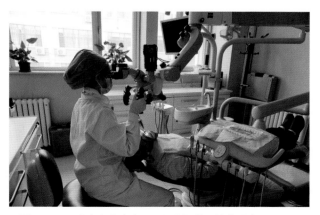

◎图 5-155　术者上身坐直，双目水平从目镜中观察

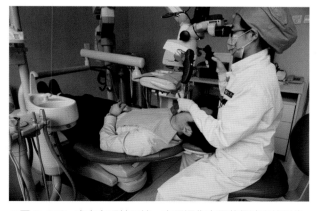

◎图 5-156　术者左手持口镜，右手调焦直至获得清晰的影像，拍照记录

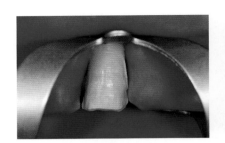

◎图5-157　传统影像拍摄

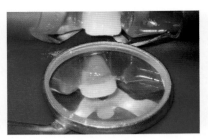

◎图5-158　显微镜口镜中拍摄

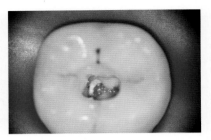

◎图5-159　髓底显微影像

三、常见显微临床影像

口腔显微镜下可以清楚地观察到口腔软硬组织和修复体的细微结构，作为口腔医师有必要掌握口腔显微摄影方法，对口腔临床工作具有重要意义。

1. 预备体边缘影像　精确的修复治疗需要密合性良好的修复体边缘，精密的口腔修复对预备体边缘要求很高。

单反相机采用大比例拍摄，是可以清晰反映修复体的边缘形态的，但是往往需要拍摄照片之后在电脑上放大观察；而在显微镜拍摄，不仅可以在实时操作中更清晰的观察预备体边缘是否有悬釉、是否光滑连续等微观细节，同时可以随时、即刻拍摄放大的预备体边缘影像，在临床资料收集中具有较大的辅助作用（图5-160、图5-161）。

2. 修复体边缘影像　无论是间接修复体，还是直接修复体，修复体完成都需要有高度密合的边缘。单反相机拍摄的非常清晰的边缘密合度影像难度比较大，而显微镜拍摄这类影像非常方便，对边缘细节的清晰显示可将存在的缺陷的修复体边缘暴露无遗，有利于促进临床医师提高操作技术（图5-162～图5-165）。

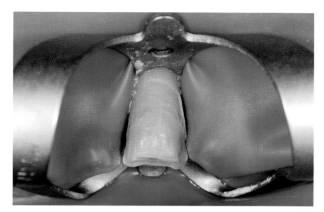

◎图 5-160　单反相机拍摄的预备体边缘

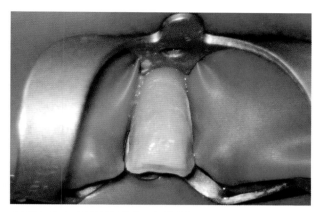

◎图 5-161　显微镜拍摄的预备体边缘影像

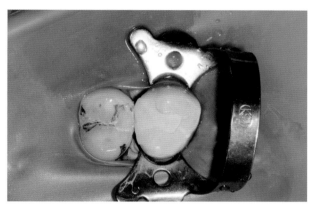

◎图 5-162　单反相机拍摄边缘密合度尚可

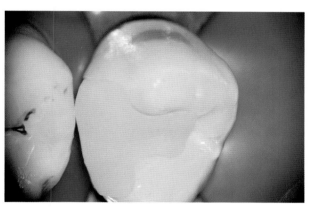

◎图 5-163　显微镜拍摄的影像

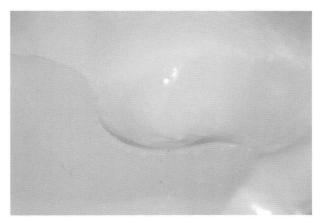

◎图 5-164　鸠尾颊侧峡部放大观察密合欠佳

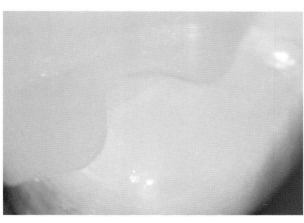

◎图 5-165　鸠尾舌侧峡部放大观察密合良好

3. 后牙根管影像 后牙的根管系统要比前牙复杂的多，而且变异很大，对于堵塞根管、疑难根管的处理经常要借助显微镜。显微摄影可记录后牙根管治疗中的各种细节（图5-166～图5-169）。[82, 83]

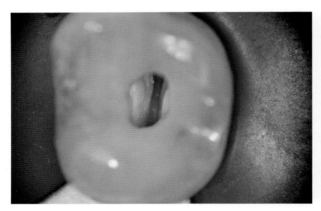

◎图5-166 髓腔钙化

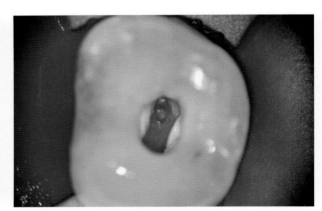

◎图5-167 去除钙化物，暴露根管口

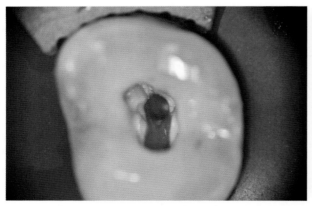

◎图5-168 根管预备后清晰的根管口

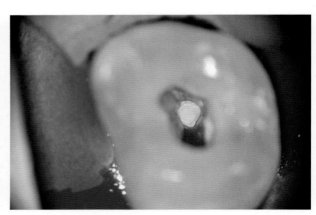

◎图5-169 热牙胶充填

4. 其他显微影像　在龋坏保留活髓的修复病例中，腐质是否去净与治疗成功与否紧密相关。牙体预备是否标准、去腐是否存在小的穿髓孔、牙体预备的细节是否标准等一系列问题，都可借助于显微镜解决，并且可以利用显微摄影技术将这些细节记录下来，用于病例讨论、临床研究、教学、病例追踪等等多个方面（图5-170～图5-173）。

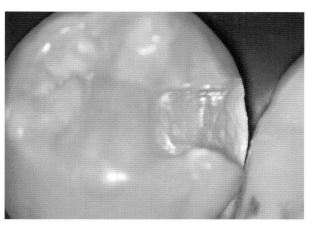

◎图5-170　肉眼去腐后，显微镜下可见龈壁未去净的脱矿釉质，龈壁不平

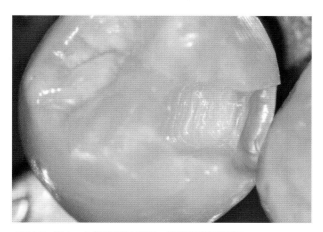

◎图5-171　去净脱矿釉质后，修整龈壁至平整

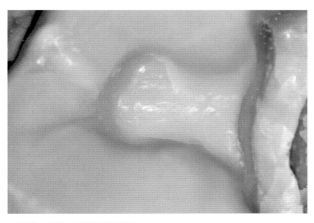

◎图5-172　观察无穿髓孔

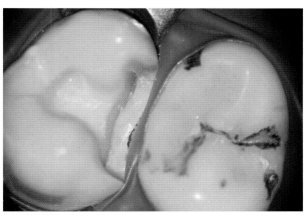

◎图5-173　检查嵌体洞型预备

第六章

常见口腔美学临床摄影规范

国际上最早的口腔美学临床影像规范是由美国美容牙科学会 AACD 推出，共包括 12 张影像，主要关注前牙美学效果的全面反映；欧洲美容牙科学会 ESCD 推出的影像规范包含 16 张基本影像，如果涉及到特殊区域，还有 8 张补充影像，ESCD 规范较 AACD 规范更全面，综合考虑了美观和功能的表现；中华口腔医学会口腔美学专业委员会 CSED 于 2016 年初制定了自己的口腔美学临床摄影规范，共包含 16 张影像，包含了口腔美学诊断、设计、表现中最重要的影像。

本章将介绍这三个常见口腔美学影像规范。

拍摄所有影像需要共同注意的问题：

1. 去除污物和杂质

    a）唾液、气泡和其他形式的水雾

    b）牙齿表面的软垢、菌斑、结石、食物残渣和血渍

    c）化妆品、手套上的滑石粉、粘在牙齿上的口红

    d）修复体上或边缘处溢出的粘接剂

2. 和拍照对象之间保持适当的角度和位置

    从高于或低于拍照对象的角度构图，会改变牙面的视觉效果

3. 使用均质的、无干扰的背景

    a）背景要前后一致

    b）有些情况不需要背景

    c）在 1：1 的情况下，可以选用对比性背景

4. 正确放置相机以避免影像出现倾斜

    a）影像要再现面部中线，不要倾斜相机去补偿倾斜的牙齿或者软组织

    b）有时需帮助患者摆位置以避免照片中的倾斜。有时需要让患者离开牙椅，换一个椅子或者站立拍照

5. 适当的构图、对焦和曝光

以下各个标准中影像的拍摄比例均以单反相机和 100mm 焦段微距定焦镜头为例，如与临床应用的拍摄器材不同，可以作为参考，拍摄者需要根据自己的器材条件和实际需求确定自己的拍摄比例和拍摄参数。

第一节　AACD 推荐口腔美学基本影像

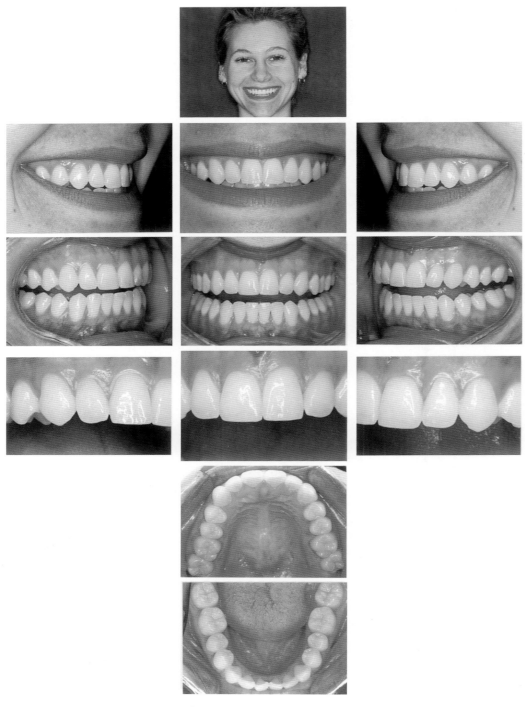

（引自 AACD 摄影规范）

面部正面肖像
1∶10 比例，不牵拉

（图6-1）

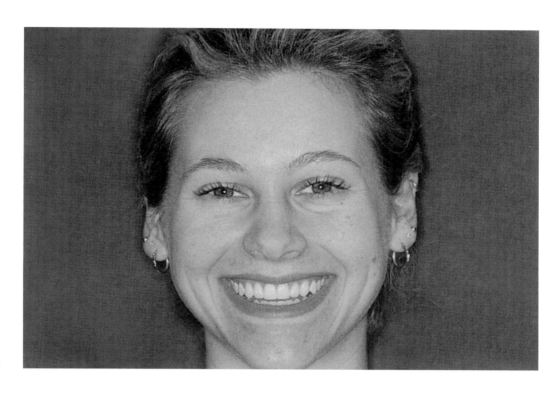

◎图6-1

1. 水平拍摄，不要将相机直立起来。采用1∶10的拍摄比例，以患者下巴作为底线，可以将大部分患者的整个面部包括在照片内，患者颈部基本在构图之外。

2. 面部肌肉放松，展现自然的微笑。

3. 患者鼻子在照片中央，参照瞳孔连线和面部中线来校正相机，不能用嘴唇或牙列来校正，他们并不一定水平。

4. 使患者略远离背景，以减少产生阴影。

5. 使用均质、无干扰的背景。

6. 在患者正前方拍摄，避免影响观察切牙的角度。

正面微笑
1 : 2 比例，不牵拉

（图6-2）

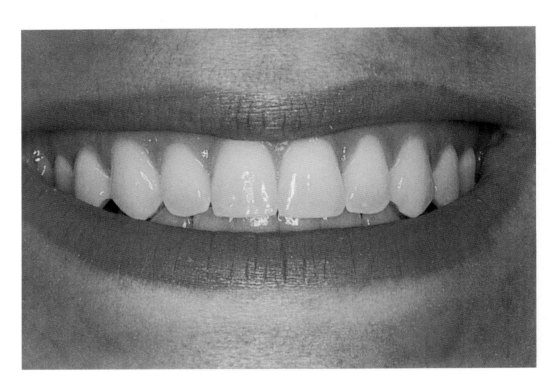

◎图6-2

1. 面部肌肉放松，展现最大的、自然的微笑。记录当患者最大范围微笑时可以暴露的牙齿数量和牙龈情况。

2. 照片的垂直中线是上唇人中，水平中线是上颌牙齿切端连线。如果患者中线不正，或者殆平面倾斜，则在照片上应当能够反映。不要通过倾斜相机来补偿牙齿的倾斜。

3. 在患者正前方拍摄。

4. 避免不适宜的相机角度，以避免唇面形态变化。相机应当在垂直方向和水平方向上都与目标牙齿成 90 度，以避免切端平面倾斜、扭转。

5. 使用 1 : 2 的比例，患者的唇部可以都在构图以内。微笑时可以暴露的全部牙齿也可以在构图之内。下颌的牙齿不一定能被看到。

6. 以中切牙和侧切牙对焦，适当的景深可以使可暴露的其他牙齿也清晰。

7. 没有必要使用背景。

侧面微笑
1∶2 比例，不牵拉

（图 6-3）

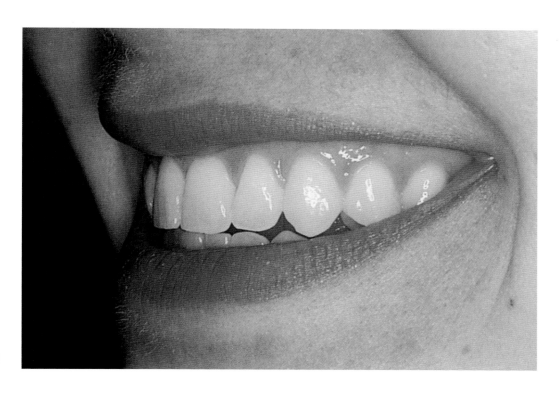

◎图 6-3

1. 面部肌肉放松，展现最大的、自然的微笑。可以记录患者最大范围微笑时暴露的最多的牙齿数量和牙龈情况。

2. 可以使用背景。如果需要，可以在后边使用背景，但不要产生阴影。很多时候由于闪光灯位置和景深问题，即使不使用背景也是黑色效果。

3. 影像的垂直中线应当是侧切牙唇面。

4. 水平中线应当是上颌前牙切端连线，垂直于垂直中线，形成自然的不对称性。

5. 以侧切牙唇面对焦，适当的景深可以使可暴露的其他牙齿也清晰。

6. 根据牙弓大小的不同，对侧的中切牙唇面、侧切牙唇面、甚至尖牙都有可能见到。

上下颌牙列正面影像

1:2比例，牵拉

（图6-4）

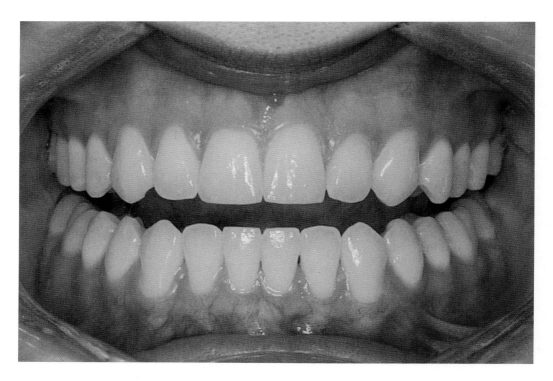

◎图6-4

1. 上下颌牙齿轻微分离，使切端都可以被看到。这可以评价上颌平面和切外展隙。

2. 尽量暴露牙龈组织，牵拉牵引器到完全离开牙齿，尽量少摄入唇红及牵拉器。

3. 两侧牵引器对称以避免照片倾斜。

4. 治疗过的牙齿及其邻近牙齿、软组织必须完全暴露、拍摄清楚。牙龈高度、形态轮廓不能模糊、被阻挡。

5. 面部中线必须作为照片的中线。尽管牵拉器会导致部分软组织变形，但上唇人中还是有参考作用。牙齿及𬌗平面的倾斜、不对称应当在影像中再现。

6. 水平中线应当是上颌切端连线，垂直于垂直中线。

7. 相机应正对牙齿成90度。避免倾斜相机或者在垂直方向上有角度（偏上或偏下）。

8. 使用适宜的构图、曝光和景深。1:2的比例可以达到暴露全牙弓并且全部清晰的目的。

上下颌牙列侧面影像
1∶2比例，牵拉

（图6-5、图6-6）

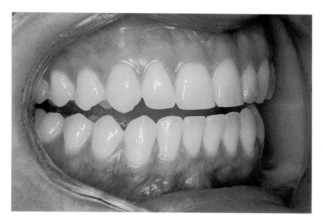

◎图6-5

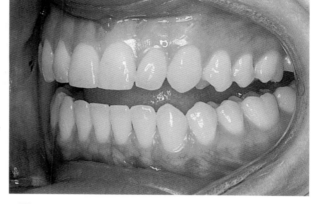

◎图6-6

1. 上下颌牙齿轻微分离，使切端都可以看到。这可以评价𬌗平面。

2. 尽量暴露牙龈组织，牵拉牵引器到完全离开牙齿，尽量少摄入唇红及牵拉器。

3. 两侧牵引器对称以避免照片倾斜。

4. 待治疗牙齿及其邻近牙齿、软组织必须完全暴露、拍摄清楚。牙龈高度、形态轮廓不能模糊、被阻挡。

5. 照片中心是侧切牙唇面，根据牙弓大小的不同，对侧的中切牙切端唇面，可能对侧的侧切牙切端唇面、尖牙都有可能见到。

6. 垂直中线应当是侧切牙唇面。

7. 照片的水平中线应当是上颌切端连线，垂直于垂直中线，形成自然的不对称性。

8. 如果构图合理，对侧颊部可以阻挡大部分的背景区域。

上颌前牙正面影像
1：1 比例，牵拉

（图6-7）

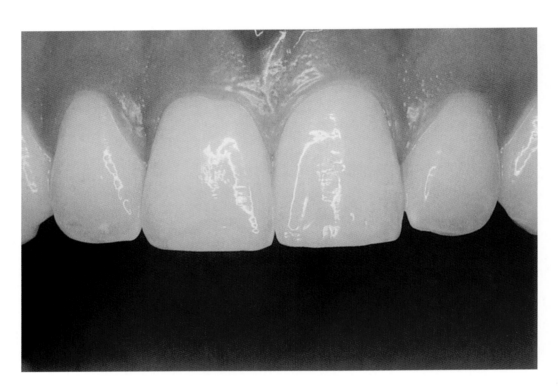

◎图6-7

　　实际拍摄中，尽管牙齿形态不同，但照片构图和包含内容相同。

即便在 1：1 的实例中，软组织暴露量和牙齿暴露量也会有微小差异。

1. 上颌中切牙在照片正中，中线和唇系带平分构图，人中不能看到。

2. 照片水平中线应当平分中切牙切端（不应以切端作为水平中线）。

3. 不能见到牵拉器。构图中的邻近牙龈组织应清晰可见。

4. 对𬌗牙齿不应见到。

5. 可以选择对比性的背景，如果应用，不要产生阴影。

6. 使用 1：1 的比例，仅有 4～6 颗上前牙在构图以内。

上颌前牙侧面影像
1 : 1 比例, 牵拉

（图 6-8、图 6-9）

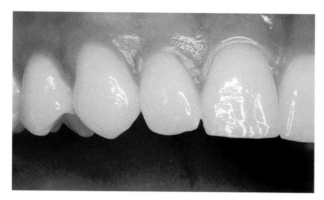
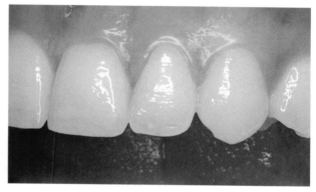

◎图 6-8

◎图 6-9

1. 侧切牙唇面在照片中心。

2. 照片水平中线应当平分侧切牙切端（不应以切端作为水平中线）。

3. 不能见到牵拉器，构图中的邻近牙龈组织应清晰可见。

4. 对殆牙齿不应见到。

5. 可以选择对比性的背景，如果应用，不要产生阴影。

6. 相机与侧切牙唇面呈 90°。

7. 将照像侧牵拉器尽量向远中牵拉，对侧牵拉器略向前移动，两侧牵拉器都尽量离开牙齿。

8. 使用 1 : 1 的比例，可有 4 ～ 6 颗上前牙在构图以内。

上颌牙弓殆平面
1：2 比例，牵拉并使用反光板

（图 6-10）

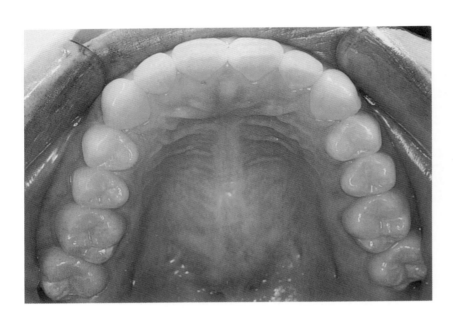

◎图 6-10

1. 必须使用高品质反光板，形成一个反射影像。

2. 必须应用牵拉器拍照，否则软组织会贴附在反光板周围影响视野。

3. 中切牙切端唇面在照片上部边缘可以见到。

4. 使反光板边缘和唇部尽量少进入构图以内，患者鼻子和其他非反射牙齿不要见到。

5. 可使用轻柔的气流去除反光板表面的雾气。

6. 拍摄角度与反光板表面呈将近 45°。反光板放置在可以使牙齿的唇、舌面等量看到的位置。拍摄角度会影响正确展现颊、舌外展隙。

7. 尽量暴露最多的牙齿，最少暴露中切牙唇侧到第二磨牙近中，前牙区一定可以清晰暴露。

8. 清晰展现上颌切牙切端位置，以及唇、舌外展隙。

9. 拍摄体位有两种：患者部分放倒，拍摄者在患者前；患者全部放倒，拍摄者在患者后。

下颌牙弓殆平面
1∶2比例，牵拉并使用反光板

（图6-11）

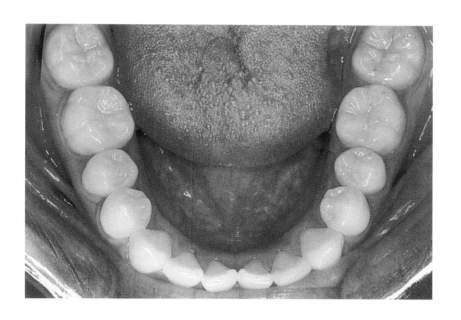

◎图6-11

1. 必须使用高品质反光板，形成一个反射影像。

2. 必须应用牵拉器拍照，否则软组织会贴附在反光板周围影响视野。

3. 中切牙切端唇面在照片下部边缘可以见到。

4. 使反光板边缘和唇部尽量少进入构图以内，患者鼻子和其他非反射牙齿不要见到。

5. 可使用轻柔的气流去除反光板表面的雾气。

6. 拍摄角度与反光板表面呈将近45°，反光板放置在可以使牙齿的唇、舌面等量看到的
   位置，拍摄角度会影响正确展现颊、舌外展隙。

7. 尽量暴露最多的牙齿，最少暴露中切牙唇侧到第二磨牙近中，前牙区一定可以清晰
   暴露。

8. 清晰展现下颌切牙切端位置，以及唇、舌外展隙。

9. 患者部分放倒，并且扬下巴，拍摄者在患者前方拍摄。拍摄者在患者后方进行拍摄是
   困难的，这需要近乎颠倒的体位，并且患者需要努力抬下巴。

10. 患者的舌头不能阻挡牙齿，最好使患者把舌头移到反光板后边。

第二节 ESCD 推荐口腔美学基本影像

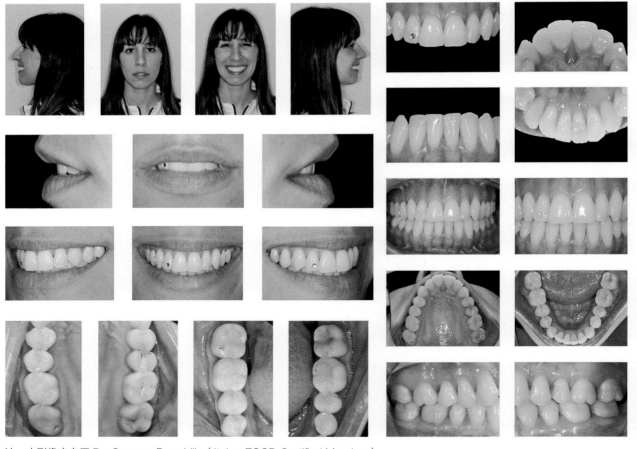

注：本影像来自于 Dr. Gregory Brambilla（Italy, ESCD Certified Member）

正面休息位影像

（图 6-12）

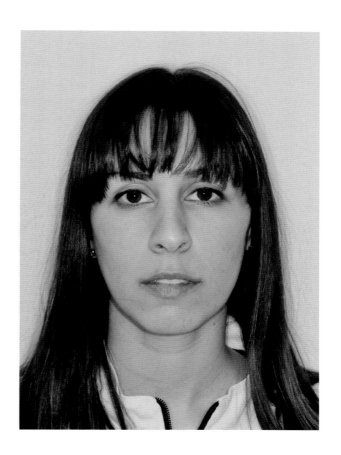

◎图 6-12

1. 使用均质、统一颜色的背景拍摄，尽量减少背景上的阴影，拍摄黑发者使用白色的背景，金发者选择黑色的背景。

2. 以瞳孔连线为水平线校正相机，面部中线为纵线拍摄。如果患者面部存在偏斜，影像上应该能够体现。

3. 注意患者两侧耳朵暴露量一致，尽量保证在患者正面拍摄。

4. 以患者鼻子为中心，影像包括全部的面部和颈部的一部分。

5. 患者自然放松，拍摄者在前方拍摄，用来评价患者自然放松状态下面下 1/3 与整体之间的关系。

正面微笑影像

（图6-13）

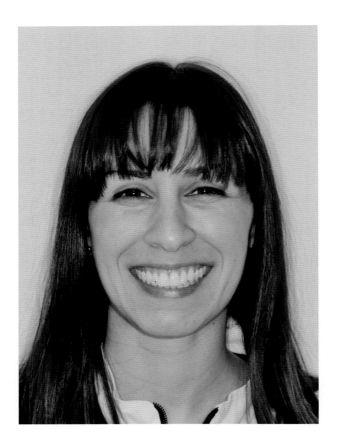

◎图6-13

1. 使用均质、统一颜色的背景拍摄，尽量避免在背景上产生阴影。

2. 拍摄前校正患者的姿态，使眶耳平面与地面平行。以瞳孔连线为水平线校正相机，面部中线为纵线拍摄。如果患者面部存在偏斜，影像上应该能够体现。

3. 注意患者两侧耳朵暴露量一致，尽量保证在患者正面拍摄。

4. 以患者鼻子为中心，影像包括全部的面部和颈部的一部分。

5. 患者展现一个最大的自然微笑。该影像用来进行面部的宏观美学分析，体现面下 1/3 与面部整体之间的协调关系。

90°侧面部影像

（图6-14、图6-15）

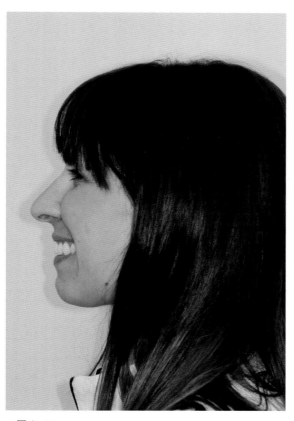

◎图6-14

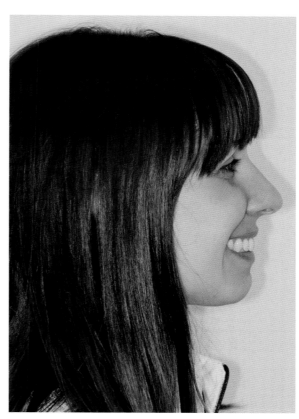

◎图6-15

1. 使用均质、统一颜色的背景拍摄。

2. 以耳前区为拍摄中心，影像包括全部的面部和颈部的一部分。

3. 被拍摄者90°整体转身，目视前方，身体正、直。

4. 患者面部松弛，展现面部自然微笑的状态。

5. 该影像用来进行面部的宏观美学分析，体现患者面下1/3与面部整体之间的协调关系。

6. 该影像还能展现患者的侧面型，对于评估患者术前、术后的面型变化有重要意义。

口唇休息位影像

（图6-16）

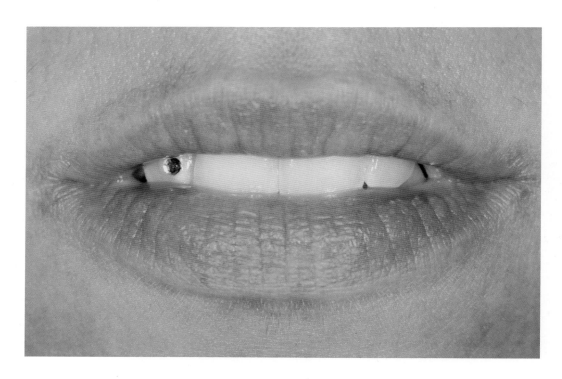

◎图6-16

1. 患者端坐、目视前方，面部肌肉放松，处于息止颌位，拍摄患者自然放松时的正面唇齿关系影像。

2. 用瞳孔连线和面部中线校正相机，真实反映患者上颌前牙的情况。

3. 患者不能自然放松时，可嘱患者发"M"音，诱导患者的休息位，使患者放松，完成拍摄。

4. 在患者正前方拍摄。

5. 影像中包括口角内的全部范围，包含人中，不包括鼻子。

6. 不需使用背景。

90° 侧面口唇休息位影像

（图 6-17、图 6-18）

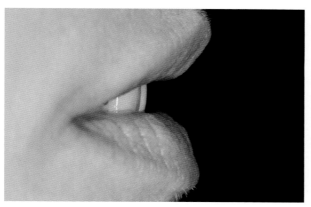

◎图 6-17

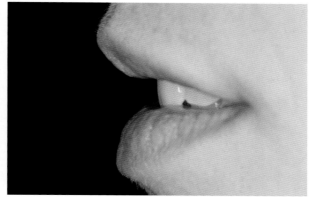

◎图 6-18

1. 患者端坐、目视前方，面部肌肉放松，处于息止颌位，拍摄患者自然放松时的侧面唇齿关系影像。

2. 患者不能自然放松时，可嘱患者发"M"音，诱导患者的休息位，使患者放松，完成拍摄。

3. 在患者侧方拍摄。

4. 影像中包括口角内的全部范围，包含人中，不包括鼻子。

5. 不需使用背景。

正面微笑口唇影像

（图6-19）

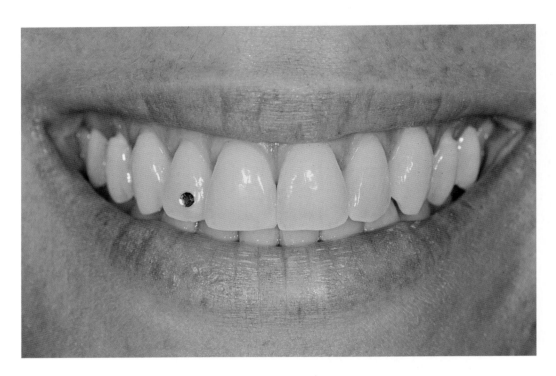

◎图6-19

1. 面部肌肉放松，展现最大的、自然的微笑。记录当患者最大范围微笑时可以暴露的牙齿数量和牙龈情况。

2. 用瞳孔连线和面部中线校正相机，真实反映患者骀平面的情况。

3. 在患者正前方拍摄。

4. 相机应当在垂直方向和水平方向上都与目标牙齿成90°，以避免切端平面倾斜、扭转。

5. 影像中包括口角内的全部范围，包含人中，不包括鼻子。

6. 以中切牙和侧切牙对焦，适当的景深可以使可暴露的其他牙齿也清晰。

7. 不需使用背景。

45° 侧面微笑口唇影像

（图 6-20、图 6-21）

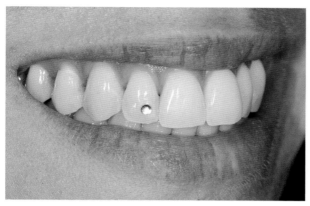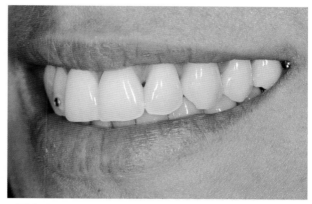

◎图 6-20　　　　　　　　　　　　　　　　　　◎图 6-21

1. 面部肌肉放松，展现最大的、自然的微笑。该影像用来记录患者微笑时 45° 侧面暴露的牙齿数量和牙龈情况。

2. 可以使用背景。如果需要，可以在后边使用背景，但不要产生阴影。很多时候由于闪光灯位置和景深问题，即使不使用背景也是黑色效果。

3. 以瞳孔连线校正相机，影像的垂直中线应当是侧切牙唇面。

4. 影像包含口角内的全部范围，包含人中，不包含鼻子。

5. 拍摄者位于患者 45° 侧方拍摄。

全牙列正面咬合影像

（图6-22）

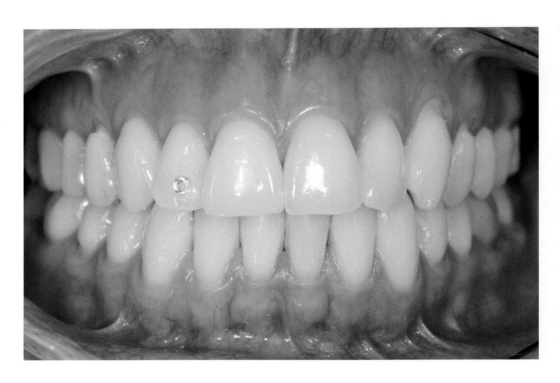

◎图 6-22

1. 上下颌牙齿咬合，拍摄患者上下颌咬合状态时的影像，用来全面评价软硬组织和咬合
   状态的整体印象。

2. 使用一对大牵拉器牵拉口唇组织，牵拉牵引器到完全离开牙齿，牵拉后系带紧张，尽
   量多的暴露牙龈组织，暴露颊外展隙，避免影像中摄入唇红及牵拉器。

3. 两侧牵拉器对称以避免照片倾斜。

4. 暴露全部的上下颌牙齿、软组织，牙龈高度及形态轮廓不能模糊、被阻挡。

5. 拍摄前用气枪轻轻吹去牙齿表面的唾液，以上颌中切牙区为中心点、对焦点拍摄。

6. 该影像用来全面观察各牙齿的位置、角度以及长度之间的关系、观察整体咬合情况；
   还可以观察软组织的形态、质地、颜色等情况。

前牙牙列正面咬合影像

（图6-23）

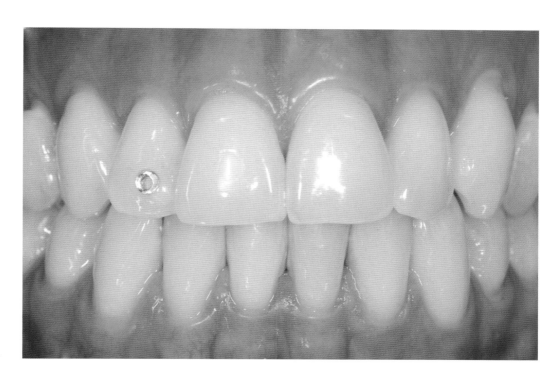

◎图6-23

1.　上下颌牙齿咬合，拍摄患者上下颌咬合状态时的影像。用来全面评价前牙区软硬组织和咬合状态的整体印象。

2.　使用一对大牵拉器牵拉口唇组织，牵拉牵引器到完全离开牙齿，牵拉后系带紧张，尽量多的暴露牙龈组织，暴露颊外展隙，避免影像中摄入唇红及牵拉器。

3.　两侧牵拉器对称以避免照片倾斜。

4.　影像包括全部的上下颌前牙牙齿、软组织。

5.　拍摄前用气枪轻轻吹去牙齿表面的唾液，以上颌中切牙区为中心点、对焦点拍摄。

6.　该影像用来全面观察前牙的位置、角度以及长度之间的关系，还可用来观察前牙唇侧的牙龈健康情况。

上颌前牙正面影像

（图6-24）

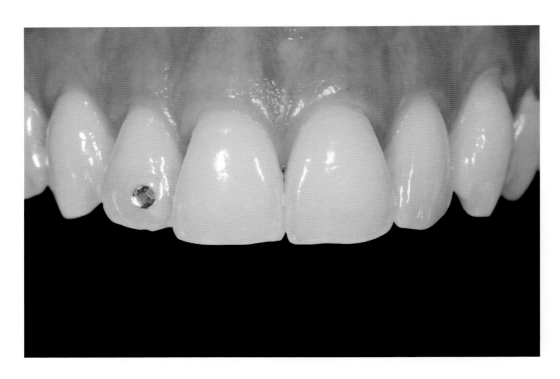

◎图6-24

1. 使用牵拉器牵拉上唇组织，黑色背景板遮挡下颌牙齿，拍摄上颌前牙牙列影像。

2. 用瞳孔连线、面部中线校正相机，真实反映上颌牙齿的情况。

3. 使用牵拉器斜向上方牵拉上唇组织，尽量多的暴露上颌牙齿、牙龈组织，牵拉牵引器到完全离开牙齿，使影像尽量少摄入唇红及牵拉器。使用黑背景板遮挡下颌牙齿，相机垂直于牙齿表面直接拍摄上颌前牙。

4. 水平中线应当是上颌切端连线，垂直于面部中线。

5. 影像包括上颌全部的前牙，以中切牙为拍摄中心和对焦点。

6. 该影像用来观察上颌前牙的排列和上颌牙齿的切角形态、边缘嵴形态、接触点位置以及切外展隙的特点，还可用来观察上颌唇侧牙龈的情况。

下颌前牙正面影像

（图6-25）

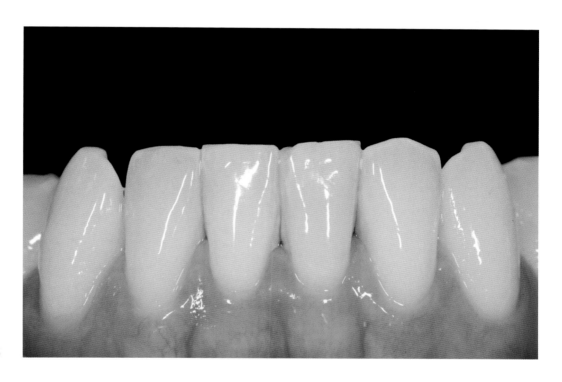

◎图6-25

1. 使用牵拉器牵拉下唇组织，黑色背景板遮挡上颌牙齿，拍摄下颌牙列影像。

2. 用瞳孔连线、面部中线校正相机，真实反映下颌牙齿的情况。

3. 使用牵拉器斜向下方牵拉下唇组织，尽量多的暴露下颌牙齿、牙龈组织，牵拉牵引器到完全离开牙齿，使影像尽量少摄入唇红及牵拉器。使用黑背景板遮挡上颌牙齿，相机垂直于牙齿表面，直接拍摄下颌牙齿。

4. 水平中线应当是下颌切端连线，垂直于面部中线。

5. 影像至少包括全部的下颌前牙，以中切牙为拍摄中心和对焦点。

6. 该影像用来观察下颌前牙的排列和下颌牙齿的切角形态、边缘嵴形态、接触点位置以及切外展隙的特点，还可用来观察下颌唇侧牙龈的情况。

上颌全牙弓影像

（图6-26）

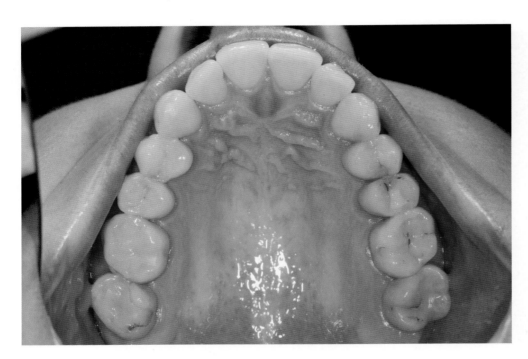

◎图6-26

1. 使用反光板反射上颌牙弓，形成反射影像。反光板尽量远离上颌牙弓，尽量压向下颌
    牙齿，避免在影像中出现双重影像。

2. 可使用轻柔的气流去除镜子表面的雾气。

3. 上颌中切牙切端唇面在影像上部边缘可以见到。

4. 尽量暴露最多的牙齿，最少暴露中切牙唇侧到第二磨牙近中，前牙区一定可以清晰
    暴露。

5. 清晰展现上颌切牙切端位置，以及唇、舌外展隙。

6. 被拍摄者平躺在牙椅上，牙椅尽量低、平，拍摄者位于被拍摄者头后方拍摄。

7. 该影像用来观察上颌牙弓形态、牙齿排列、上颌牙齿切端位置、上颌牙齿咬合面的形
    态、硬腭组织的情况等。

下颌全牙弓影像

（图6-27）

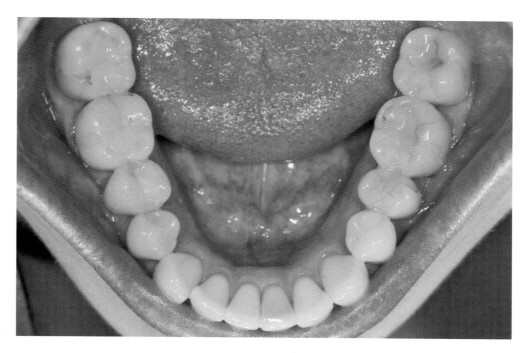

◎图6-27

1. 使用反光板反射下颌牙弓，形成反射影像。反光板尽量远离下颌牙弓，尽量压向上颌牙齿，避免在影像中出现双重影像。

2. 嘱患者放松，使用反光板遮挡患者的舌体组织，更好地暴露下颌牙齿的咬合面。

3. 可使用轻柔的气流去除镜子表面的雾气。

4. 影像中可见下颌中切牙切端唇面。

5. 尽量暴露最多的牙齿，最少暴露中切牙唇侧到第二磨牙近中，前牙区一定可以清晰暴露。

6. 患者45°坐在牙椅上，抬头，拍摄者位于前方。

7. 该影像用来观察下颌牙弓形态、牙齿排列、下颌牙齿切端位置、下颌牙齿咬合面的形态、口底组织的情况等。

上颌前牙腭侧影像

（图6-28）

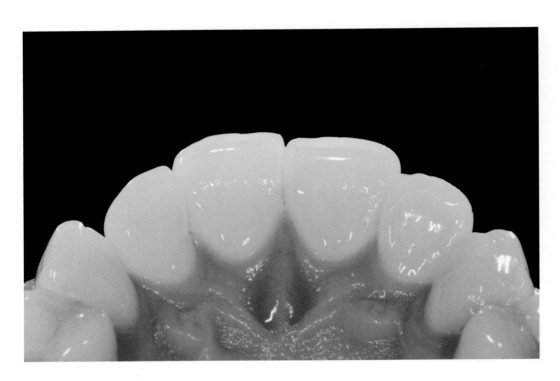

©图6-28

1. 使用牵拉器牵拉上唇组织，使用反光板反射上颌前牙牙弓，拍摄上颌前牙腭侧影像。

2. 使用反光板反射上颌前牙牙弓，注意调整反光板角度，使拍摄的影像中能够反映前牙腭侧形态，黏膜情况，注意避免暴露患者的鼻子。

3. 影像至少包括全部的上颌前牙，以中切牙为拍摄中心和对焦点。影像中只包括反射影像。

4. 该影像用来观察上颌前牙腭侧形态和细微结构，还可以观察上颌前牙腭侧牙龈的形态、颜色、质地等等。

5. 该影像不是必须拍摄的影像，而当病例治疗中涉及到前牙腭侧时，需要拍摄此影像。

下颌前牙舌侧影像

（图 6-29）

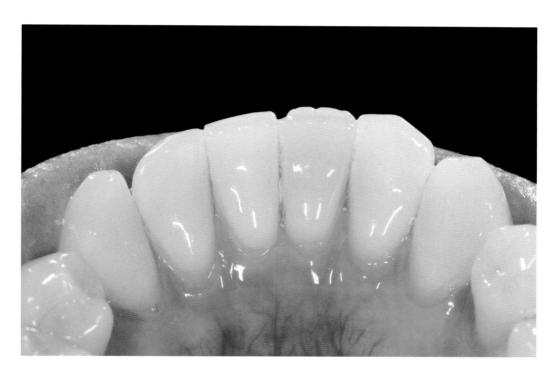

◎图 6-29

1. 使用牵拉器牵拉下唇组织，使用反光板反射下颌前牙牙弓，拍摄下颌前牙舌侧影像。

2. 使用反光板反射下颌前牙牙弓，注意调整反光板角度，使拍摄的影像中能够反映前牙舌侧形态，黏膜情况。

3. 影像至少包括全部的下颌前牙，以中切牙为拍摄中心和对焦点。影像中只包括反射影像。

4. 该影像用来观察下颌前牙舌侧形态和细微结构，还可以观察下颌前牙舌侧牙龈的形态、颜色、质地等等。

5. 该影像不是必须拍摄的影像，而当病例治疗中涉及到下前牙舌侧时，需要拍摄此影像。

上颌后牙咬合面影像

（图6-30、图6-31）

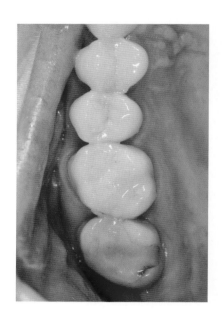

◎图6-30

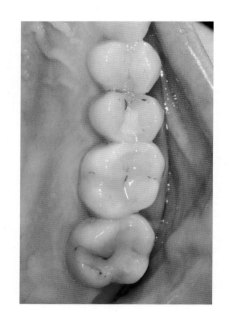

◎图6-31

1. 使用牵拉器牵拉拍摄侧口唇组织，反光板反射上颌后牙咬合面，拍摄影像。

2. 牵拉牵拉器到完全离开牙齿，尽量少摄入唇红及牵拉器。

3. 使用反光板反射拍摄侧后牙，反光板压向下颌牙齿，调整反光板角度，避免出现双重影像。

4. 暴露一侧全部后牙，尽量多的暴露牙龈等软组织。

5. 可使用轻柔的气流去除镜子表面的雾气。

6. 以患者的近远中窝沟连线为水平线拍摄。

7. 以第二双尖牙远中边缘嵴为中心点和对焦点，影像包括一侧全部后牙及牙龈组织。

8. 该影像用来观察后牙咬合面的形态。

9. 该影像不是必须拍摄的影像，而当病例治疗中涉及到上颌后牙咬合面时，需要拍摄此影像。

下颌后牙咬合面影像

（图 6-32、图 6-33）

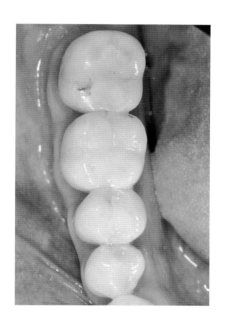

◎图 6-32

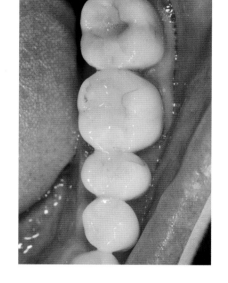

◎图 6-33

1. 使用牵拉器牵拉拍摄侧口唇组织，反光板反射下颌后牙咬合面，拍摄影像。

2. 牵拉牵拉器到完全离开牙齿，尽量少摄入唇红及牵拉器。

3. 使用反光板反射拍摄侧后牙，反光板压向上颌牙齿，调整反光板角度，避免出现双重影像。

4. 暴露一侧全部后牙，尽量多的暴露牙龈等软组织。

5. 可使用轻柔的气流去除镜子表面的雾气。

6. 以患者的近远中窝沟连线为水平线拍摄。

7. 以第二双尖牙远中边缘嵴为中心点和对焦点，影像包括一侧全部后牙及牙龈组织。

8. 该影像用来观察后牙咬合面的形态。

9. 该影像不是必须拍摄的影像，而当病例治疗中涉及到下颌后牙咬合面时，需要拍摄此影像。

后牙咬合影像

（图 6-34、图 6-35）

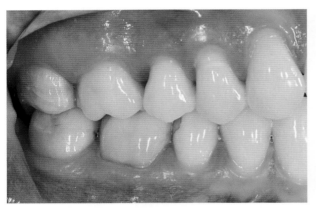 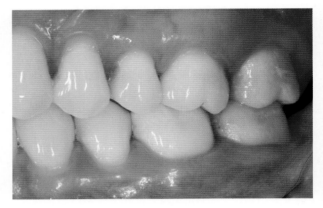

◎图 6-34   ◎图 6-35

1. 使用一个大牵拉器牵拉非拍摄侧口唇组织，反光板反射拍摄侧患者咬合，拍摄后牙咬合影像。

2. 牵引器只是起辅助牵拉的作用，反光板旋转进入口腔，牵拉拍摄侧口唇组织，反光板尽量远离后牙的颊侧面，尽量暴露牙龈组织。

3. 可使用轻柔的气流去除镜子表面的雾气。

4. 以患者的咬合线为水平线拍摄，垂直中线应当是双尖牙唇面。

5. 以双尖牙唇面为中心点和对焦点，调整相机角度，避免出现双重影像。

6. 该影像用来观察后牙形态、排列及咬合关系。还可用来观察后牙颊侧牙龈的情况。

7. 该影像不是必须拍摄的影像，而当病例治疗中涉及到该区域时，需拍摄此影像。

第三节 CSED 推荐口腔美学基本影像

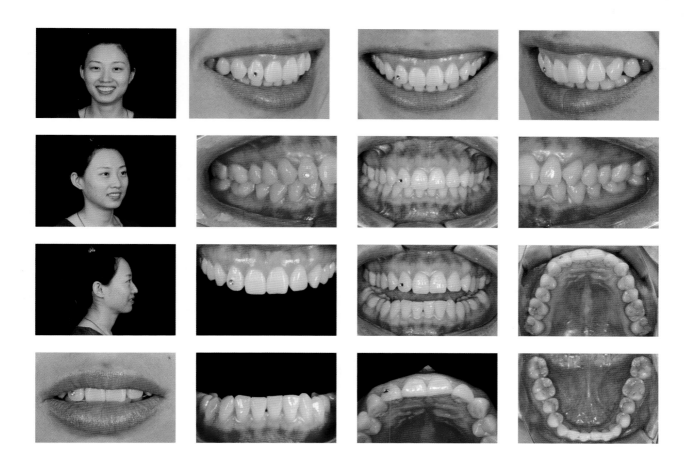

正面部影像

（图6-36）

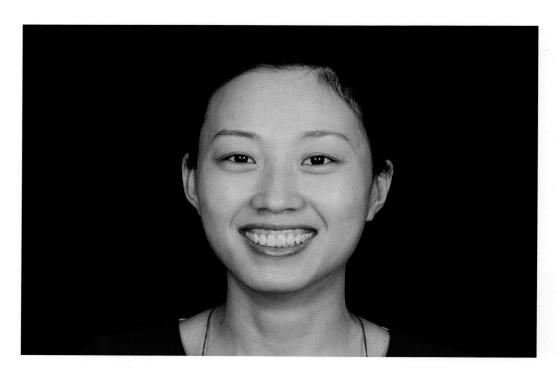

◎图6-36

1. 使用均质、统一颜色的背景拍摄，可使用简易摄影棚，多角度布光，尽量避免在背景上产生阴影。

2. 拍摄前校正患者的姿态，使眶耳平面与地面平行。以瞳孔连线为水平线校正相机，面部中线为纵线拍摄。如果患者面部存在偏斜，影像上应该能够体现。

3. 注意患者两侧耳朵暴露量一致，尽量保证在患者正面拍摄。

4. 以患者鼻子为中心，影像包括全部的面部和颈部的一部分。

5. 患者展现一个最大的自然微笑。

6. 该影像用来进行面部的宏观美学分析，体现面下 1/3 与面部整体之间的协调关系。

45°侧面部影像

（图6-37）

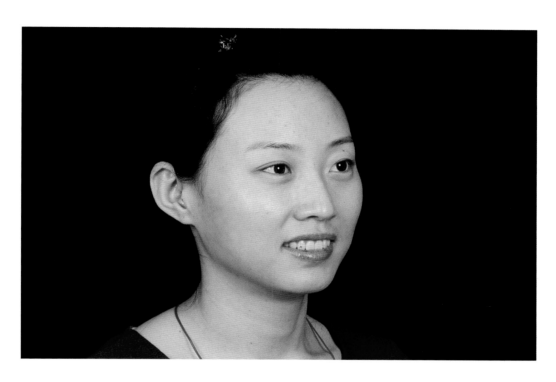

◎图6-37

1. 使用均质、统一颜色的背景拍摄，可使用简易摄影棚，多角度布光，尽量避免在背景上产生阴影。

2. 拍摄前校正患者的姿态，使眶耳平面与地面平行。拍摄时以眶耳平面为水平线校正相机。垂直于患者面部拍摄。如果患者面部存在偏斜，影像上应该能够体现。

3. 以眶下区为拍摄中心，影像包括全部的面部和颈部的一部分。

4. 被拍摄者整体45°转身，目视前方，身体正、直。

5. 患者面部松弛，展现面部自然微笑的状态。

6. 该影像用来进行面部的宏观美学分析，体现患者面下1/3与面部整体之间的协调关系。

7. 如果患者存在左右明显不对称，则需拍照对侧影像。

90°侧面部影像

（图 6-38）

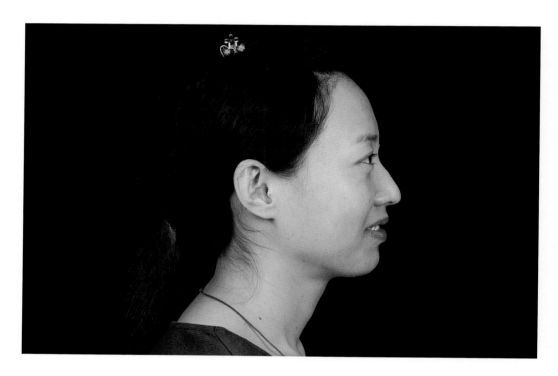

◎图 6-38

1. 使用均质、统一颜色的背景拍摄，可使用简易摄影棚，多角度布光，尽量避免在背景上产生阴影。

2. 拍摄前校正患者的姿态，使眶耳平面与地面平行。拍摄时眶耳平面为水平线校正相机，垂直于患者面部拍摄。如果患者面部存在偏斜，影像上应该能够体现。

3. 以耳前区为拍摄中心，影像包括全部的面部和颈部的一部分。

4. 被拍摄者 90° 整体转身，目视前方，身体正、直。

5. 患者面部松弛，展现面部自然微笑的状态。

6. 该影像用来进行面部的宏观美学分析，体现患者面下 1/3 与面部整体之间的协调关系。

7. 该影像还能展现患者的侧面型，对于评估患者术前、术后的面型变化有重要意义。

8. 能通过该影像观察患者上颌前牙切缘与下唇干湿线之间的关系，在美学修复中有指导意义。

9. 如果患者存在左右明显不对称，则需拍照对侧影像。

口唇休息位影像

（图6-39）

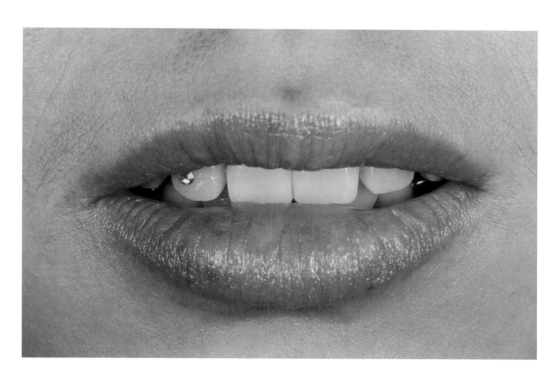

◎图6-39

1. 患者端坐、目视前方，面部肌肉放松，处于息止颌位，拍摄患者自然放松时的正面唇
   齿关系影像。

2. 用瞳孔连线和面部中线矫正相机，真实反映患者上颌前牙的情况，如果患者存在偏
   斜，在照片上应当能够反映。不要通过倾斜相机来补偿牙齿的倾斜。

3. 患者不能自然放松时，可嘱患者发"M"音，诱导患者的休息位，使患者放松，完成
   拍摄。

4. 在患者正前方拍摄。

5. 影像中包括口角内的全部范围，包含人中，不包括鼻子。

6. 不需使用背景。

7. 此影像是口腔治疗重要的影像之一，能展现患者自然放松时的正面唇齿关系，是美学
   分析、设计的重要依据。

正面微笑口唇影像

（图6-40）

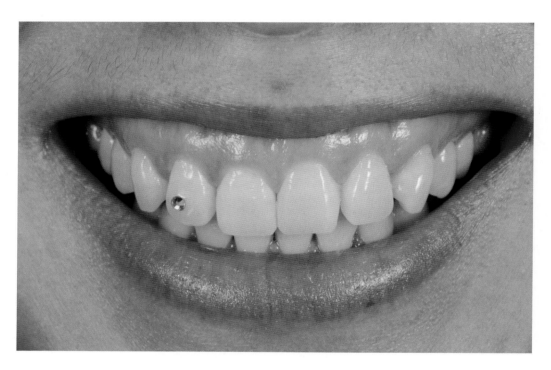

◎图6-40

1. 面部肌肉放松，展现最大的、自然的微笑。记录当患者最大范围微笑时可以暴露的牙齿数量和牙龈情况。

2. 用瞳孔连线和面部中线矫正相机，真实反映患者上颌前牙的情况，如果患者中线不正，或者𬌗平面倾斜，在照片上应当能够反映。不要通过倾斜相机来补偿牙齿的倾斜。

3. 在患者正前方拍摄。

4. 相机应当在垂直方向和水平方向上都与目标牙齿成90度，以避免切端平面倾斜、扭转。

5. 影像中包括口角内的全部范围，包含人中，不包括鼻子。

6. 以中切牙和侧切牙对焦，适当的景深可以使暴露的其他牙齿也清晰。

7. 不需使用背景。

8. 此影像是口腔治疗重要的影像之一，能展现患者微笑时正面唇齿关系，是美学分析、设计的重要基础。

45°侧面微笑口唇影像

（图6-41、图6-42）

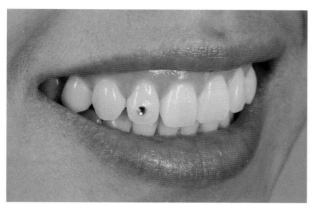

◎图6-41

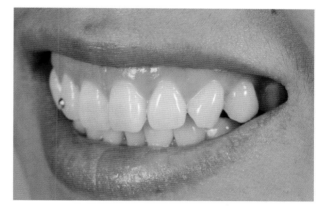

◎图6-42

1. 面部肌肉放松，展现自然的微笑。该影像用来记录患者微笑时侧面暴露的牙齿数量和牙龈情况。

2. 可以使用背景。如果需要，可以在后使用背景，但不要产生阴影。很多时候由于闪光灯位置和景深问题，即使不使用背景也是黑色效果。

3. 以瞳孔连线校正相机，影像的垂直中线应当是侧切牙唇面。

4. 以侧切牙唇面为中心拍摄，影像包含口角内的全部范围，包含人中，不包含鼻子。

5. 拍摄者位于患者侧方拍摄，影像中可见对侧的中切牙唇面、侧切牙唇面、甚至尖牙的近中面。

6. 该影像用来记录和评价患者侧面的唇齿关系，是美学设计和分析的重要影像之一。

全牙列正面咬合影像

（图6-43）

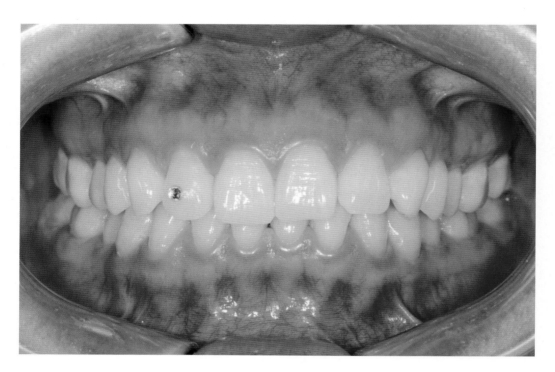

◎图6-43

1. 上下颌牙齿咬合，拍摄患者上下颌咬合状态时的影像。用来全面评价软硬组织和咬合状态的整体印象。

2. 患者45度坐在牙椅上，使用一对大牵拉器牵拉口唇组织，牵拉牵引器到完全离开牙齿，牵拉后系带紧张，尽量多的暴露牙龈组织，暴露颊外展隙，影像中尽量少摄入唇红及牵拉器。

3. 两侧牵引器对称以避免照片倾斜。

4. 牙齿、软组织必须完全暴露、拍摄清楚。牙龈高度及形态轮廓不能模糊、被阻挡。

5. 使用瞳孔连线矫正相机，面部中线作为照片的中线。尽管牵拉器会导致部分软组织变形，但上唇人中、唇系带仍有一定的参考作用。牙齿及𬌗平面的倾斜、不对称应当在影像中再现。

6. 相机应正对牙齿成90°。避免倾斜相机或者在垂直方向上有角度（偏上或偏下）。

7. 拍摄前用气枪轻轻吹去牙齿表面的唾液，以上颌中切牙区为中心点、对焦点拍摄。

8. 该影像用来全面观察各牙齿的位置、角度以及长度之间的关系、观察整体咬合情况；还可以观察软组织的形态、质地、颜色等情况。

全牙列正面非咬合影像

（图6-44）

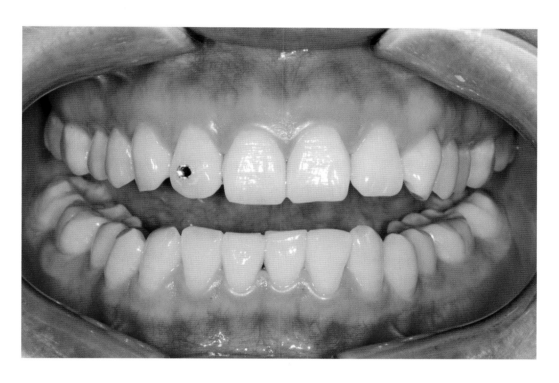

◎图6-44

1. 上下颌牙齿轻微分开，使下颌前牙切端和后牙咬合面均可见到，用来全面评价软硬组织整体印象。

2. 患者45°坐在牙椅上，使用一对大牵引器牵拉口唇组织，牵拉牵引器到完全离开牙齿，牵拉后系带紧张，尽量多的暴露牙龈组织，暴露颊外展隙，影像中尽量少摄入唇红及牵拉器。

3. 两侧牵引器对称以避免照片倾斜。

4. 牙齿、软组织必须完全暴露、拍摄清楚。牙龈高度及形态轮廓不能模糊、被阻挡。

5. 使用瞳孔连线矫正相机，面部中线作为照片的中线。尽管牵拉器会导致部分软组织变形，但人中、系带仍有一定的参考作用。

6. 拍摄时可嘱患者稍微低头，嘱患者舌头轻轻碰触上颌硬腭组织，能更好地暴露下颌后牙咬合面。

7. 拍摄前用气枪轻轻吹去牙齿表面的唾液，以上颌中切牙区为中心点对焦拍摄。

8. 该影像用来全面观察上下颌牙齿的位置、角度以及长度之间的关系、下颌牙齿切端和咬合面的形态，观察软组织的形态、质地、颜色等。

后牙咬合影像

（图6-45、图6-46）

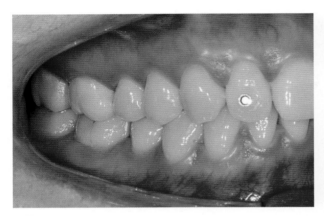 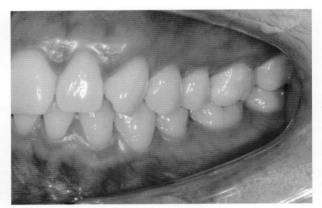

◎图6-45　　　　　　　　　　　　　　　　◎图6-46

1.　使用一个颊侧牵拉器和一个大牵拉器牵拉口唇组织，患者咬合，拍摄后牙咬合影像。

2.　颊侧牵拉器向后方牵拉拍摄侧口唇组织，尽量多的暴露拍摄侧牙齿、牙龈组织，对侧
　　口唇组织使用大牵拉器辅助牵拉，不必用力，相机垂直牙齿，直接拍摄，尽量少摄入
　　唇红及牵拉器。

3.　影像内包含一侧全部后牙、牙龈等软组织。

4.　以患者的咬合线为水平线拍摄，垂直中线应当是双尖牙唇面。

5.　以双尖牙唇面为中心点和对焦点，垂直牙面拍摄，影像包括一侧上下颌全部后牙及牙
　　龈组织。

6.　该影像用来观察后牙形态、排列及咬合关系。还可用来观察后牙颊侧牙龈的情况。

上颌牙列正面影像

（图 6-47）

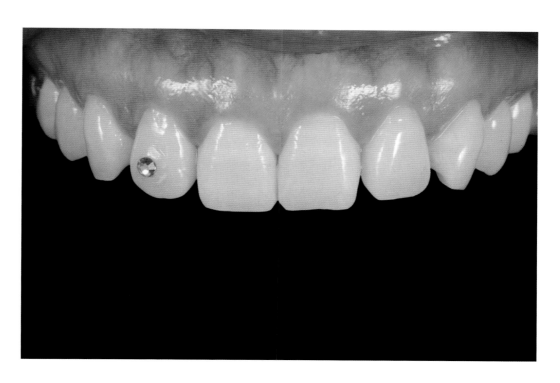

©图 6-47

1. 使用牵拉器牵拉上唇组织，黑色背景板遮挡下颌牙齿，拍摄上颌牙列影像。

2. 用瞳孔连线、面部中线矫正相机，真实反映上颌牙齿的情况。

3. 被拍摄者 45° 坐在牙椅上，使用指状牵拉器 45° 斜向上方牵拉上唇组织，尽量多的暴露上颌牙齿、牙龈组织。

4. 使用黑背景板遮挡下颌牙齿，嘱患者略低头，拍摄者位于被拍摄者前方，相机垂直于牙齿表面，直接拍摄上颌牙齿。

5. 水平中线应当是上颌切端连线，垂直于面部中线。

6. 影像包括上颌全部的前牙和前磨牙，以中切牙为拍摄中心和对焦点。

7. 该影像用来观察上颌牙齿的排列和上颌牙齿的切角形态、边缘嵴形态、接触点位置以及切外展隙的特点，还可用来观察上颌唇侧牙龈的情况，是最重要的美学影像之一。

下颌牙列正面影像

（图 6-48）

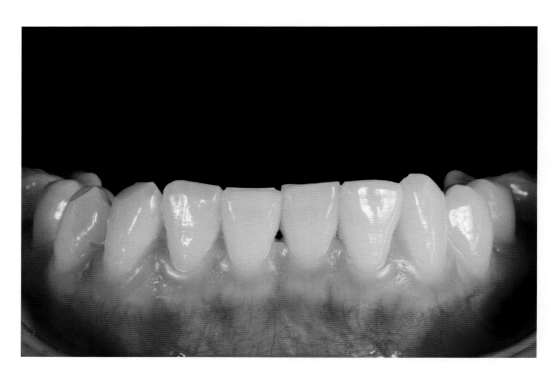

◎图 6-48

1. 使用牵拉器牵拉下唇组织，黑色背景板遮挡上颌牙齿，拍摄下颌牙列影像。

2. 用瞳孔连线、面部中线校正相机，真实反映下颌牙齿的情况。

3. 被拍摄者 45° 坐在牙椅上，使用指状牵拉器 45° 斜向下方牵拉下唇组织，尽量多的暴露下颌牙齿、牙龈组织。

4. 使用黑背景板遮挡上颌牙齿，嘱患者略抬头，拍摄者位于被拍摄者前方，相机垂直于牙齿表面，直接拍摄下颌牙齿。

5. 水平中线应当是下颌切端连线，垂直于面部中线。

6. 影像至少包括全部的下颌前牙及前磨牙，以中切牙为拍摄中心和对焦点。

7. 该影像用来观察下颌牙齿的排列和下颌牙齿的切角形态、边缘嵴形态、接触点位置以及切外展隙的特点，还可用来观察下颌唇侧牙龈的情况。

上颌前牙切端影像

（图 6-49）

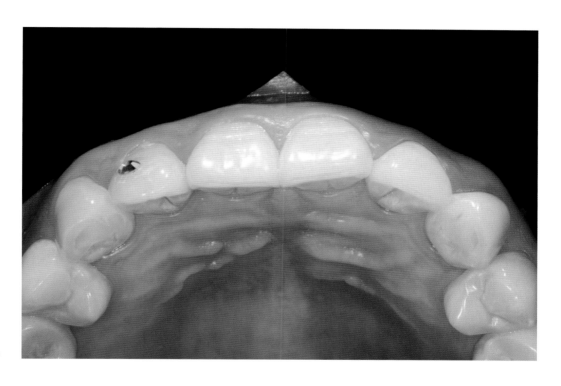

◎图 6-49

1. 使用黑色殆叉牵拉上唇组织，使用反光板反射上颌前牙牙弓，拍摄上颌前牙切端影像。

2. 使用黑色殆叉向上方牵拉上唇组织，殆叉尽量贴近上颌唇侧黏膜组织。

3. 使用反光板反射上颌前牙牙弓，注意调整反光板角度，使拍摄的影像中能够反映前牙切端、唇面形态、唇侧牙龈、牙槽骨轮廓。

4. 拍摄时被拍摄者 45° 坐在牙椅上，拍摄者位于前方拍摄，也可以把被拍摄者放平，拍摄者位于后方拍摄。

5. 影像至少包括全部的上颌前牙，以中切牙切端为拍摄中心和对焦点。影像中只包括反射影像。

6. 该影像用来观察上颌前牙的排列和上颌前牙的切端、唇面的形态和细微结构，还可以观察上颌前牙唇侧牙龈的形态、轮廓和牙槽骨的轮廓，该影像在前牙种植病例中具有重要意义。

上颌全牙弓影像

（图6-50）

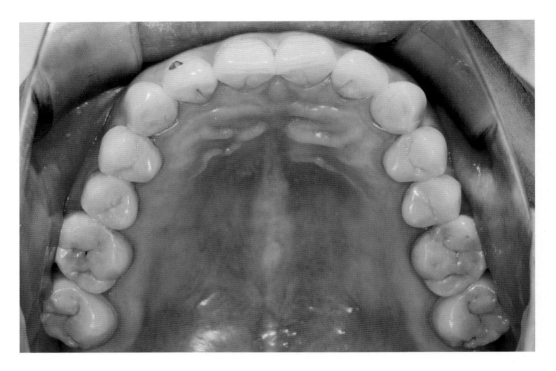

◎图6-50

1. 使用牵拉器牵拉口唇组织，使用反光板反射上颌牙弓，形成反射影像。

2. 使用指状牵拉器45°斜上方牵拉上唇组织，牵拉器尽量远离黏膜，注意遮挡鼻子，避免在影像中出现鼻子。

3. 反光板尽量远离上颌牙弓，尽量压向下颌牙齿，避免在影像中出现双重影像。

4. 可使用轻柔的气流去除镜子表面的雾气。

5. 上颌中切牙切端唇面在影像上部边缘可以见到。

6. 尽量暴露最多的牙齿，最少暴露中切牙唇侧到第二磨牙近中，前牙区一定清晰暴露。

7. 清晰展现上颌切牙切端位置，以及唇、舌外展隙。

8. 被拍摄者平躺在牙椅上，牙椅尽量低、平，拍摄者位于被拍摄者头后方拍摄。

9. 该影像用来观察上颌牙弓形态、牙齿排列、上颌牙齿切端位置、上颌牙齿咬合面的形态、硬腭组织的情况等，是进行美学修复前测量、计算、美学设计的重要影像。

下颌全牙弓影像

（图 6-51）

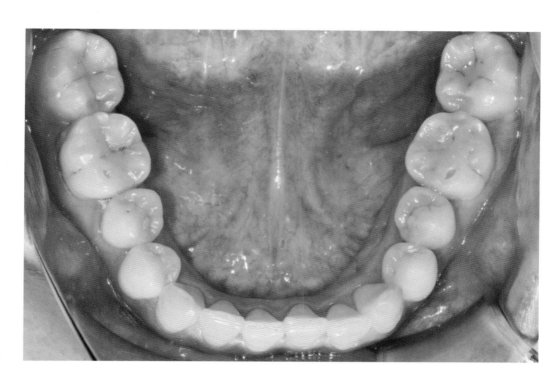

◎图 6-51

1. 使用牵拉器牵拉口唇组织，使用反光板反射下颌牙弓，形成反射影像。

2. 使用指状牵拉器 45° 斜下方牵拉下唇组织，牵拉器尽量远离黏膜，尽量多的暴露牙齿。

3. 反光板尽量远离下颌牙弓，尽量压向上颌牙齿，避免在影像中出现双重影像。

4. 嘱患者放松，使用反光板遮挡患者的舌体组织，更好地暴露下颌牙齿的咬合面。

5. 可使用轻柔的气流去除镜子表面的雾气。

6. 影像中可见下颌中切牙切端唇面。

7. 尽量暴露最多的牙齿，最少暴露中切牙唇侧到第二磨牙近中，前牙区清晰暴露。

8. 患者 45° 坐在牙椅上，抬头，拍摄者位于前方。

9. 该影像用来观察下颌牙弓形态、牙齿排列、下颌牙齿切端位置、下颌牙齿咬合面的形态、口底组织的情况等。

第七章

临床静物和操作影像

在临床工作中，除了拍摄各种典型的病例资料影像之外，还有必要拍摄很多其他题材，其中比较重要的两部分就是临床静物摄影和临床操作摄影。

这两种摄影的拍摄基本方法与口腔常用临床影像基本相同，所不同的是，在规范之外需要一些创造性。

临床上很多静物值得拍摄，并且静物拍摄的布光比口腔内拍摄更为灵活，更容易创造出具有特点的布光条件；临床上很多操作步骤值得拍摄，其基本构图原则与口腔内拍摄相同，但展现每一步临床操作的最佳视角却并不一定相同，这类影像的拍摄既需要参考规范，又需要一定的创造力。

第一节　临床静物影像

　　临床工作中很多静物值得拍摄。一方面是对治疗过程更全面的记录，有时可以弥补临床影像拍摄的不足，有时可以从临床影像无法达到的角度进行拍摄；另一方面，临床静物影像的拍摄有时可以成为医技信息沟通的重要载体；再者，拍摄良好的临床静物影像可以很好地表现修复体等在口腔医学领域中的美感，提升医生自身的美学素养，提升患者对口腔美学的专业认可度。

　　技工室影像是临床静物影像中最重要的内容，是针对印模、模型、修复体等静物对象拍摄的影像。这些影像不是患者口腔内拍摄，由于没有口唇的遮挡，技工室影像的拍摄视角更为灵活，很多在患者口腔内不能拍摄的影像可以通过技工室影像来反映（图7-1、图7-2）。技工室影像还可利用各种辅助工具进行拍摄，采取更灵活的布光方法，甚至应用特殊的拍摄方法，拍摄个性化的影像（图7-3、图7-4）。

　　技工室影像包括术前进行的美学设计影像、转到技工室进行技工制作的印模和模型影像、修复体制作影像和修复体影像等等，可以体现医生对于修复体的美学设计思想，也可以体现医技交流的过程，并把这种设计思想和交流过程渗透在修复体制作过程中，通过影像的方式表现出来；技工室影像还可以记录修复体加工的过程，体现技工在修复体制作过程中的制作手段和技巧。

　　为了保证影像背景环境的均一、使拍摄物更加清晰、拍摄影像更具有美感，拍摄技工室影像时需要专门的静物摄影灯箱、背景板、反光板等辅助工具；为了体现某些特殊的美学需求还可借助有色光源、紫外光源等特殊灯光辅助拍摄个性化的影像（图7-5、图7-6）。

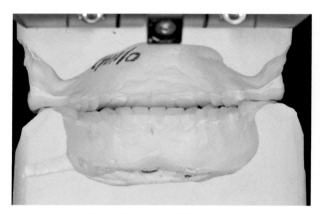

◎图7-1　口内视角拍摄表现诊断蜡型咬合设计

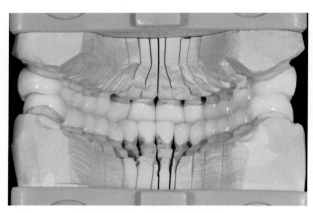

◎图7-2　口内视角拍摄表现修复体咬合状态

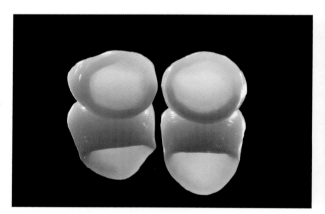

◎图7-3　表现修复体透明度的影像

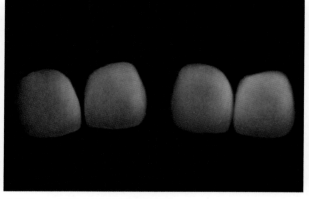

◎图7-4　紫外光灯下的修复体影像

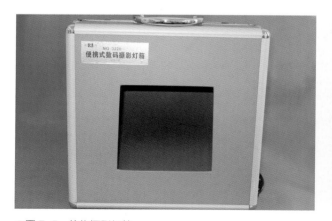

◎图7-5　静物摄影灯箱

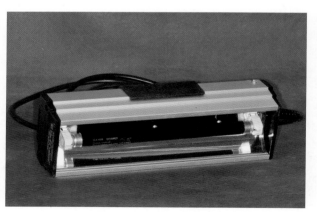

◎图7-6　紫外光源

一、印模影像

印模影像可分为固定义齿印模影像、可摘局部义齿印模影像和全口义齿印模影像，在拍摄前都要注意清洗干净印模上的血迹和污物，去除多余的印模材，避免印模倾斜放置。用气枪吹净水分，但不能过分吹干，避免印模因脱水而变形。印模影像分为整体印模影像和印模细节影像，一般先拍摄整体影像，再拍摄细节影像。

根据所用印模的颜色不同选择背景颜色，黑色、灰色、白色是比较通用的颜色，材质可以是卡纸、织布或者亚克力。如果印模的颜色较浅，则选择黑色的背景板；如果印模的颜色较深，则选择相对较浅的灰色或白色的背景板进行拍摄；如果希望被摄物体出现倒影，也可以应用黑色或者白色亚克力背景板进行拍摄（图7-7、图7-8）。

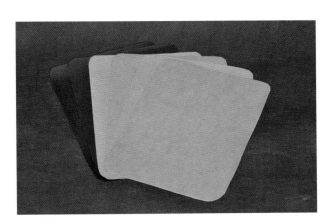

◎图 7-7　黑色、灰色背景卡

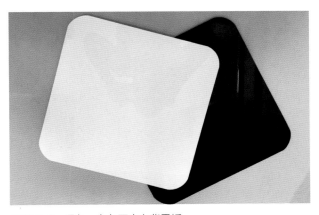

◎图 7-8　黑色、白色亚克力背景板

1. 印模整体影像

印模整体影像主要用来观察印模的整体状况，包括印模边缘的完整性、印模制取的质量等情况。根据印模的颜色选择合适的背景板，把印模放置在距地面大约0.5米的平面上，相机与印模垂直拍摄，拍摄比例为1∶3～3.5，可以获得完整的影像（图7-9、图7-10）。

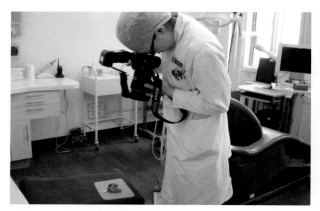

◎图7-9 相机与印模的位置关系

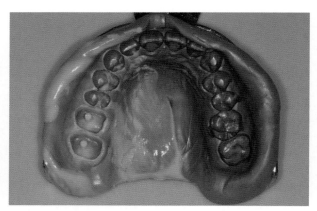

◎图7-10 印模整体影像

2. 印模细节影像

主要用来观察印模的局部情况的影像，评价印模制取质量的优劣。

此影像基本拍摄不到背景，仅针对需要拍摄的部位拍摄，选择合适的角度，避免过多的印模边缘对于拍摄部位的遮挡，可以改变不同的角度进行拍摄（图7-11～图7-14）。

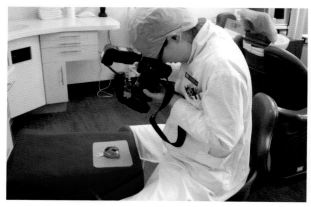

◎图7-11 相机与印模的位置关系

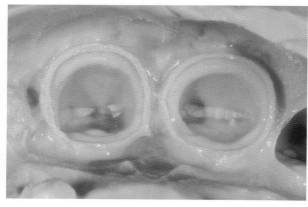

◎图7-12 印模细节影像

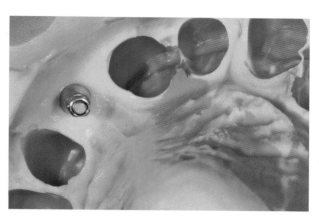
◎图 7-13 印模细节影像

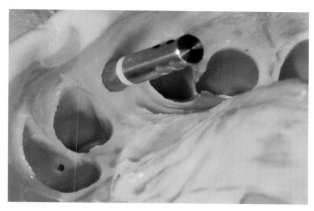
◎图 7-14 印模细节影像

二、模型影像

　　模型影像可分为术前模型影像、模型分析影像、诊断蜡型影像、牙体预备后模型影像等。

　　术前模型影像广泛应用于修复领域和正畸领域，主要起到患者术前资料留存和术前诊断、分析、美学设计、模型观测等用途。

　　模型分析影像能够记录医生对于病例的设计思想，并且可以记录具体的诊断设计过程，能够帮助医生进行分析并指导临床操作，并对其他专业治疗有指导作用。

　　诊断蜡型影像能够记录模型分析后的效果，对于预后效果具有评估作用，同时能够指导临床操作，也可以指导技师制作修复体。

　　牙体预备后影像能记录患者的牙体预备情况，对牙体预备进行评价，并对模型的整体情况和细节情况进行记录。

　　拍摄模型影像前要对模型进行修整，去除咬合面上的小瘤，对模型的边缘进行修整。对于可摘局部义齿或全口义齿进行模型拍摄时，还应该拍摄取得咬合记录后的影像。

　　拍摄模型影像可以应用静物摄影灯箱，并根据石膏材料的颜色选择不同的背景卡，大部分情况下建议选择黑色、灰色或白色等中性的背景，特殊情况下也有一些医生喜欢选择鲜艳颜色的背景。

　　模型影像的拍摄与口内影像接近，也包括全牙列正面咬合像、侧面咬合像，覆𬌗覆盖影像、前牙正面咬合影像、上下前牙影像、上下颌牙弓影像、上下前牙牙弓影像，单颗前后牙影像等等，应根据实际病例的需要选择拍摄。

1. 模型正面咬合像

上下颌模型直接咬合在一起拍摄，或固定在颌架上进行拍摄。

如果条件有限，可以选择在比较纯净的背景下直接拍摄；如果有条件，可以在专业静物摄影箱内进行拍摄。选择合适的背景卡，把模型尽量靠近背景卡放置，或者选择黑色背景卡，对比比较明显，也可以避免形成影响美观的阴影（图7-15、图7-16）。

构图时以上中切牙为中心，前牙切端、牙尖的连线为水平面，相机垂直于中切牙的牙面进行拍摄。拍摄的范围包含全牙列的牙齿、软组织。

2. 模型侧面咬合影像

拍摄方法与前一张影像的拍摄方法相同，拍摄范围根据病例实际情况决定，以后牙颊尖的连线为水平面，相机垂直于牙面进行拍摄。

通过本影像可以清楚地看到后牙形态、排列，并且可以观察模型的咬合情况。对于牙列缺损患者，还可以观察对颌牙的过长、邻牙的倾斜、缺牙区近远中距离和颌间距离的大小等问题，还可间接评价骨吸收等情况（图7-17、图7-18）。

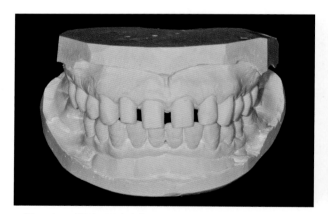

◎图 7-15　模型正面咬合像

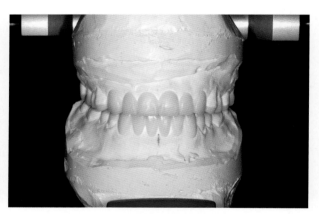

◎图 7-16　颌架上的诊断蜡型模型正面咬合像

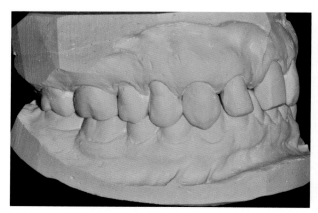

◎图 7-17　模型侧面咬合影像

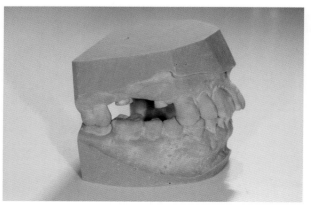

◎图 7-18　模型侧面咬合影像

3. 模型覆𬌗覆盖影像

与口腔内拍摄相似，模型覆𬌗覆盖影像也有两种拍摄方法，一种是从侧面拍摄，一种是从前牙切端仰视视角拍摄。

从侧方拍摄的覆𬌗覆盖影像可以直接拍摄，也可放置在静物拍摄灯箱内拍摄，从模型的正侧方拍摄。仅可见对侧的上颌中切牙，主要应用于对于患者覆𬌗覆盖进行改变的病例的术前术后对比（图7-19）。

从前牙切端仰视视角拍摄覆𬌗覆盖情况，可以用来记录、评估患者预期治疗效果。拍摄这张影像不需要使用静物箱进行拍摄。把模型放置在一个较高的位置上，模型下方放置黑色的背景卡纸，从模型的下方45°仰视视角左右进行拍摄（图7-20）。

4. 前牙正面咬合影像

拍摄的范围包括全部前牙在内，以上颌中切牙为中心，前牙切端的连线或预备体切端连线为水平线进行拍摄（图7-21）。

该影像拍摄方法与拍摄前牙列正面咬合影像方法相同。

5. 模型上颌前牙影像

该影像可以在静物摄影灯箱内拍摄，也可以直接使用黑色背景卡进行拍摄。把模型直接放置在背景卡上拍摄。拍摄时以上颌中切牙为中心，上颌前牙或预备体的切端连线为水平线，相机垂直于牙齿或预备体表面进行拍摄（图7-22）。

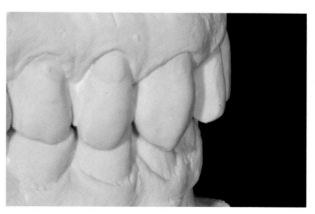

◎图7-19 侧面拍摄的覆𬌗覆盖影像

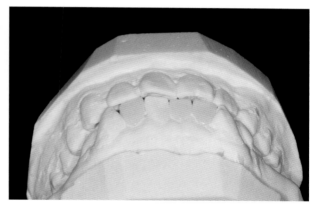

◎图7-20 前牙仰视视角拍摄的覆𬌗覆盖影像

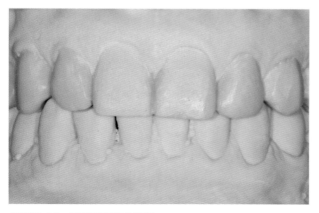

◎图7-21 前牙正面咬合影像

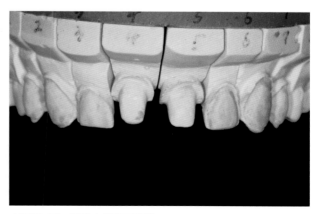

◎图7-22 模型上颌前牙影像

6. 模型上下颌牙弓影像

拍摄该影像时，把模型放置在距离地面大约50厘米的高度上，模型放置在背景卡上，相机垂直模型进行拍摄。拍摄的影像如能看见前牙的唇侧，可以反映前牙的排列和唇侧的形态；当前牙全部缺失时，影像应能反映唇侧牙槽嵴的情况（图7-23、图7-24）。

拍摄的范围根据病例具体情况决定，有时需要包括牙列中所有的牙齿和牙槽嵴在内，有时仅需拍摄部分牙列。通过上、下颌牙弓𬌗面影像可以观察牙弓形态、牙齿排列、切端位置等，是进行美学修复前测量、计算、美学设计的重要影像。在局部义齿修复时，也可以用来观察牙齿的排列和牙槽嵴、系带、基牙及邻牙倒凹的情况等。

7. 个别牙齿影像

拍摄该影像时，通常把模型放置在黑色背景卡上，直接拍摄。本影像具体反映个别牙情况的影像，应根据病例特点从不同角度拍摄（图7-25～图7-28）。

拍摄后牙颊侧影像时，可以在模型的舌侧放置黑色背景板，遮挡对侧牙列，避免拍摄到对侧牙齿的影像，减少拍摄背景的混乱，可以更好的突出表现被拍摄侧的牙齿状态（图7-29～图7-32）。

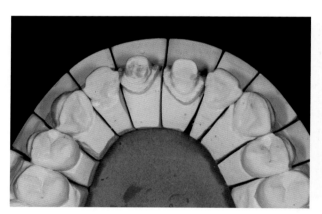

◎图 7-23　模型上颌牙弓影像

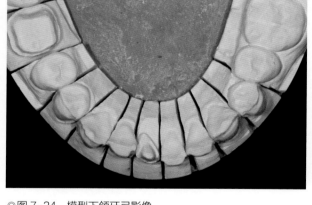

◎图 7-24　模型下颌牙弓影像

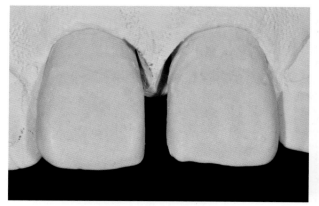

◎图 7-25　唇侧拍摄的个别前牙影像

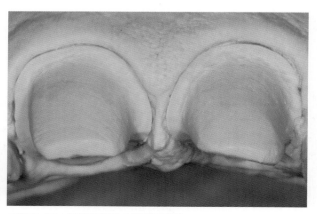

◎图 7-26　切端拍摄的个别前牙影像

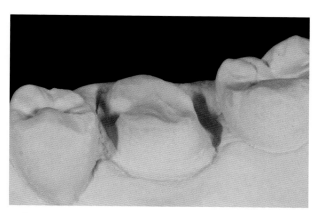

◎图 7-27   偏舌侧拍摄的后牙预备体影像

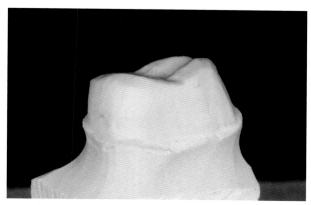

◎图 7-28   个别后牙预备体影像

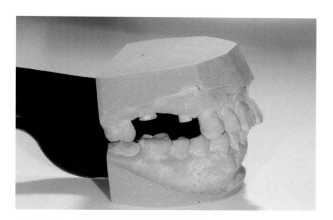

◎图 7-29   模型的舌侧放置黑色背景板

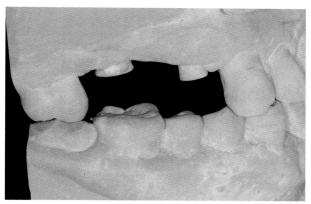

◎图 7-30   遮挡了对侧牙列的后牙颊侧影像

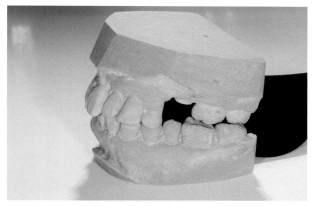

◎图 7-31   模型的舌侧放置黑色背景板

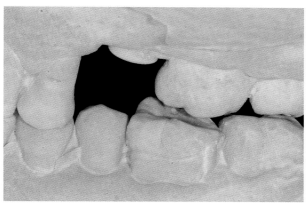

◎图 7-32   遮挡了对侧牙列的后牙颊侧影像

8. 口内视角影像

从口内视角可以更直接地观察后牙舌腭侧的咬合细节，这个视角是口内拍摄时无法实现的，这张影像对于术前的咬合分析和诊断、修复体的咬合检查都具有重要的临床意义。

拍摄该影像时，需要把上下颌模型稳定在准确的咬合位置上，从模型后侧直接拍摄。根据病例特点，可以从不同角度拍摄（图7-33、图7-34）。

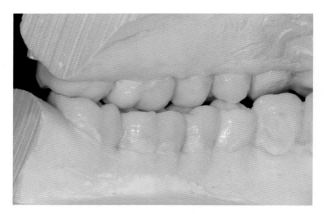 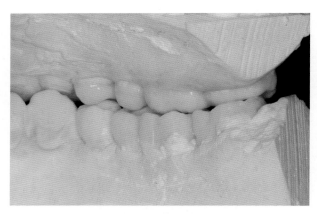

◎图7-33　口内视角拍摄后牙舌腭侧咬合影像　　◎图7-34　口内视角拍摄后牙舌腭侧咬合影像

三、修复体影像

1. 常规修复体影像

常规修复体影像可以在背景卡上或在反光镜上拍摄，拍摄对象包括所有类型的修复体，包括冠、桥等固定修复体、可摘局部义齿修复体、全口义齿修复体等等。

根据修复体的种类及数量或大小，拍摄比例和其他各参数要作相应调整。拍摄固定修复体时，一般采取1:1至1:2的拍摄比例；拍摄可摘局部义齿或全口义齿时，一般采取1:3至1:3.5的拍摄比例。

如果采用黑色背景拍摄，把修复体放置在黑色背景卡上直接拍摄即可，可以根据修复体的特点改变相机与修复体的角度，从不同角度对修复体进行拍摄（图7-35～图7-40）。

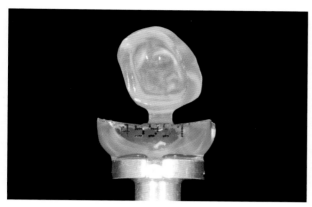

◎图 7-35　修复体影像

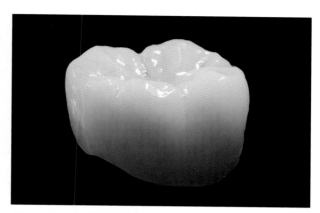

◎图 7-36　全冠修复体影像

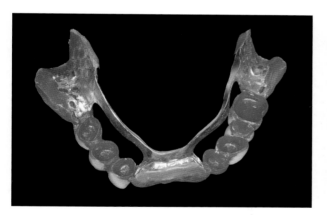

◎图 7-37　双重冠义齿修复体影像

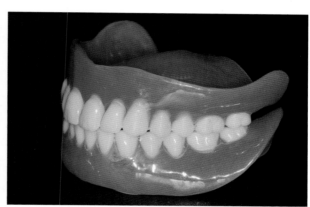

◎图 7-38　总义齿修复体影像

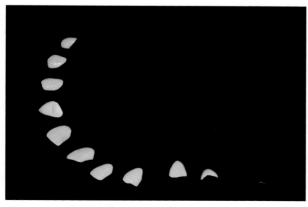

◎图 7-39　多个修复体影像

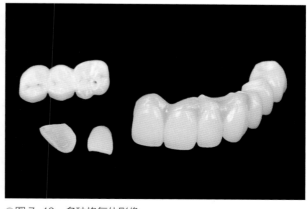

◎图 7-40　多种修复体影像

如果希望采用浅色背景，可以应用白色背景纸、在摄影静物灯箱内拍摄，可以获得较好的拍摄效果，背景颜色可以接近纯白色（图7-41、图7-42）；如果希望达到更接近纯白色的背景效果，就需要以透光的白色灯箱为背景拍摄（图7-43、图7-44）。

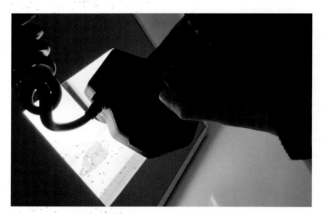

◎图 7-41 在静物灯箱中直接拍摄

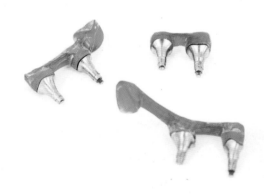

◎图 7-42 静物灯箱中拍摄的白色背景影像

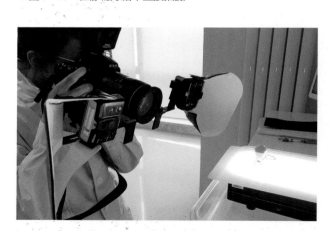

◎图 7-43 以透光的白色灯箱为背景拍摄

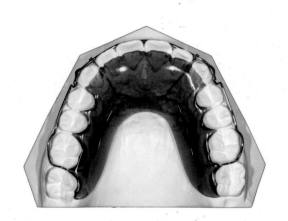

◎图 7-44 透光的白色灯箱为背景拍摄的影像

如果希望拍摄修复体和倒影共存的影像，就需要应用到反光板拍摄，形成修复体和镜像两个影像。拍摄此影像时，可以把修复体放置到反光板上直接拍摄，此时需要注意相机与反光板要形成一定的角度拍摄，不能垂直拍摄，以避免反光板反光影响拍摄效果（图7-45）；也可以将反光板放在自制的黑色盒子中拍摄，可以更好的减少周围环境对拍摄效果的影响（图7-46）。带有倒影的修复体影像可以同时观察到修复体的多个面，比直接拍摄的影像能够更生动的反映修复体的状态（图7-47～图7-54）。

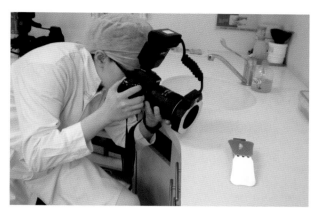

◎图 7-45　直接拍摄具有倒影的影像

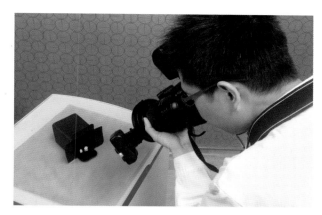

◎图 7-46　利用黑色盒子拍摄具有倒影的影像

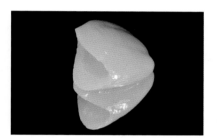

◎图 7-47　单个冠修复体

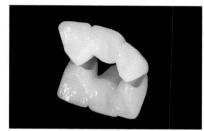

◎图 7-48　前牙固定桥修复体

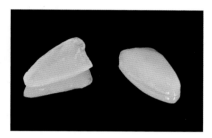

◎图 7-49　两个前牙微创贴面修复体

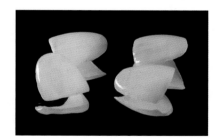

◎图 7-50　多个前牙微创贴面修复体

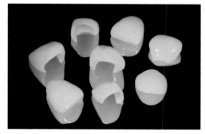

◎图 7-51　多个前牙贴面修复体

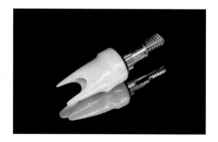

◎图 7-52　前牙全瓷基台

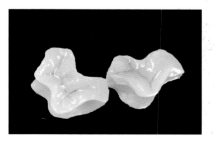

◎图 7-53　两个后牙嵌体修复体

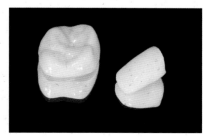

◎图 7-54　前后牙冠修复体

2. 修复体透光性影像

不同的修复材料透光性不同，对于固定义齿修复来说，透光性是一个重要的美学性能，因此，有时需要拍摄表现修复体透光性的影像。

对于非常薄、透光性非常强的修复体，可以将其放在具有较深色条纹的背景纸上直接拍摄，由于背景具有较大的对比度，一部分被透射，直接拍摄就可以直观反映修复体的透光效果（图7-55）。[84]

另一种方式是采用单光源拍摄，重点表现修复体的内部结构。拍摄时把修复体固定在黑背景纸上，切端向上；将闪光灯灯头放置在修复体的后面，距离修复体大约5～7cm；相机在修复体的前方拍摄，注意相机侧的闪光灯需要关闭（图7-56～图7-58）。

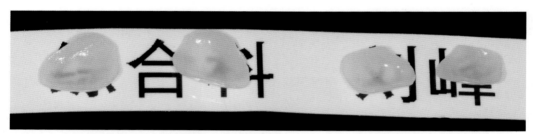

◎图 7-55　在大对比度背景上拍摄的修复体透光性影像

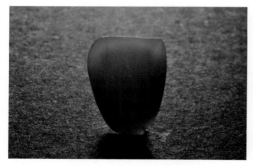

◎图 7-56　单光源拍摄的修复体透光影像

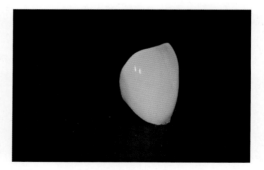

◎图 7-57　修复体固定在黑背景板上

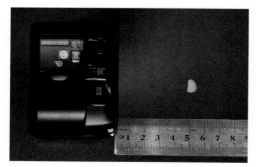

◎图 7-58　修复体、闪光灯位置关系

　　拍摄透光性影像还可以采用更多灵活的布光方法。比如可以利用双点闪光灯，安放在修复体的侧方或侧后方，形成双点侧逆布光效果；为了强化拍摄效果，还可以增加各种颜色的滤镜。这样拍摄的效果可以很好的展现修复体的内部层次（图7-59～图7-62）。

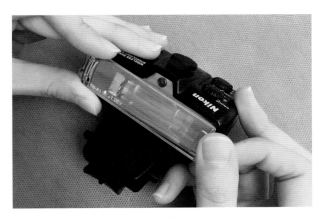

◎图 7-59　在闪光灯上安放橙色滤镜

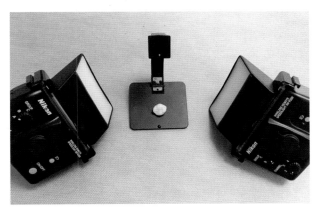

◎图 7-60　安放了柔光罩的闪光灯

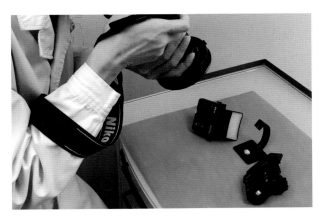

◎图 7-61　侧逆布光条件下的拍摄

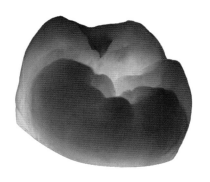

◎图 7-62　良好的透光效果

3. 修复体荧光性影像

　　荧光性是指紫外光照射到天然牙上，天然牙被激发出可见光，不同的修复体的荧光性不同，荧光性也是修复体的一个重要的美学特性。

　　拍摄该影像时需要一个暗室，拍摄者和助手需要佩戴防紫外线的护目镜。拍摄时把修复体放置在黑色背景卡上，助手在修复体上方45°位置放置紫外光源，相机在修复体的正面拍摄（图7-63、图7-64）。

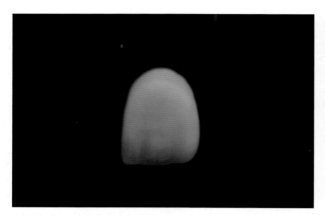

◎图7-63　修复体荧光性影像

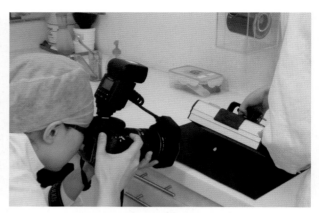

◎图7-64　拍摄修复体荧光性影像（应在暗室内）

4. 修复体在模型上的影像

　　修复体在模型上的影像主要用于反映修复体在模型上的修复效果，修复体制作的质量、咬合情况以及与牙龈软组织的关系等。

　　修复体在模型上的影像同模型影像一样，常规情况下包括全牙列正面咬合像、覆𬌗覆盖像、前牙正面咬合影像，上下前牙影像、上下颌牙弓影像、上下前牙牙弓影像，单颗前后牙影像等多种。

　　修复体在模型上的影像拍摄的方法和条件与拍摄模型影像基本一致，根据病例实际情况选择（图7-65～图7-78）。

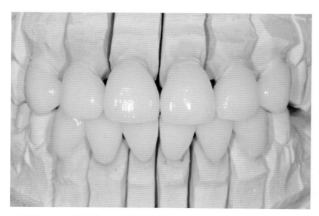

◎图7-65　修复体正面咬合影像

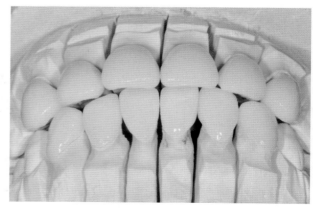

◎图7-66　修复体前牙覆𬌗覆盖影像

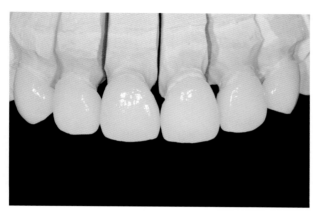

◎图 7-67　上前牙列修复体正面影像

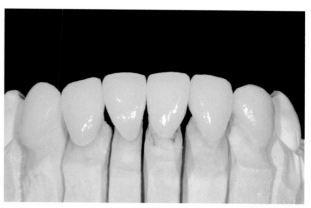

◎图 7-68　下前牙列修复体正面影像

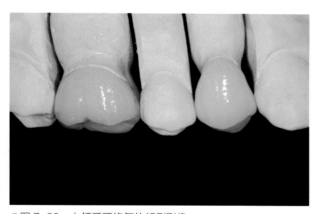

◎图 7-69　上颌后牙修复体颊侧影像

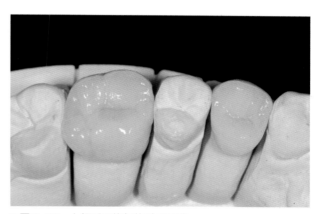

◎图 7-70　上颌后牙修复体𬌗面影像

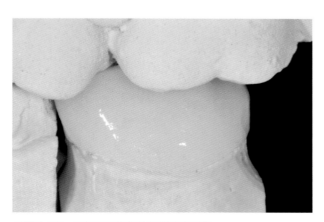

◎图 7-71　下颌后牙修复体颊侧咬合影像

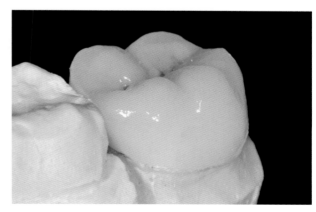

◎图 7-72　下颌后牙修复体颊𬌗面影像

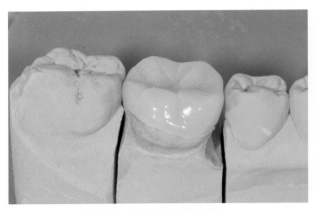

◎图 7-73　颊侧拍摄的后牙𬌗面贴面修复体

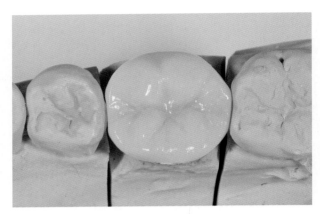

◎图 7-74　𬌗面拍摄的后牙𬌗面贴面修复体

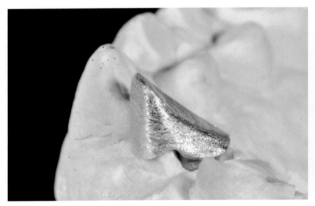

◎图 7-75　金属铸造桩核影像

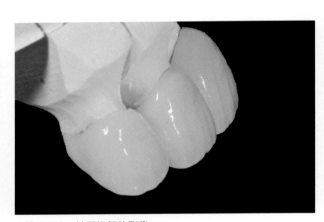

◎图 7-76　前牙修复体影像

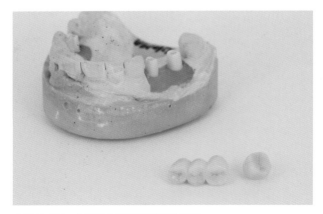

◎图 7-77　全瓷基台和全瓷修复体影像

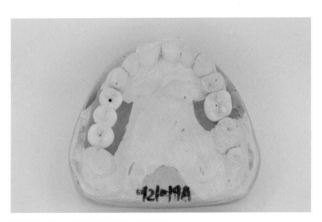

◎图 7-78　全瓷种植修复体影像

第二节　临床操作影像

临床工作中很多具有特点的治疗过程，有必要将其具体操作步骤逐一拍摄，可用于同行间的交流、编辑课件、病例投稿、出版专著等。

拍摄这些影像，需要拍摄者非常了解治疗过程的特色、特点之所在，所拍摄的对象、构图并不一定属于典型的规范构图，但需要能够非常准确的反映这些特征性的问题。在进行拍摄时，需要注意的是拍摄视角尽量平直，多个治疗步骤的拍摄角度、范围、曝光尽量稳定，就可以使一系列的临床影像更为规范，具有治疗前后的对比性，保证科学性。

以下以修复、种植治疗中的典型步骤为例，展示临床操作影像的拍摄方法和效果。

一、硅橡胶导板指导牙体预备过程（图7-79～图7-86，刘峰医师提供病例）

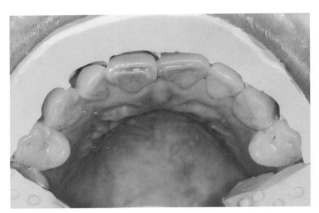

◎图 7-79　硅橡胶导板指示上前牙唇侧空间，显示部分基牙存在外部空间

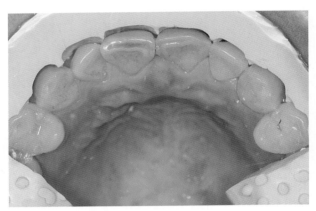

◎图 7-80　硅橡胶导板指示上前牙唇侧预备后空间，显示获得了足够的修复空间

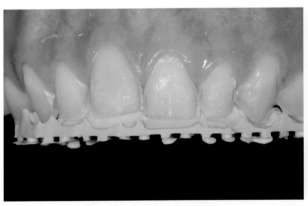

◎图 7-81　硅橡胶导板指示上前牙切端空间，显示部分基牙切端修复空间不足

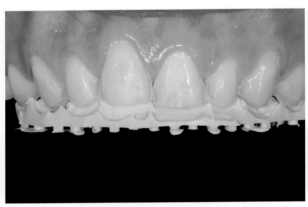

◎图 7-82　硅橡胶导板指示上前牙切端预备后空间，显示获得了足够的切端修复空间

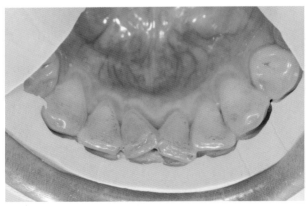

◎图 7-83　硅橡胶导板指示下前牙唇侧空间，显示部分基牙存在外部空间

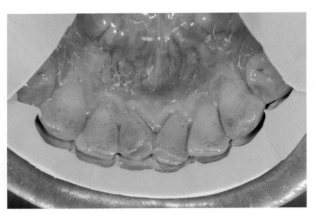

◎图 7-84　硅橡胶导板指示下前牙唇侧预备后空间，显示获得了足够的修复空间

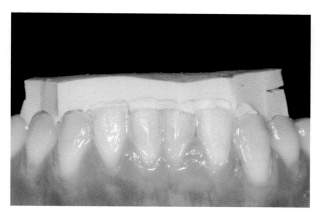

◎图 7-85　硅橡胶导板指示下前牙切端空间，显示部分基牙切端修复空间不足

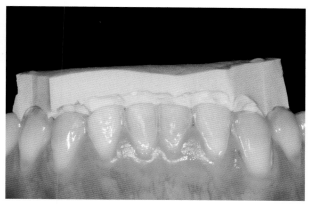

◎图 7-86　硅橡胶导板指示下前牙切端预备后空间，显示获得了足够的切端修复空间

二、瓷贴面试色（图 7-87、图 7-88，刘峰医师提供病例）

瓷贴面修复体进行试戴时，除检查就位、密合度、形态、排列等问题外，还需要重点考虑颜色问题。

由于瓷贴面修复体的透光性通常很好，尤其是超薄瓷贴面，其透光性非常强，采用不同的粘接材料时，最终形成的"牙体 – 粘接剂 – 修复体"复合体的颜色就有可能会有差异。因此，试戴过程中需要采用试色糊剂，对粘接后的颜色效果进行预判，以选择最适合的树脂粘接剂。

在这个过程中，采用相机对不同试戴效果进行记录，可以辅助医师和患者进行粘接树脂的选择，以利于获得最佳的修复效果。

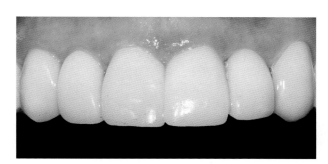

◎图 7-87　采用 WO 试色糊剂进行试戴的效果

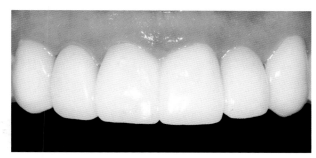

◎图 7-88　采用 B0.5 试色糊剂进行试戴的效果

三、瓷贴面粘接操作（图7-89～图7-108，彭勃医师提供病例）

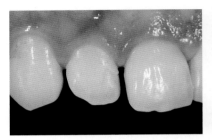

◎图7-89　修复前，过小牙，曾行树脂修复

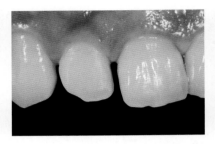

◎图7-90　去除树脂充填体，微量预备后

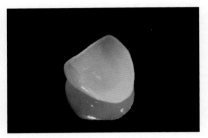

◎图7-91　瓷贴面修复体

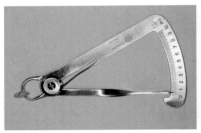

◎图7-92　测量瓷贴面修复体的厚度为0.55mm

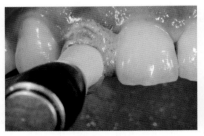

◎图7-93　试戴前清洁预备体

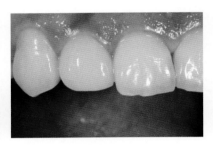

◎图7-94　试色糊剂试戴

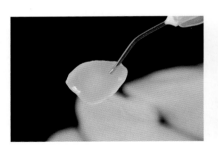

◎图7-95　氢氟酸处理瓷贴面粘接面

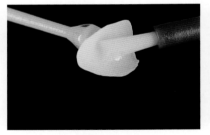

◎图7-96　涂布硅烷偶联剂

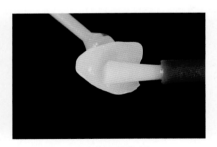

◎图7-97　涂布树脂粘接剂

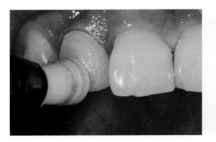

◎图7-98　粘接前基牙再次清洁

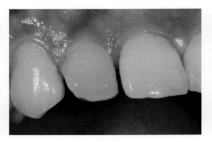

◎图7-99　基牙磷酸酸蚀处理

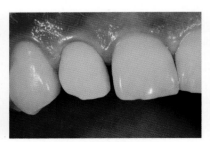

◎图7-100　基牙磷酸酸蚀处理后

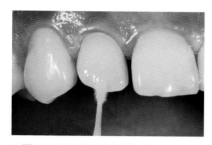

◎图 7-101　基牙涂布树脂粘接剂

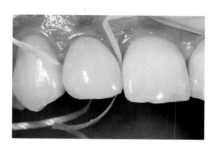

◎图 7-102　瓷贴面就位

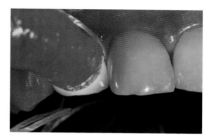

◎图 7-103　修复体唇侧光固化处理

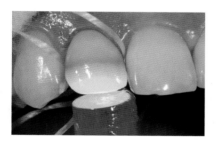

◎图 7-104　修复体腭侧光固化处理

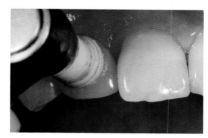

◎图 7-105　粘接后清洁抛光

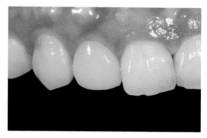

◎图 7-106　修复体粘接后

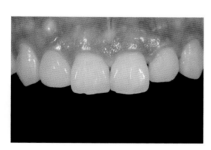

◎图 7-107　修复后上前牙正面影像

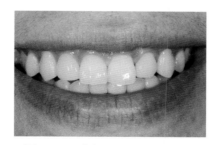

◎图 7-108　修复后正面微笑影像

四、即刻种植手术和 BOPT 牙体预备预操作（图 7-109～图 7-140，刘峰医师提供病例）

手术影像的拍摄不应仅局限于术前、术后影像，对术中的关键步骤都应进行拍摄；如果需要进行详细的手术讲解，甚至应该对每一步操作进行拍摄。当然，也可以考虑首先进行录像，再从中进行截图，但图像质量通常低于照相机拍摄的影像。

手术影像拍摄时需非常注意视角的问题。通常最好的视角会被手术者所占据，很多时候手术工具也会阻挡拍摄视角。拍摄者需要寻找适宜的、合理的角度，必要时需要请术者暂停，调整视角，以获得较好的拍摄效果；拍摄者还需要注意拍摄同一组影像时，拍摄视角、曝光条件等尽量统一。手术影像拍摄还需要注意无菌观念，拍摄者不要污染手术区。[85]

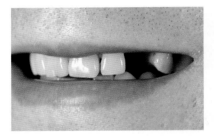

◎图 7-109　治疗前，11、21无保留价值

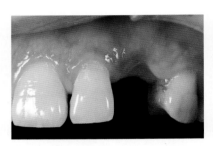

◎图 7-110　手术中，拆除上前牙临时修复体

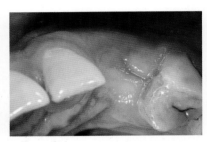

◎图 7-111　切开、牙龈翻瓣

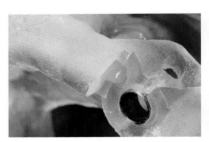

◎图 7-112　牙龈翻瓣后

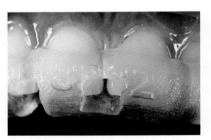

◎图 7-113　11、21切牙拔除、牙槽窝搔刮后

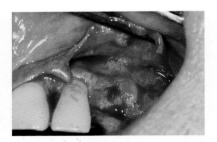

◎图 7-114　种植导向钻确定种植方向

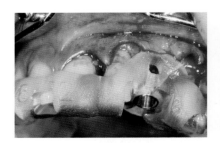

◎图 7-115　种植先锋钻预备

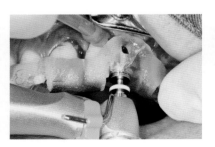

◎图 7-116　测量杆检查方向和深度

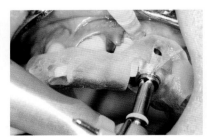

◎图 7-117　逐级备洞

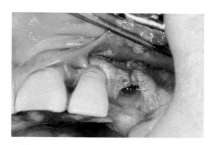

◎图 7-118　测量杆检查方向和深度

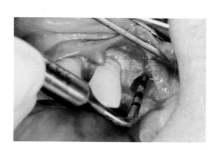

◎图 7-119　逐级备洞

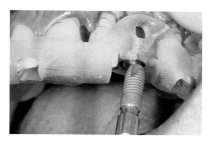

◎图 7-120　测量杆检查方向和深度

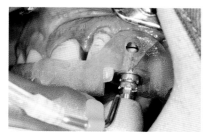

◎图 7-121　颈部成形

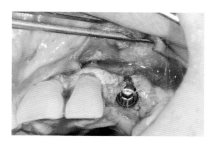

◎图 7-122　种植窝洞攻丝

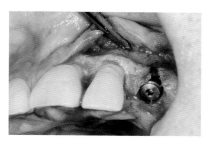

◎图 7-123　21 预备后测量方向和深度

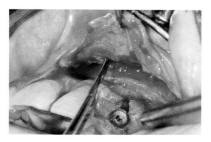

◎图 7-124　颈缘牙槽骨形态修整

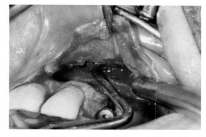

◎图 7-125　种植窝预备、颈缘牙槽骨
　　　　　　形态修整后

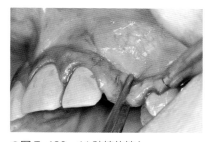

◎图 7-126　11 种植体植入

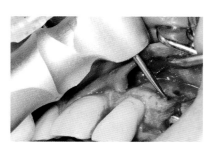

◎图 7-127　21 种植体植入

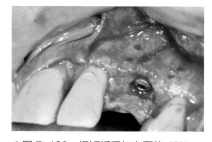

◎图 7-128　扭矩扳手加力至约 45N

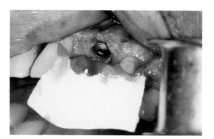

◎图 7-129　11、21 种植完成后

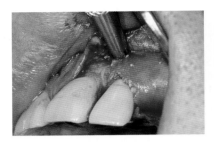

◎图 7-130　参照 BOPT 牙体预备思想，消除基牙上原来存在的预备肩台

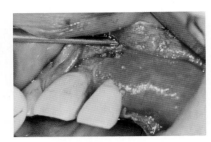

◎图 7-131　钨钢车针抛光牙体组织

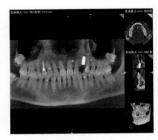

◎图 7-132　对天然牙进行牙体预备后

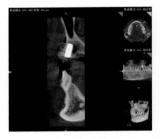

◎图 7-133　应用小球钻对唇侧牙槽骨进行点状磨削，刺激出血，准备 GBR 植骨

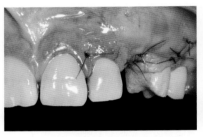

◎图 7-134　应用小球钻对唇侧牙槽骨进行点状磨削后，骨面渗血，为 GBR 植骨做好准备

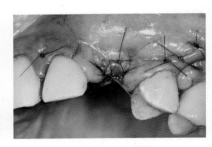

◎图 7-135　准备 GBR 骨膜

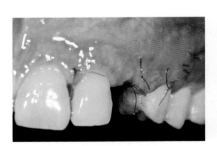

◎图 7-136　植入人工骨粉

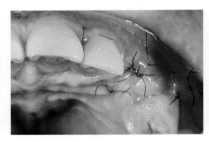

◎图 7-137　开始缝合

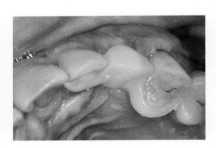

◎图 7-138　缝合完成

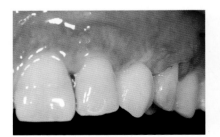

◎图 7-139　缝合完成

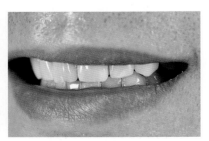

◎图 7-140　手术完成

五、种植修复开窗式印模和咬合关系制取（图7-141～图7-148，刘峰医师提供病例）

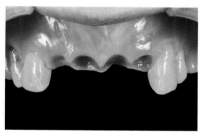

◎图7-141　将转移杆安放在种植体上

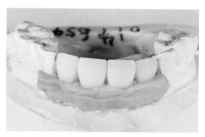

◎图7-142　使用牙线将转移杆结扎

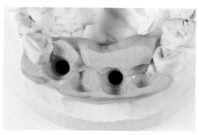

◎图7-143　应用树脂材料将转移杆连接为整体

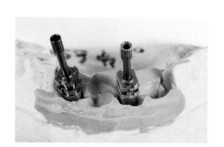

◎图7-144　制取印模的细节

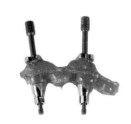

◎图7-145　安放咬合关系转移柱

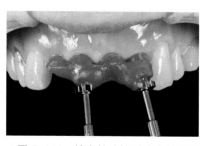

◎图7-146　检查转移柱对咬合关系无干扰

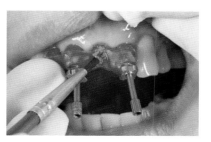

◎图7-147　硅橡胶转移咬合关系

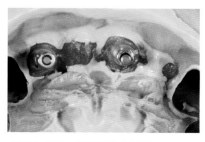

◎图7-148　完成的咬合关系

六、种植上部修复大体流程（图7-149～图7-154，刘峰医师提供病例）

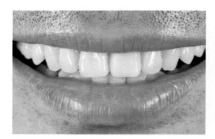

◎图 7-149　种植修复前

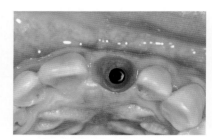

◎图 7-150　取下愈合基台

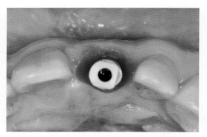

◎图 7-151　安放转移帽，制取闭口印模

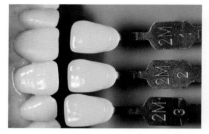

◎图 7-152　安放八角基台

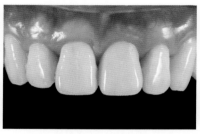

◎图 7-153　安放螺丝固位修复体

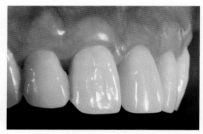

◎图 7-154　树脂封闭螺丝固位孔

第八章

影像后期处理和应用

前面的章节已经系统介绍了口腔临床影像的拍摄方法，如今的时代，在电脑上对图像进行浏览、检查、存储、管理等操作对绝大部分医师来讲已经不再是问题，本章略去了前两版中的这部分内容，主要介绍如何进行简单的 Photoshop 后期处理，以及将临床影像应用在数字化微笑美学设计 DSD 中的基本流程。

拍摄完成后首先需要将相机里面的图片存储到电脑上，数码相机都有配套的数据线可以与电脑相连接、将存储介质上的图片拷贝到电脑里面，更方便的办法是将存储卡通过读卡器直接拷贝到电脑中。

以往数码相机的存储卡容量都比较小，在外出拍摄、不方便将数据拷入电脑的情况下，还可以使用大容量的移动存储设备——数码伴侣，将相机拍摄的照片通过存储卡拷贝到数码伴侣中，然后在方便的时候拷贝到电脑里。目前存储卡的容量越来越大、价格越来越低，通常建议拍摄者选用大容量存储卡，并在可能的情况下及时将数据拷贝到电脑中，一般就不必使用数码伴侣这类存储设备了。

各种电脑操作系统中一般都带有浏览图片的软件，Windows系统中最基本的是"图片查看器"或者"画图"程序，Mac系统中最基本的是"预览"程序。另外"ACDSee"、"IE"、"Safari"、"Media Player"等上网、视频播放软件等也都可以打开和浏览图片。拍摄者需要对自己大量的专业图像有系统的管理，以方便今后的查询和应用。

拍摄中有时我们直接拍摄得到最规范的影像有一定困难，有时需要后期进行一些微调处理，这就需要借助专业的图像处理软件，Photoshop是其中使用最广泛的软件。

需要强调的是，后期的图像处理方法只是临床影像应用的一个补充，拍摄者必须要注重拍摄好影像，这样既可以减小后期处理的工作量，同时也可以避免后期处理对原始影像的真实性造成影响。同时，坚决反对利用图像处理软件进行弄虚作假的不科学做法。

第一节 Photoshop 软件的基本应用

Photoshop 是通用的平面美术设计软件，有 Windows 和 mac 两种版本，在 PC 电脑和苹果电脑上均可使用，功能完善，性能稳定，使用方便，在广告、出版、软件等行业中，Photoshop 都是非常常用的软件工具。

Photoshop 功能非常强大，有大量的书籍以及教程介绍该软件的使用，以本书的篇幅无法将 Photoshop 处理图像的功能做详尽的介绍，下面仅简单介绍口腔临床照片后期处理中可能应用到的几种最基本的、简单的功能。

前面已经提到过，为了获得更准确的构图效果，可以考虑在确定拍摄规范时略微缩小拍摄比例，使拍摄范围略微扩大，给在后期对影像进行微调留出空间；另一方面，当一些非常重要、不能再次拍摄的影像存在某些问题时，我们可以利用图像处理软件进行亡羊补牢式的调整。[86]

需要再次强调的是，我们还是要努力在拍摄时将各种条件、环境、构图等掌握好，不能过分依赖后期处理来获得满意的图像，很多拍摄期间的问题是不能通过后期处理弥补的。◎

需要提醒的是，在对图片进行处理以前，一定要对图片进行备份，保留原始图片资料。简单的办法是打开图片后，首先在菜单栏的"文件"工具栏中选择将目前处理的图片"另存为"一个新的图片，这样才可以放心地对图片进行处理。

一、主界面

　　启动 Photoshop 后的主界面分为三个部分，上面为主菜单栏，左边为常用工具箱，右边为功能区域（图 8-1）。

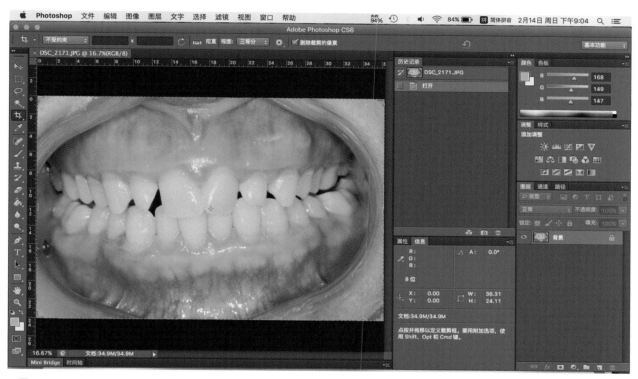

◎图 8-1　Photoshop CS6 的主界面

二、利用辅助线检查构图

　　在口腔临床摄影构图中最重要的原则就是平、直、对称，也就是主体居中、上下均衡、左右对称。在拍摄中我们需要选择适宜的体位、正确的拍摄视度来达到良好的构图。

　　有时由于拍摄体位所限，容易造成影像的轻微扭转，我们需要在拍摄后认真检查，还可能需要从多张影像中选择最接近真实的影像。有时非常轻微的扭转问题并不易被发现，利用鼠标直接从照片上方或侧方拉出辅助线可以令医师较清楚的判断图像是否存在扭转，提高构图精确性（图 8-2）。

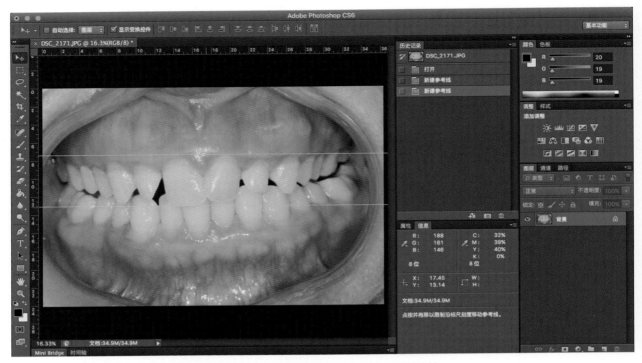

◎图 8-2 增加辅助线后，通过切端曲线和牙龈曲线，可以看出图像存在轻微的逆时针旋转

当然这种判断也是需要建立在医师对患者口腔内实际情况的判断与掌握之上的，如果口腔内确实存在着扭转、不对称等问题，在影像中就需要直观地反映出来，而不能依靠拍摄角度调整或者后期处理而掩盖。

三、旋转和翻转照片

有一些角度上的轻微的扭转，是可以通过软件处理的旋转和裁切来获得良好的效果。

当发现照片存在轻微扭转问题时，可以利用旋转（Image-Image Rotation）功能进行旋转调整（图 8-3）。可以选择 180°旋转、顺时针 90°旋转（90° CW）或者逆时针 90°旋转（90° CCW）或者任意角度旋转（图 8-4、图 8-5）。

另外一个需要应用这个功能的情况，是采用反光板拍摄的各种影像。这类影像都会存在左右翻转、上下翻转的问题，需要采用图像调整中的水平翻转（flip canvas horizontal）或者垂直翻转（filp canvas vertical），获得与真实一致的拍摄效果（图 8-6、图 8-7）。

口腔专用相机 Eyespecial C-Ⅱ 具备的自动翻转功能令这一步骤得以简化。

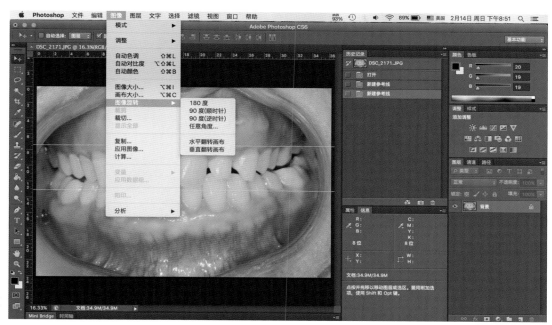

◎图 8-3
Photoshop 软件中的旋转菜单

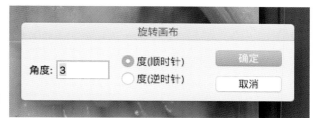

◎图 8-4
可选择任意角度旋转

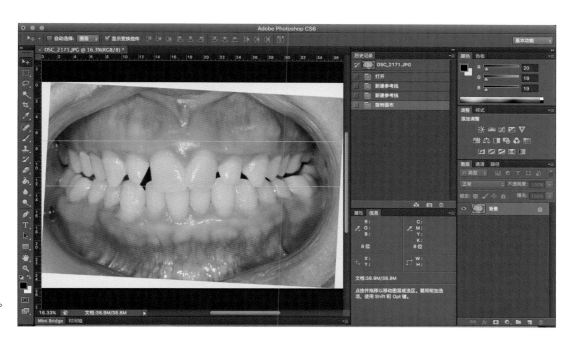

◎图 8-5
顺时针旋转 3°后的影像

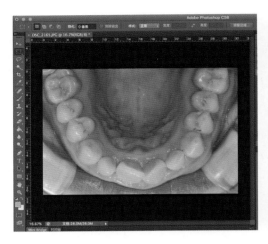

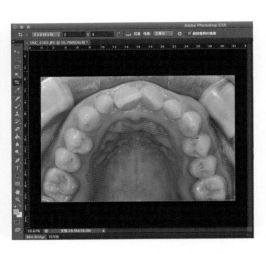

◎图 8-6　反光板拍摄获得的影像　　　　◎图 8-7　上下翻转后获得与真实一致的影像

四、裁切影像

前面章节讲过，为了给后期调整留下空间，可以在摸索适合自己的器材的拍摄参数时将拍摄范围略为扩大，这样在拍摄后可以通过小范围裁切来保证影像的中心对称效果；另外前述经过旋转的影像，也必须通过裁切处理，才能形成一个标准画幅的影像。

因此，裁切功能是一个非常常用的工具。需要再次提醒的是，拍摄时的范围扩大必须控制得很小，裁切范围必须很小，否则会影响图像质量。

可以直接选择左侧工具栏中的裁切工具实现裁切功能。为了使裁切后的影像仍能具有标准影像的长宽比，在进行裁切选区域前应对长宽比加以锁定（图 8-8）。

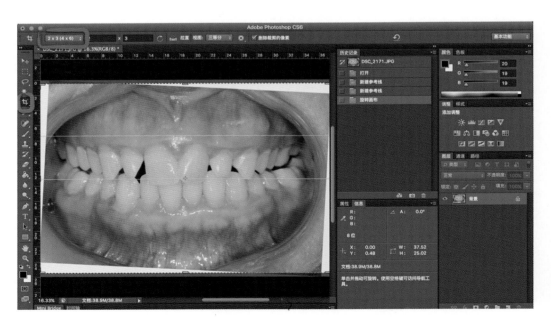

◎图 8-8
工具栏中的裁切
按钮和长宽比例
锁定

选取裁切区域时注意严格遵守构图的中心对称原则，尽量形成规范的构图效果（图8-9～图8-12）。当然，还有很多拍摄时的视角问题是无法通过后期处理弥补的。

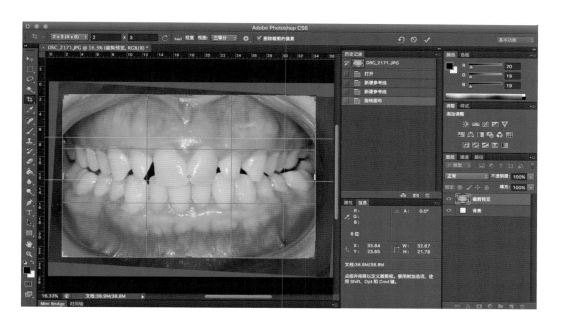

◎图8-9
根据中心对称原则选择裁切区域

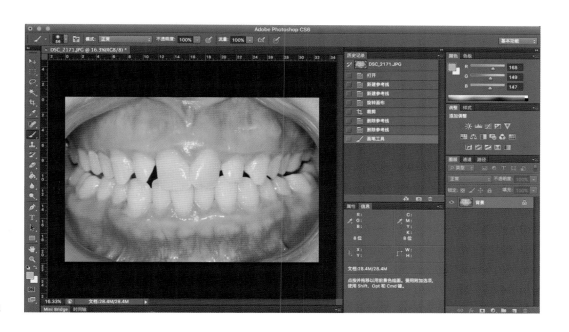

◎图8-10
裁切后获得的影像

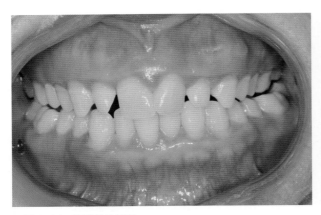

◎图8-11 调整前的影像

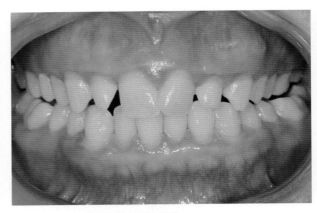

◎图8-12 旋转裁切处理后的影像

五、背景颜色的处理

在口腔美学治疗中，黑色背景板影像是反映美学效果的重要影像，应用黑色背景板可以遮挡不必要的部分、使画面简洁明了。应用良好的黑色背景板、在适当的角度下拍摄，可以直接获得理想的纯黑色的背景效果。

但是当黑色背景板反复消毒后，颜色又可能已经逐渐变成深灰色，影像背景的明度就会有所升高；或者由于患者张口度等问题造成背景板角度不十分理想，可能会造成背景板有少量反光（图8-13）。在这些情况下，可以在 Photoshop 软件中对背景颜色进行简单处理，在不影响影像真实性、科学性的前提下改善影像的效果。

由于采用黑色背景板拍摄的照片通常具有背景和主体反差非常大的特点，因此最简单的方法就是采用"油漆桶"工具和"画笔"工具来进行处理；应用这两种工具前需要首先选择油漆和画笔颜色，点击打开调色板后选择纯黑色（图8-13）；然后首先在黑色背景处应用"油漆桶工具"，可以将大部分区域变成纯黑色（图8-14）；最后应用"画笔"工具将少量遗留色块涂染成为黑色，就可以获得纯黑色背景的影像（图8-15）。

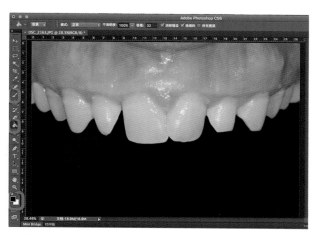

◎图 8-13　黑色背景存在一定缺陷的影像，工具栏中为油漆桶、画笔及调色板工具

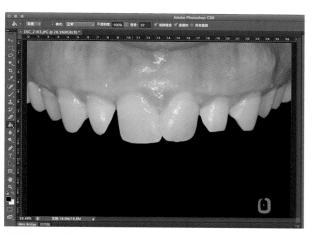

◎图 8-14　应用油漆桶工具后，大部分背景已经调整为纯黑色，右下角遗留灰色斑块

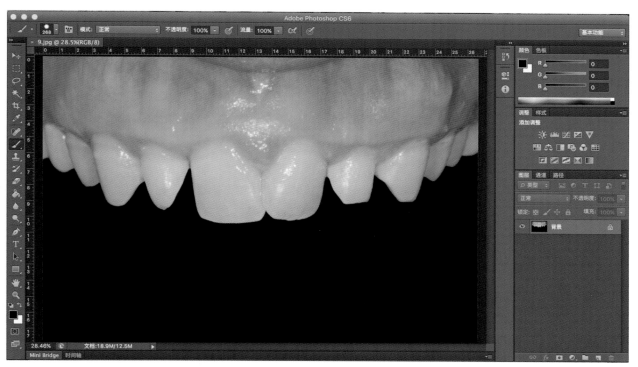

◎图 8-15　应用油漆桶、画笔工具调整后，获得了更好的背景效果的影像

六、Photoshop 的其他功能

以上介绍的仅仅是 Photoshop 软件最基本、最简单的功能，对于专业的 PS 玩家来讲是最皮毛的部分。但是，对于以真实性为最重要标准的医学摄影来讲，实际上我们所能做的仅仅就是这个层面上的后期处理。

亮度和对比度调整（brightness/contrast）、色阶调整（levels）、曲线调整（curves）、曝光调整（exposure）、色相饱和度调整（hue/saturation）、色彩平衡调整（colorebalance）等等功能都是 Photoshop 软件中最常用的功能（图8-16），一般情况下也不会影响影像的真实性。但是如果采用前面章节所讲的方法摸索出各种影像的拍摄参数，始终应用统一的参数拍摄，就完全不需要依靠后期的调整，可以节省很多的后期处理时间。[87]

Photoshop 软件中还有很多功能可以实现局部颜色、形态、纹理的变化，这些功能在很多设计领域是非常重要、非常常用的功能，但在医学摄影领域，这些功能可以算是"禁区"。为了保证影像的真实性，不能采用这类软件功能处理医学摄影的影像。[15, 86, 88]

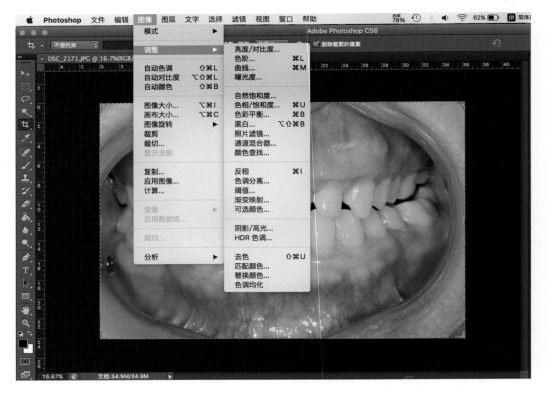

◎图 8-16
Photoshop 软件的其他一些图像调整功能

第二节　数字化微笑设计（DSD）

数字化微笑设计（Digital Smile Design，DSD）是近年来非常流行的美学沟通和美学设计方式。2012 年在美国华盛顿，Dr. Christian Coachman 在美国美容牙医学会 AACD 年会上的开场激情演讲，引燃了 DSD 近年来风靡世界的起点。

近年来，以 Dr. Christian Coachman 团队为代表的新一代口腔美学大师们不断深入开发、研究 DSD 美学设计，从 2D 到 3D，从平面到立体，从纯美观到美观与功能结合，不断发掘数字化美学设计蕴含的魅力。DSD 始终是近年来口腔美学领域最具活力的发展方向之一（图 8-17）。

Dr. Christian Coachman 是现代 Digital Smile Design（DSD）的创始人，但实际上在很多年前，就已经有不少口腔美学的前辈考虑应用数字化技术进行美学设计，但由于当时的软硬件条件所限，并未获得大范围的推广，但仍不失为有益的探索。

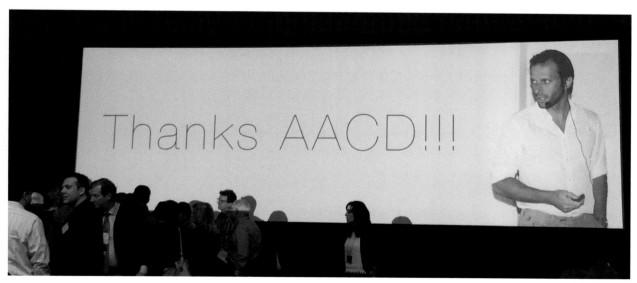

◎图 8-17　巴西的 Christian Coachman 医生是现代口腔数字化微笑设计 DSD 的创始人，2012 年美国 AACD 年会上的激情四射的发言让世界范围的口腔美学医生开始认识、接触 DSD；几年来，DSD 一直是 AACD、ESCD 等各类口腔美学会议中的重点内容。与几年前相比较，DSD 本身的内涵也获得了更多的延伸。（AACD 2015 年会，美国旧金山）

一、数字化微笑设计的历史和发展方向

从世界的范围看，口腔美学领域被越来越多的患者所重视已经有几十年的历史。首先是在发达国家，有一部分患者就是出于追求美的目的而寻求牙科治疗，近年来在我国也开始出现这一类患者群。即使是由于健康、功能等问题而来就诊，很多患者也会对治疗后的美学效果更重视，希望在治疗前能够对治疗后的美学效果有一个明确的预判。

数字数码摄影设备的普及帮助医师们可以快速简便地获取患者口内外情况，并通过显示器向患者说明存在的问题。

在以往，医生们经常通过口述或者展示相似治疗成功病例的方式，向患者解释病情、治疗方案及预期结果；另一个较为常用的方式就是制作诊断蜡型（wax up），严格意义上讲，这种蜡型也可以叫做"设计蜡型"，因为蜡型不仅仅是进行诊断，更重要的是对预期设计做出展示；也可以通过翻制硅橡胶导板，在患者口内制作诊断饰面（mock up），使患者在口腔实际状况下看到治疗以后的大致效果。

但是这些操作大多是无法在没有进行临床操作的情况下完成的，在进行这些设计之前，应该增加一个步骤，即和患者进行美学设计上的沟通，直观地将一种大体的治疗预期结果展示给患者。这样的需求，就产生了采用虚拟方式进行美学设计的需要。

近些年来电脑软件的发展和进化使之成为向患者展示如何改善他们的微笑的一种强有力的工具。[28]基于对于美学基本原则的理解，并将各种应用程序与口腔美学临床结合使用，医生能够以预见性方式来设计微笑，并且将预期的结果展示给患者以便交流，这就是全新的口腔美学修复设计方法——数字化微笑设计（Digital Smile Design，DSD）。[89]

数字化微笑设计的技术核心为借助摄影技术及计算机图形处理技术，综合运用口腔美学原则进行可视化牙齿美学设计。[90, 91]

通过对患者面部和口腔软硬组织的美学分析，运用美学原则进行尽量准确的设计，通过对比、测量，对治疗结果进行量化的数字化模拟，[92, 93]可以有效地进行医生和患者间的美学信息交流，也可以用以指导技师进行诊断蜡型及最终修复体的制作。

1. Edward McLaren 和 PSD

美国纽约大学的 Edward McLaren 医师在 2001 年即提出过口腔美学修复数字化设计。[94~96] 他当时是利用 Adobe Photoshop 软件,将临床上通过数码相机获取的患者口内外照片进行处理,并基于口腔美学修复原则,联合应用 Microsoft PowerPoint 软件进行设计并展示最终修复后形貌,该技术被简称为 PSD(Photoshop Smile Design)。

进行数字化微笑设计需要学习 Photoshop 软件的一些设置和功能,照片导入和调整的基本技术以及利用微笑设计库中的牙形模板进行微笑设计是 PSD 技术的核心;通过对患者目前微笑特征的测量,基于微笑设计的基本原则创建并应用牙齿比例框,再利用 Photoshop 对牙齿进行简单调整,重新设计牙齿,就可以创造出更加理想的美学效果,以此为依据就可以进行医患美学沟通、医技美学沟通,达到数字化设计的目的。

McLaren 医师在 PSD 技术中,着重强调了口腔摄影在数字化微笑设计过程中所起到的基石般的作用。相机、镜头及闪光灯的合理选择和设置,以及拍摄好每一张必要的影像,是进行 PSD 设计的重要条件。没有明显的透视变形,利用固定比例校准拍摄的照片,是进行精准诊断、数字设计并最终提高医患交流可信程度的关键。

McLaren 医师当时就提出,常规的消费型袖珍数码相机、手机等简易的拍照设备不适宜应用于数字微笑设计,原因在于其影像易于出现扭曲失真以及景深问题,最理想还是需要采用单反相机进行拍摄。

镜头选择也是非常重要的,除了考虑前文所讲的布光等因素以外,进行数字化设计的影像还需要更多地考虑透视变形问题。短焦距(广角)镜头会在很大程度上产生透视变形,导致距离镜头较近的拍摄对象被放大、而较远的拍摄对象被缩小;长焦镜头则会使所有拍摄到的物体看起来变得扁平、缺乏立体感,并且使距离较远的对象放大。按照口腔临床摄影的常识,焦距为 80 ~ 105mm 的微距镜头,可以在最大程度上减小变形失真,是拍摄数字化微笑设计素材影像的首选。

　　PSD 所需要的影像资料包括摄影和摄像两部分，临床摄影包括：正面放松面部影像、正面微笑面部影像、牵拉暴露全牙弓状态下的面部影像、全牙弓正面咬合影像、正面微笑影像及上颌前牙正面影像；摄像部分为一段患者面部的自然运动状态的录像（图 8-18）。

　　在获得了可用的照片后，将照片导入 Photoshop 中，即可进行 PSD，其原理和近年来被广大医生所了解和接受的 DSD 基本一致，只是所用软件工具不同。

　　由于该理念出现较早，Photoshop 软件操作相对复杂程度比较高，在当时并未被临床医生广泛接受，未能引起较大反响。

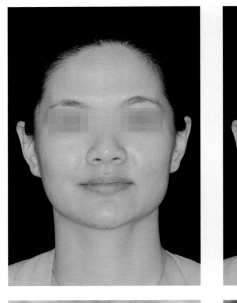
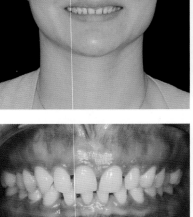
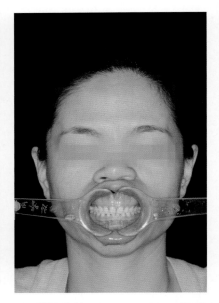
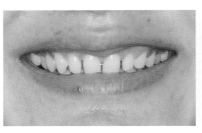
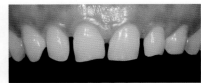

◎图 8-18　PSD 要求拍摄的临床影像

2. Dr. Christian Coachman 和 DSD

时隔数年，来自巴西的口腔医师兼技师 Christian Coachman 及其团队创造了 DSD 技术。[97, 98] DSD 是利用 Keynote（iWork，Apple）或者 Microsoft PowerPoint（Microsoft Office，Microsoft）软件，对临床获取的患者面部和口内照片进行处理，主要是画设参考线、外形轮廓线、测量计算，从而辅助进行美学修复设计。

通过 DSD 设计，可以评估美学病例的限制条件及风险因素，主要包括不对称、不协调和与美学基本原则相悖的各种形态特征。[99] 可利用上述两个软件进行演示和调整，建立 DSD 设计图；由于这些软件的操作性明显高于 Photoshop，从而降低了数字化处理难度。

Coachman 团队给出了明确的 DSD 设计技术路线，提高了可操作性，在 2012 年的 AACD 年会上横空出世，并广泛流行于美国、部分欧洲和亚洲地区，影响了一大批对口腔美学充满兴趣的新锐医生和技师，成为目前最为流行的数字化微笑设计方式。

在这个科学技术飞速发展的数字化年代，DSD 技术同样获得了不断加速度的发展。

目前，在全世界不同地区已经有许多基于 DSD 技术而形成的紧密合作团队：临床上由医师获取数字影像信息；DSD 设计工作可由医师自行完成，或者通过使用相应的软件（如 DSD、Smile Design Clinic、Smile Design Center 等等）上传所需的数字信息，由专业的 DSD 设计团队完成；设计结果通过互联网发回给医师和患者，或直接发送至技师团队进行诊断蜡型或者最终修复体的加工，再转回临床进行试戴或戴牙。整个过程团队合作紧密高效，运作机制成熟，逐渐成为 DSD 技术的一种主流运行模式。

3. DSD 技术的意义

DSD 技术的意义体现在美学诊断、交流、反馈、患者管理和教育等几个方面。[100, 101]

a. 美学诊断：数字影像和数字分析的方法可以帮助医师快速、直观地发现较为隐蔽的美学问题，从而在诊断时更加切中要害，设计出更加适合于患者的修复方案。

b. 美学信息交流：

其一，医师可以借助影像资料和软件向患者解释治疗前存在的问题、治疗方案中具体要实施的治疗内容、治疗后预期的修复效果，这摆脱了以往医生向患者解释病情、治疗方法和预期疗效时"空口无凭"的尴尬情形，易于与患者建立起信任关系，从而提高患者依从性，更顺利完善地依计划实施修复。[102, 103]

其二，传统修复过程中，医师和技师之间的沟通方式较为单调且不易进行，往往需要进行复杂的设计简图绘制和文字及电话说明，如若两者交流不充分，则可能导致加工出的修复体不理想甚至完全无法使用。而利用 DSD 技术的医师可以将与患者沟通好的设计图通过网络发送给技师，由于数字影像包含了大量以往医师无法获得的尺寸、形态和光学信息，让技师在加工修复体时可以做到胸有成竹，得心应手。DSD 可以使医技合作实现精确制导，贯彻口腔修复美学原则、满足患者诉求和预期。

其三，对于跨学科治疗的病例，医师可以将 DSD 设计方案与其他专科医师进行交流，共同探讨最佳解决方案，从而提高治疗效率，减轻患者的医疗负担。[104]

c. 美学信息反馈：DSD 技术可以在治疗的每一个阶段对已取得的治疗结果进行准确的评估，根据治疗推进的过程中遇见的问题随机应变，如果未能按照预期达到治疗目标，则可以及时增加或调整治疗手段来促进目标达成，进而最终按计划完成修复。

d. 患者管理：利用 DSD，医师可以建立起患者资料库。每一个患者的影像资料对医生来说都是宝贵的经验和财富，既可以向新患者展示以往病例的术前术后情况和施治过程，同时也能够在同一患者的不同治疗阶段向患者展示治疗实施的情况和后续的治疗措施。

e. 同行交流：由于 DSD 技术建立在完备的影像资料的基础上，无论是成功的抑或是失败的病例，都可以在同行交流时一步一步地回顾和展示。DSD 本身的过程就可以用于讲演和分析，从而提高自身及听者的医疗水平。

因此，DSD 技术的出现无论是对医疗工作者，还是对患者而言都将产生深远的影响。

4. DSD 未来的发展方向

目前主流的 DSD 技术为 2D-DSD，即借助平面照片进行二维设计，而更为前沿的 DSD 技术则是利用三维数据进行 3D-DSD 设计。

完成真正三维层次的 3D-DSD 需要面部和口内扫描、模型扫描等三维数据源，并需要专门的 3D 设计软件和 3D 打印设备，总体投入成本较高，因此在目前阶段还未得到广泛推广，尚无法全面取代 2D-DSD。

也有一些团队另辟蹊径，通过 2D 转 3D 的方式来推动 DSD 的 3D 化进程，其本质是利用二维照片与三维模型进行匹配；匹配成功后，进一步将设计图形转移至目标 3D 软件中产生 STL 文件；该类型文件是目前较为通用的 3D 数据流文件，经软件加载可进行进一步的设计和加工。

CEREC CAD/CAM、Invisalign、CBCT 的许多配套软件等均可利用该模式进行 3D 化，从而完成修复体切削，矫治器加工及 3D 模型打印等。

二、利用 Keynote 软件完成 DSD 的基本方法和流程

Keynote 软件操作简便，易于上手，因此最经典的 DSD 是指利用 Keynote 软件完成的 DSD 设计。其过程包括三个部分：临床照片及影像资料采集，Keynote 照片处理及美学设计，借助 DSD 虚拟设计完成修复（包括牙周、正畸、种植等学科的治疗）。

常言道："万事开头难"，DSD 技术同样如此，由于 DSD 是以照片为基础进行设计的，因此照片采集是重中之重。口腔临床摄影本身对于图像资料的真实性，准确性就有较高的要求，而 DSD 将这种要求更进一步，如果照片质量和准确度稍差，往往在后续 DSD 的设计过程中出现困难导致事倍功半，设计失准，甚至无法设计。

下面将基于 Coachman 团队的 DSD 基本方法和流程进行讲解。Coachman 团队推荐的 DSD 设计基本资料包括 6 张影像和一系列视频。

最基本的六张 DSD 所需拍摄的临床影像包括：牵拉口唇暴露牙列及部分牙龈的正面面部影像，正面微笑面部影像，放松状态侧面影像，微笑侧面影像，上牙弓𬌗面影像及俯视视角拍摄的微笑影像。

拍摄视频的主要目的，是为了获得患者在自然交流活动中的动态面型和微笑信息，并且可以避免拍照时由于紧张等因素导致的不自然和失真。[105, 106] 最基本的视频包括四段：[107] 面部正常情况录像，闭口、数数、微笑及发音视频，口内功能运动视频以及𬌗面运动功能视频。更完整的 DSD 资料包括八段视频，[108] 较之前的四段视频增加了正面视频、侧面视频、𬌗面视频、12 点俯视视频。[109]

将临床影像和视频导入 Keynote 中，就开始 Keynote 的 DSD 过程，其主要流程如下（图 8-19 ～图 8-34）：

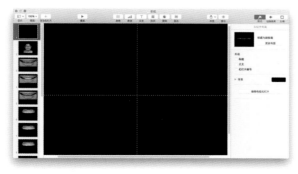

◎图 8-19　设立十字参考线

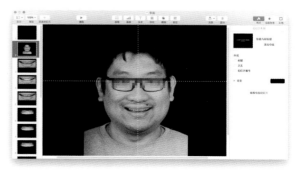

◎图 8-20　导入正面影像，建立数字面弓

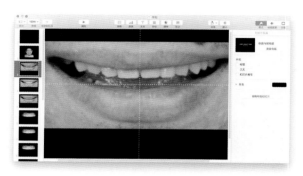

◎图 8-21　放大至口唇部位，开始微笑分析

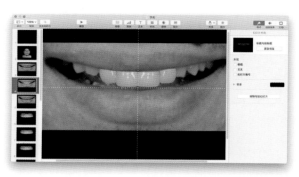

◎图 8-22　微笑模拟

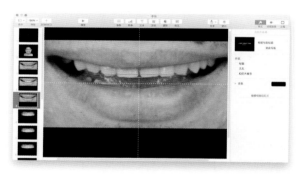

◎图 8-23　描绘标志线

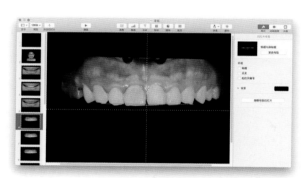

◎图 8-24　转移至上前牙列影像

1.　十字参考线：[99] 将两条相互垂直的参考线置于演示页面中央，插入正面微笑像，旋转调整照片使水平线通过两瞳孔，垂直线通过面部中央。

2.　数字面弓：将面像的十字参考线，转移至面下三分之一，但需要注意的是，要根据患者的具体情况调整水平线，大多数情况下该水平线与瞳孔连线平行，但在某些特殊情况下，需要进一步分析面型，调整水平线角度至面部和口腔均相互协调。

3.　微笑分析：通过调整水平线上下位置，初步评估面部参考线与微笑的关系。将参考线与面部照片成组，用于缩放时观察其相互关系，如此可以观察到中线与𬌗平面的偏移情况。[110]

4.　微笑模拟：调整切端位置、倾斜角度、偏移距离，牙齿比例和软组织轮廓。[111~113]

5.　将十字参考线移至口内照：为了在进行口内照分析设计时与面部特征相协调，十字参考线应转移至口内。

线 1：两侧尖牙尖端连线，其作用为显示牙齿大小和倾斜角度；

线 2：两侧中切牙切端中点连线，其作用为显示切端位置；

线 3：两中切牙牙间乳头定点与中切牙间隙连线，其作用为指引中线位置。

6. 测量牙齿比例：插入方形线框，使各边与中切牙各边缘相切，测量中切牙长宽比并标明；在同一牙位插入文献报道的理想前牙比例的方形线框，[114] 并进行比较。[115~119]

7. 牙线轮廓：根据十字参考线和牙形比例框，设计并画出目标牙形轮廓线。该轮廓线基于患者期望、面型特征和美学预期。[120, 121]

8. 红白美学评估：这个阶段画出的参考线，需要医师对美学相关的问题有正确的认识，包括：牙齿长宽比、各牙齿间相互关系、牙齿与笑线的关系、[89] 面中线与牙列中线的差异、中线与𬌗平面的倾斜角度、软组织协调性、牙齿与软组织的关系、龈乳头高度、龈缘水平、切端设计和牙体长轴。[120, 122~126]

9. 数字标尺标定：测量模型的中切牙长度，在照片内插入数字标尺，缩放使之测量同一牙位时与模型测得长度一致。标定后，用该数字标尺测量图像各牙形轮廓设计线，计算其与原始口内软硬组织的变化数值。

10. 转移十字参考线至模型：通过测量各牙龈缘与水平参考线的距离，以及面中线与牙列中线的距离，将十字参考线转移至模型上，最终将牙型轮廓更改后变化的数值转移至模型上，从而确定目标牙形轮廓的大小和位置。

以上严格按照 Coachman 的方法完成了 Keynote 部分的 DSD 设计，将带有参考线和数值的模型转给技师，即可以根据 DSD 设计思路完成蜡型、诊断饰面（mock up）以及修复体制作。其中部分步骤在实际设计中可进行调整，如图 8-28 所述，以使操作更加简便、直观和准确。

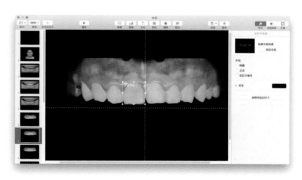

◎图 8-25　测量牙齿实际长宽比例

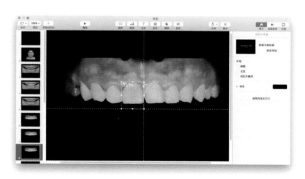

◎图 8-26　设计新的牙齿长宽比例

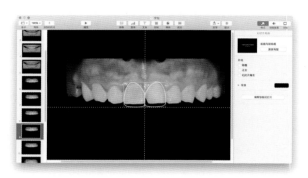

◎图 8-27　设计新的牙齿外形轮廓

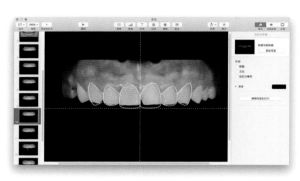

◎图 8-28　设计新的牙齿外形轮廓，可参考天然牙龈缘顶点
　　　　　连线和下唇线调整

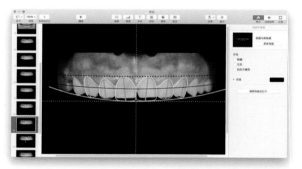

◎图 8-29　红白美学评估。此处黑虚线为新设计中切牙及尖
　　　　　牙牙形的龈缘顶点所在位置连线

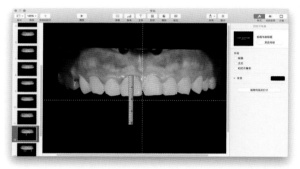

◎图 8-30　数字标尺标定

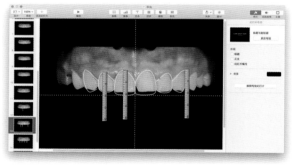

◎图 8-31　牙龈高度测量

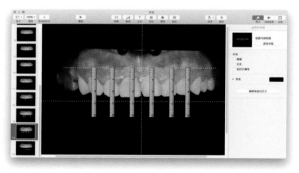

◎图 8-32　确定虚拟水平线

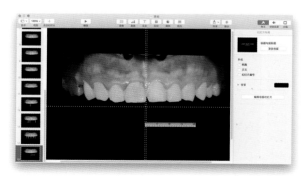

◎图 8-33　测量中线偏移量

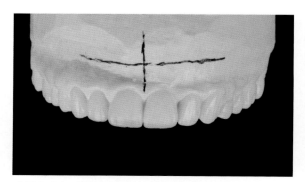

◎图 8-34　根据 DSD 设计制作诊断蜡型

在此基础上，Coachman 团队经过长期 DSD 经验的积累，已经形成并制作了一套通用的设计模板，包括 Keynote 版和 PowerPoint 版。在上述设计过程中，可以根据需要选用对应的模板，提高工作效率。

在我国，一批对 DSD 具有高度热情的临床医生也在该领域有自己独到之处。他们不仅借助 DSD 技术完成了很多精美的美学修复病例，并且在国内多个城市和地区进行了讲演和教授，帮助我国的口腔医生认识并掌握这一技术；经过长期 DSD 工作经验的积累，他们中很多也都各自推出了自己的设计模版或者设计软件。

何畏医生团队推荐了 DSD 所需临床照片，包括 33 张照片及一段视频（图 8-35），其中最核心的影像包括三张：面部放松状态下的正面影像、自然最大微笑正面影像、上前牙列正面影像；推出的 DSD 设计模板与 Coachman 团队的模板有部分差异，增加了头影测量的内容，同时减去了部分影像学内容，该模板更专注于 DSD 的美学设计工作，也更加适宜于国内医疗环境的使用（图 8-36）。[127]

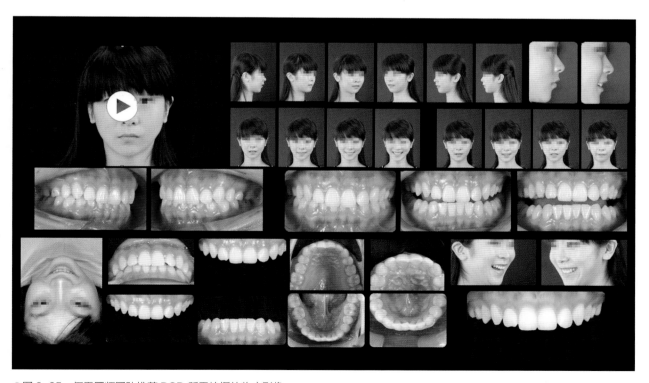

◎图 8-35　何畏医师团队推荐 DSD 所需拍摄的临床影像

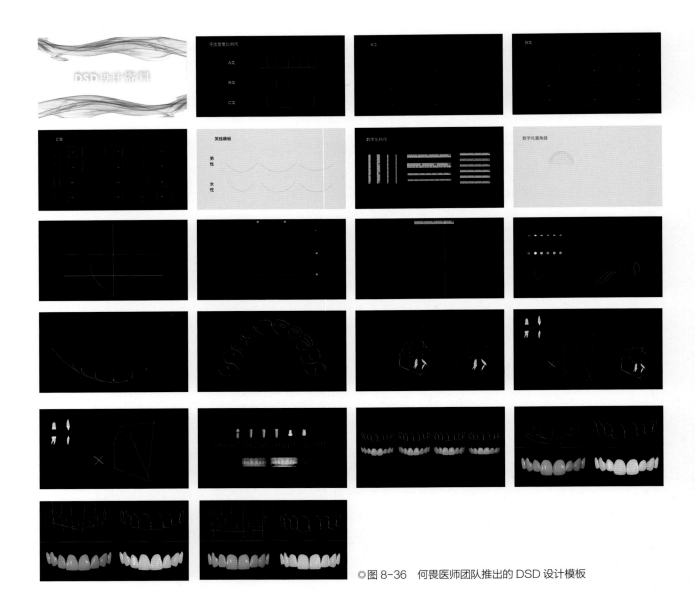

◎图 8-36　何畏医师团队推出的 DSD 设计模板

三、其他 DSD 专用软件简介

目前除了 Keynote，及部分采用 Photoshop、PowerPoint 等传统软件进行数字设计外，一些新诞生的软件专门用于 DSD，包括该技术创始者 Coachman 团队推出的 DSD 软件，在简化常规 DSD 过程的基础上，也可以进行初步的 3D-DSD 设计。

此外，Coachman 团队已经建立了较为完善的 DSD 设计路线，并在其 VITUAL LAB 网站上开放了专用的 DSD 设计路径。任何一个医生都可以按照其要求上传患者的数字影像资料，由 Coachman 团队为该患者进行 2D-DSD 或者 3D-DSD 设计并返回设计结果，可见其团队运营模式已经非常成熟。

除 Coachman 团队的 DSD 软件外，国内外还有多家公司开发了类似的 DSD 设计软件。以下简单介绍几款笔者曾经接触、使用过的 DSD 软件。

1. Digital Smile System（DSS）软件：本软件由意大利的医生团队开发，更加忠实于 Keynote 的功能，将 Keynote 中 DSD 所涉及的工具进行集成，形成了专用的软件，目前该软件由贺利氏公司负责推广，商品名为 cara Smile 并且推出了其中文版本。（图 8-37 ~图 8-40）

2. Smile Designer Pro（SDP）软件：SDP 软件的界面非常简单，一目了然，DSD 设计路线明晰，配有操作指引，易用度较高，并且该软件还同时开发了 Mac、Windows 和 iPad 版，在临床使用方面较易普及，本文附图由于软件版本所限仅展示其部分功能。（图 8-41 ~图 8-48）

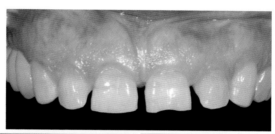
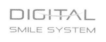
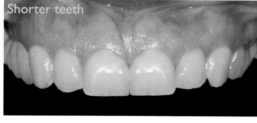
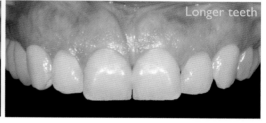

◎图 8-37
DSS 软件中的前牙形态设计

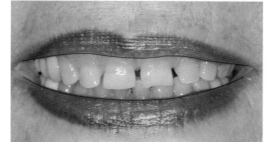
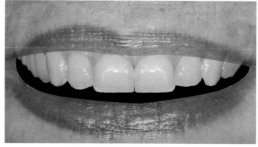

◎图 8-38
DSS 软件中的微笑模拟

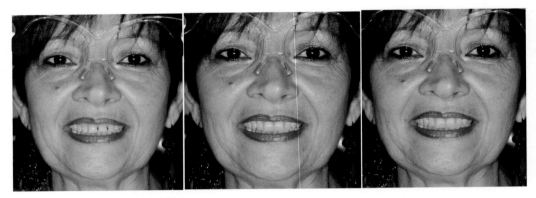

◎图 8-39 DSS 软件中的微笑模拟

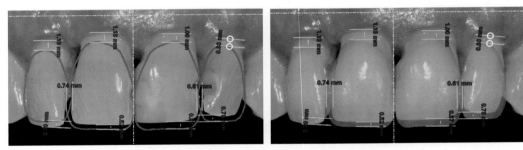

◎图 8-40 DSS 软件中的牙龈位置测量，为技师制作诊断蜡型提供依据

（以上病例资料来源于 Mauro Bazzoli，Italy）

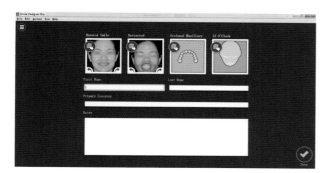

◎图 8-41　Smile Designer Pro 1

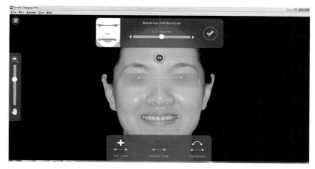

◎图 8-42　Smile Designer Pro 2

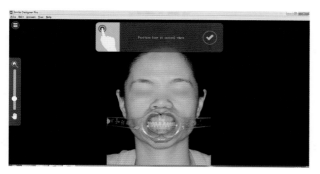

◎图 8-43　Smile Designer Pro 3

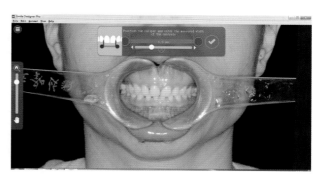

◎图 8-44　Smile Designer Pro 4

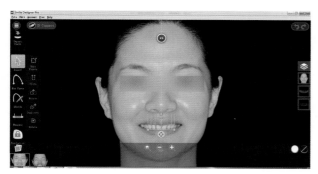

◎图 8-45　Smile Designer Pro 5

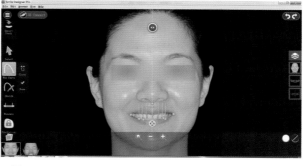

◎图 8-46　Smile Designer Pro 6

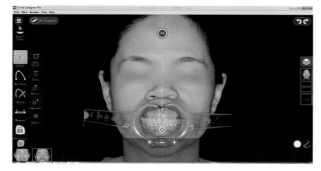

◎图 8-47　Smile Designer Pro 7

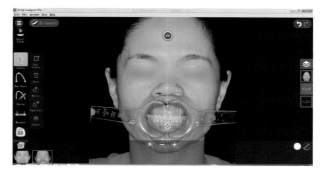

◎图 8-48　Smile Designer Pro 8

近几年国内也出现了一些专门用于 DSD 设计的软件，包括四川大学华西口腔医院于海洋教授团队研发的"美齿助手"，以及西安李伟医生团队研发的"ezDSD"等，他们都是集成了 DSD 设计常用绘图工具及模板，在很大程度上简化了 DSD 设计操作。

李伟医生团队研发的"ezDSD"应用非常简便，医生只需要拍摄面部自然最大微笑影像和上前牙列正面影像，便可完成一个最基本的 DSD 设计。比较熟练的医生使用 Keynote 软件进行 DSD 设计至少需要 10 ~ 20 分钟，不够熟练的医生则可能需要长达 30 ~ 40 分钟。而利用 ezDSD 软件的常规模式，可以将该时间缩短到 10 分钟以内；其快速 DSD 模式虽然并未进行常规的、完善的 DSD 设计，但仍可以满足向患者单纯展示大致最终修复效果的诉求，进行这样的 DSD 设计所花费的时间不足 5 分钟（图 8-49 ~ 图 8-60）。

于海洋教授团队研发的"美齿助手"基本流程包括颜面摆正、尺寸输入、颜齿匹配、牙形设计以及牙色设计等；"美齿助手"可以在 iPad 上应用，操作同样非常简便，可以实现在 5 分钟内完成基本的美学设计。

当然，目前的 DSD 设计软件大多数为提取或模仿 Keynote 及 Photoshop 软件中用于 DSD 的功能集成而成，就 DSD 技术的发展并没有明显的独创性。

但是，这些 DSD 软件使整个数字化美学设计应用大大简化，更具有针对性并可提高效率，可以突破软件应用的限制，使普通的口腔临床医生迅速掌握，这对 DSD 技术的普及、口腔美学治疗普遍水平的提高具有着十分积极的意义。

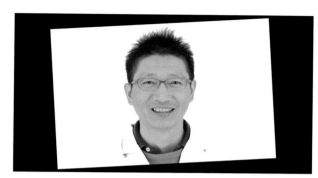

◎图 8-49　导入正面微笑影像，并校正水平

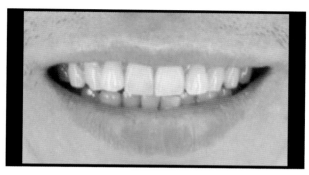

◎图 8-50　选取口周范围并扩大

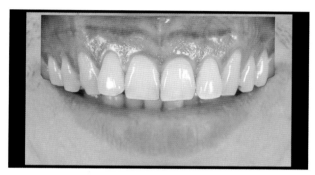

◎图 8-51　导入上前牙列影像

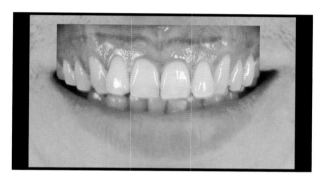

◎图 8-52　确定上中切牙宽度

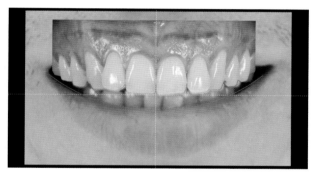

◎图 8-53　确定水平线、中线，描绘下唇曲线

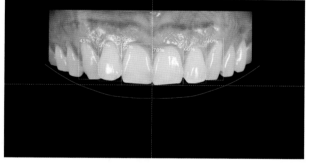

◎图 8-54　描绘、计算牙齿长宽比

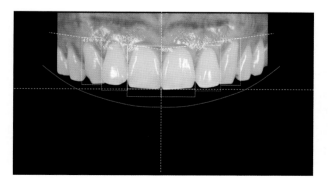

◎图 8-55　调整牙齿长宽比例

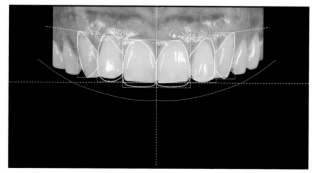

图 8-56　在确定的长宽比例内选择外形轮廓

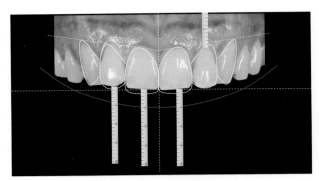

◎图 8-57　测量牙龈高度，牙冠外形变化数值

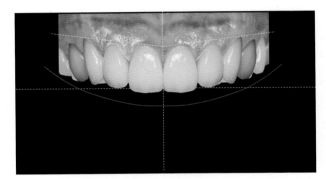

◎图 8-58　虚拟修复设计

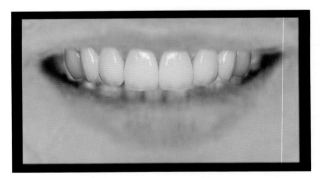

◎图 8-59　虚拟修复设计

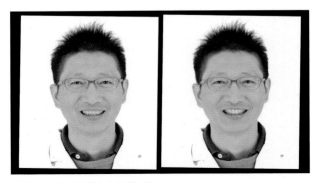

◎图 8-60　虚拟治疗前后对比

首次接诊时间: 2015 年 3 月

患者李女士, 39 岁, 自觉牙齿美观不佳, 希望能够通过修复方式改善自己微笑时的牙齿缺陷, 尤其希望能够改变上前牙颜色。

经过病例评估、临床评估、口腔放射评估、美学评估后, 进行 DSD 微笑美学设计。(图 8-61 ~ 图 8-77)

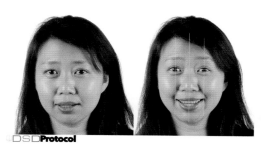

◎图 8-61   通过患者正面影像可以观察到, 患者处于休息位时上切牙基本未从上唇下方露出, 下前牙暴露较多, 提示上牙过短; 在大笑状态下, 未见露出上前牙牙龈, 判断患者为中位笑线; 描记出上牙牙尖曲线, 显示 12、11、21、22 过短。

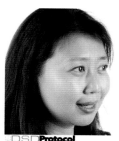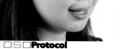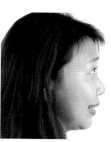

◎图 8-62   通过侧面 45° 微笑影像和 90° 微笑影像可以观察到, 患者上切牙切缘位置偏短, 同时未见露龈笑, 上前中切牙和侧切牙凸度尚可。

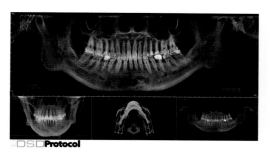

◎图 8-63   口腔放射检查

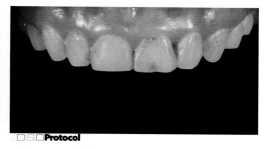

◎图 8-64   上前牙正面影像, 可见 13-23 大量龋坏、染色及陈旧树脂充填体。

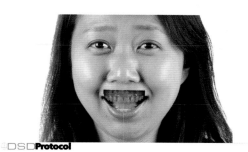

◎图 8-65   将上前牙正面影像与面部大笑影像重合, 对牙齿比例、前牙切端位置、牙龈位置等进行精确的设计。

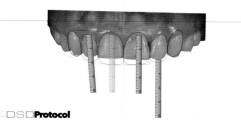

◎图 8-66   将正常比例的牙齿轮廓模板置于患者上前牙列照片上, 通过数字标尺测量牙齿比例、长度等数值, 确定修复时需要增加的牙齿长度。

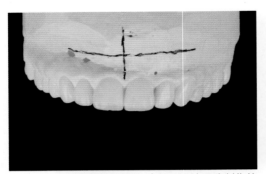

◎图 8-67　技师根据 DSD 诊断和设计思路制作的诊断蜡型

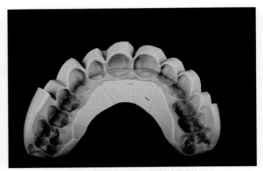

◎图 8-68　利用诊断翻制的硅橡胶导板

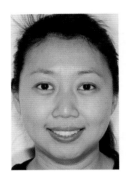

◎图 8-69
利用硅橡胶导板进行 Mock up，进一步分析、确定修复目标

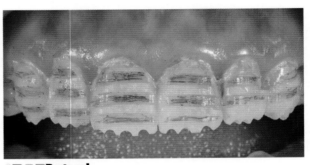

◎图 8-70　在 Mock up 的基础上进行牙体预备。

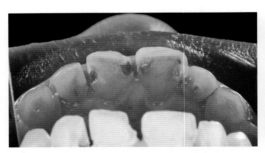

◎图 8-71　牙体预备过程中去除原有邻面龋、继发龋。

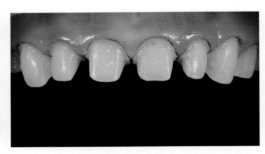

◎图 8-72　牙体预备完成。根据牙体缺损具体情况，决定 12—22、24 全瓷冠修复，13、23 贴面修复，14 嵌体修复。

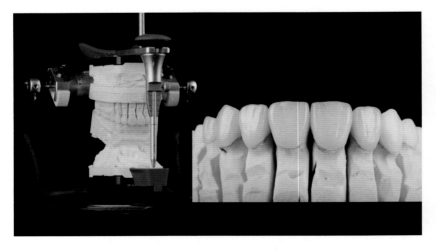

◎图 8-73
上颌架进行修复体制作。12—22、24 二硅酸锂玻璃陶瓷制作内冠，烤瓷分层堆塑，最后修整并上釉抛光。13、14、23 制作二硅酸锂玻璃陶瓷全解剖修复体，外染色上釉抛光。

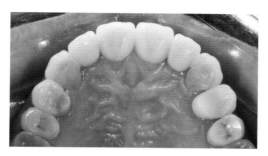

◎图 8-74　修复后上前牙牙弓殆面影像

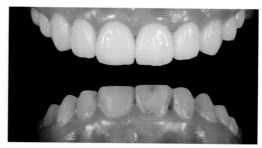

◎图 8-75　修复前后上前牙正面影像对比

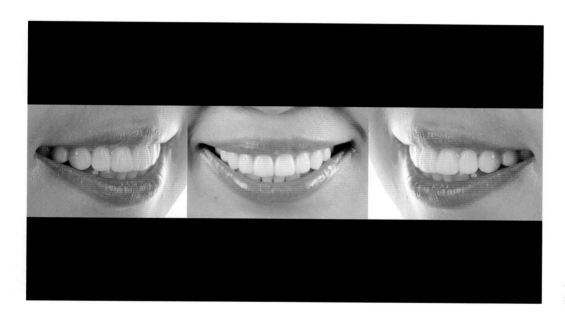

◎图 8-76
修复后正侧面微
笑影像

◎图 8-77
患者治疗前后面
部整体变化较大，
不仅牙齿美观大
大改善，而且精
神面貌改变巨大。

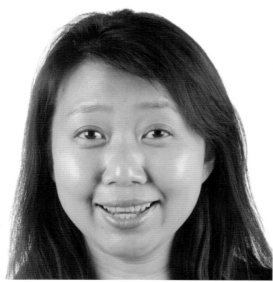
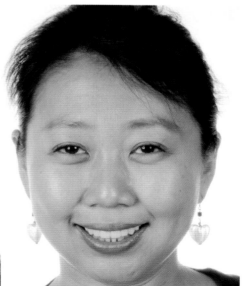

第九章

基于临床影像的口腔美学治疗

随着生活水平的提高，人们对于口腔治疗中的美学效果要求越来越高；与此同时，在旺盛需求的引导下，近年来口腔美学领域获得了巨大的发展，这种发展趋势国内外是一致的。国内虽然起步较晚，但追赶迅速、甚至呈现出超越之势。

口腔临床摄影的快速普及无疑是中国口腔美学迅速提升的推动力之一。

口腔美学治疗涉及的范围很广，凡是涉及美学区域的治疗，都应当从美学的角度进行分析、诊断和设计。

小到个别前牙治疗中，简单的、缺乏天然牙细节特征的、与邻牙颜色不一致的修复体经常不能满足人们的美观需求，人们需要与天然牙协调一致的修复体；在很多情况下，多个修复体与全口牙齿形态特点相协调也是需要认真考虑的问题；对于想通过大量甚至全部前牙进行美学治疗的患者，没有个性的、千人一面的修复体也不符合人们的美学期望，人们希望得到的是更美、更自然的修复体。

口腔美学治疗的核心是在整个治疗过程中确立，并一步一步实现"美学目标"。在设计阶段，要根据患者的要求、口腔实际情况，在满足口腔各项功能要求的前提下，建立符合美学原则、同时又实际可行的美学目标；在治疗前，要结合美学目标，确定整体治疗、修复计划，对影响美学目标实现的问题进行治疗、调整，为实现美学目标打好基础；在治疗过程中，时刻根据美学目标来检验治疗效果，尽量使治疗效果接近预期的美学目标。

临床影像在常规的口腔治疗中就发挥着重要作用，既是保存病历资料、进行术前术后对比的工具，更是进行医技、医患美学信息沟通的重要载体。

临床影像在口腔美学治疗中更是发挥着关键的作用。

在术前拍摄一系列临床影像，可以帮助医患进行美学信息交流，共同制定美学目标与治疗计划，前一章介绍的数字化微笑设计DSD正是基于临床影像的基础上实现的；在术中拍摄的临床影像可以成为临床医师捕捉美学信息、进一步明确美学目标的工具；利用数字化传输手段，可以使临床影像不仅成为存储的医疗档案，更成为不同专业医师之间、医师与技师之间进行美学信息交流、分析的重要工具，使其他专业医师、技师能够了解主诊医师设定的美学目标，提高美学治疗效果，使修复体达到预期美学目标的重要手段。

第一节　确定美学目标的美学思想和基本流程

一、美学思想的统一

　　将常规的口腔治疗上升为口腔美学治疗，就需要在治疗过程中更多地考虑美的问题。然而每个人的审美取向、审美能力不同，对美的认识也会不同。

　　如果医师与患者对于美的认识不同，而未在术前予以非常充分的沟通，就有可能出现医师花费很大心血完成的治疗、制作的修复体，虽然医师感到满意，但患者不满意的尴尬情况。所以，一定要在术前的医患交流中首先完成美学思想的统一，这样才能使整个治疗、修复过程更顺利，减少不必要的麻烦。

　　临床上可以发现，很多患者对于口腔的审美有很不明确、不科学的概念，诸如"唇红齿白"、"明眸皓齿"一类的传统词句，使很多患者认为牙齿只是越白越好。笔者在十多年前作过一个临床统计，在不给患者以任何指导、由患者自行对牙齿选色时，超过50%的患者会不顾自己天然牙的颜色，选择A1、B1或1M1、1M2这类明度很高的颜色，甚至还会有人要求"超白"的牙色，说明了人们对于"牙白"的追求。

　　追求牙色的"超白"并不是错误，事实上，近年来"超白"已经成为大面积美学修复的潮流。当修复范围广泛、天然牙基础颜色比较正常、牙龈颜色基本正常、患者肤色较为白皙、患者对"超白"概念充分理解时，应用"超白"的修复体确实可以获得患者希望的、很好的修复效果（图9-1、图9-2）；但是，并不一定每个患者都适合"超白"，如

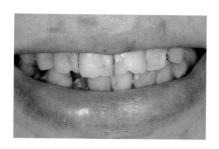

◎图9-1　治疗前牙体缺损、颜色不佳

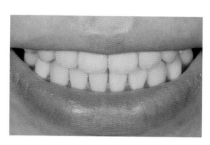

◎图9-2　超白修复体可以获得患者希望的美感

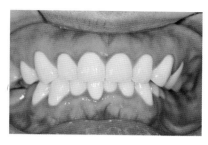

◎图9-3　纯白、没有层次感的修复体应用于不适宜的患者，完全无法体现美感

果在不适合的情况下，制作上又没有层次感的"纯白"的修复体就完全无法体现出美感（图9-3）。

在进行与美学效果相关的口腔治疗前，医师一定要和患者进行充分的美学交流，医师有责任指导患者对治疗后的美学效果有正确的预期，并统一美学思想以利于共同制定合理的美学目标。[128]

还要强调一点，就是医师有责任帮助患者制定美学与健康功能统一的目标，如果美学与健康功能存在明显的矛盾，美学应该让位于健康功能。在面对复杂的临床病例时，让患者知晓、接受这些思想，实际上也是统一美学思想中的重要部分。◎

当然，如果经过深入、详尽的沟通，患者仍然坚持自己的一些想法，那么医师也许就有必要调整自己的思想，换位用患者的想法思考问题，为患者寻找不违背医疗原则的、能够最大程度满足患者要求和想法的治疗方案；实际工作中还有一些患者，对美学效果的要求并不高，即使我们给予充分的提示，患者仍从更小创伤、更简单舒适的治疗感受角度考虑，放弃一些可暂缓解决的问题，以至于最终治疗的美学效果无法达到医师的预期。此时，我们也需要尊重患者的选择，有时也要放弃一些自己的美学想法，在不违背医疗原则的前提下，尽量满足患者的治疗要求。

　　这些思想，实际上也是笔者自 2013 年起提出的"舒适美学牙科（comfortable cosmetic dentistry）"中的一部分（图 9-4～图 9-6）。

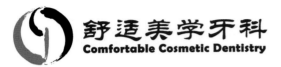

◎图 9-4　2013 年开始提出的舒适美学牙科

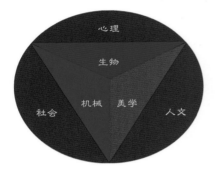

◎图 9-5　舒适美学牙科的基本思想体系

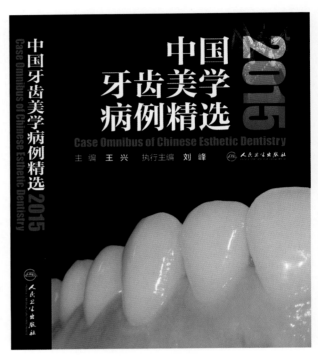

◎图 9-6　阐述了"舒适美学牙科思想"的《中国牙齿美学病例精选 2015》

二、美学目标的建立

　　口腔美学治疗的过程是创造健康和美的过程，是医师和患者合作努力的过程，不是医师单方面的工作，因此就不能只按照医师自己的想法进行，要充分考虑患者对美的认识以及患者的各种想法和要求。这些观点笔者在十余年前就开始领悟到，并且不断深入思考，逐渐形成了上文提到的"舒适美学牙科"的思想。

　　在统一了"什么是美"的问题以后，就要通过与患者的进一步交流，确定"能达到什么样的美"的问题，也就是建立整个治疗的美学目标。美学目标的建立需要医师（复杂病例经常需要多个学科的多名专业医师）、患者、技师多方面美学信息的良好交流。[129]

　　制定口腔美学治疗目标的原则应该是"更健康、更美丽、更自然"。对于较大范围口腔美学治疗的病例，我们会主要希望达到"更美丽"的效果，即美学效果的整体提升；

对于小范围口腔美学治疗的病例，我们会主要希望达到"更自然"，即达到与天然牙的高度匹配。而无论何种范围的治疗，我们都需要在健康和功能的前提之下完成美学效果的改善。

传统的治疗前，医患美学交流只是通过语言进行，用语言来描述预期的治疗后及修复体的排列、形态、颜色等特点。但是由于"美"的主观性与不确定性，这种描述其实很难准确，容易产生误解。关于"能达到什么样的美"这个重要问题，很难用语言描述清楚，医患双方的这种语言交流存在很大盲目性。同时，医师-技师之间的美学信息交流如果只应用语言和常规比色图的描述，也容易造成医师-技师之间的信息交流不足或交流误差，从而影响美学目标的建立和最终的美学治疗效果。

临床影像一直是帮助医师、患者、技师之间使美学信息交流更完善、更全面、更成功的重要方法，帮助三者共同建立形象的、具体的美学治疗目标的重要手段。进入到数码影像时代之后的这十余年来，临床影像的这个功能被迅速加强和放大，尤其是数字化微笑设计 DSD 的概念横空出世以后，更是被许许多多从事口腔美学的临床医师所接受，使临床摄影的必要性和普及率双双获得巨大提升。

针对较大范围口腔美学治疗的病例，依靠前边介绍的一系列术前临床影像，可以获得全面的口腔美学信息，再通过分析、测量，结合患者的要求，参照由数码影像构成的美学信息库中的大量资料，医师可以选择治疗后有可能形成的牙齿形态、牙齿排列等效果，向患者展示虚拟的治疗后效果，这也就是数字化微笑设计。[130]

之后可以向患者介绍达到这些效果所必须的牙体治疗、牙周治疗、牙周手术等准备程序，以及正畸、种植、修复等形成最终效果的治疗过程。[131]

如果患者对这样的治疗效果、治疗方案能够接受，则由技师按照这些虚拟设计提供的思路，在模型上将其形象化，形成诊断蜡型；

患者通过基于临床影像的虚拟设计、技师制作的诊断蜡型，必要的话再进行的诊断饰面（mock up）甚至微笑体验（travel smile），就可以非常形象、具体地了解最终可能达到的治疗效果，通过进一步的交流、调整，最终达成一致的、可行的美学治疗目标。[132,133]

针对小范围口腔美学治疗的病例，前面介绍的术前拍摄的一系列细节影像，可以全面地捕捉形态轮廓、表面结构、切端半透明性、基础颜色与比色板的差距、颜色分布、颜色层次及其他多种个性特征；根据患者的心理需求，与患者进行沟通，决定哪些特征予以模仿，哪些予以放弃，以及还需要处理哪些问题才能获得理想的治疗条件。这样，患者可以很直观地了解自己的牙齿、预期的治疗过程以及治疗后可能达到的效果。同时，这些影像也可以准确地传递这些美学信息资料，使之成为医技信息交流的良好工具。

　　从程序上讲，一个富有成效的、成功的术前美学信息交流的程序，应包括初步检查和初步交流、镜前交流和美学目标的初步建立、拍摄影像和影像初步分析交流、模型介绍、初步美学设计或数字化微笑设计交流、诊断蜡型制作和分析、mock up、travel smile 等步骤。当然，根据具体病例的难度大小、病人的美学要求不同，有些程序可以酌情省略、缩减。

　　1. 术前检查和初步交流　通过术前检查，了解患者情况，同时听取患者主诉、分析患者需求，这是口腔美学治疗非常重要的第一步骤（图9-7）。

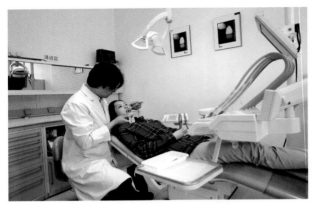

◎图9-7　初步的检查和交流帮助医师迅速了解患者的美学需求、制定治疗策略

　　强调美学效果的治疗有时会增加一些治疗程序、延长治疗时间，甚至增加治疗的痛苦。有一些患者对美学要求并不很高，可能会明确提出不愿投入更多的精力和时间进行治疗，只要不违背健康和功能的原则，我们此时应该尊重患者的选择，在治疗中以实现功能需要为主，不要因为过分强调我们所重视的"美"，应努力在不增加患者配合难度和治疗痛苦的前提下尽可能地提高治疗的美学效果。

　　当然，有时患者在主诉中虽然没有提出明确的美学改善要求，但医师面对存在明显美学缺陷的牙齿时，可能会自发地产生美学创造的冲动——我想、我能让她（他）更美。这时就可以进一步进行美学交流，试着启发患者的美学意识，一旦患者接受了医师的建议，我们就可能将想法化为现实。

　　也有很多患者会主动提出很多美学需求和想法，我们需要认真分析这些美学要求是否合理、我们是否能够满足、是否确实能够带给患者美学效果的提高；而对于少部分患者某些不切实际、不可能实现的要求，以及极少数存在不良求美心理的患者，要及时与患者进行深入交流，帮助患者调整预期目标，在一些情况下甚至可以引导患者放弃治疗计划，以避免医患双方浪费更多的时间、精力。

总之，通过术前检查和初步交流，医师应该很快了解患者对美学效果的要求，确定下一步的治疗策略。

2. 镜前美学交流，初步建立美学目标　经过初步检查和交流，对于美学要求较高的患者，就要进一步进行比较详细的美学信息交流。美学交流的第一个工具就是镜子。利用镜子进行交流，可以让患者将需求更清楚地表达出来，也可以将医师的意见相对形象地传达给患者。

需要注意的是镜子的大小。如果是针对一些细节进行交流，可以只用一个小镜子在牙椅上进行交流（图9-8）；如果涉及的牙齿较多、需要进行整体的美学设计时，就不应该只应用小镜子，而是要用一个较大的镜子，至少要让患者能看到整个面部（图9-9）；当然最好在一个大的穿衣镜面前进行医患之间的美学信息交流（图9-10、图9-11），这样可以让患者在社交距离观察自己，有助于患者更好地理解医师的美学设计。

通过这个步骤，可以初步建立治疗的美学目标。

但由于镜前交流中看到的是自己面容的镜像效果，因此并不完全真实客观。更准确的交流应进入下一环节。

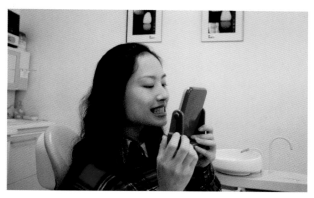

◎图9-8　可以利用小镜子进行细节交流

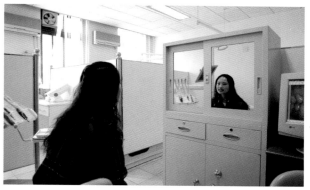

◎图9-9　能看到整个面部的镜子是基本要求

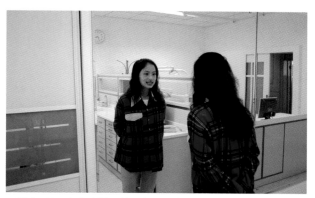

◎图9-10　在穿衣镜面前可以看到完整的自己

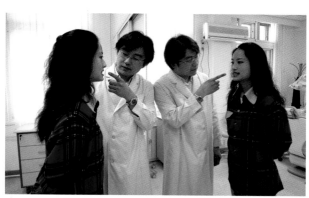

◎图9-11　让患者学会在社交距离观察自己

3. 拍摄数码影像，进行影像分析交流　初步镜前交流对治疗目标取得一定共识后，就应该根据需要为患者拍摄一系列临床影像（图9-12）。展示这些影像，和患者共同分析，可以让患者更客观地看待自己的口腔情况，帮助患者更加形象地理解初步美学目标，以利于确定更准确的美学目标（图9-13）。

这种交流会比镜前交流更加客观、有效。

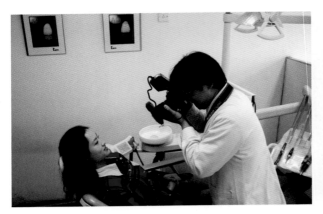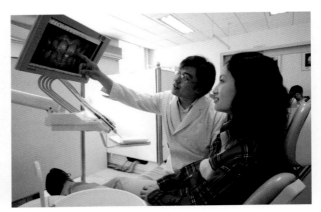

◎图9-12　拍摄临床影像　　　　　　　　　　　◎图9-13　影像分析交流

4. 美学设计目标沟通　每个人心中的美都不同，就像有人喜欢林黛玉温婉柔弱，有人喜欢薛宝钗知性大方。只用语言来描述设想将患者的牙齿制作成什么样子，经常不容易被患者真正理解，尤其是在作大范围的口腔美学治疗时这个问题会更明显。[102]

利用以往病例的影像资料、自己拍摄的素材图片、网络上筛选的各种有代表性的图片等来向患者讲解预期的美学效果，可以起到很好的美学信息交流的作用。

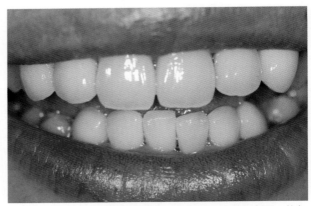

◎图9-14　下前牙天然牙排列不齐，为减小牙体预备量，修复后仍保持这种风格，可以接受这种不整齐吗？

需要注意的一点是，交流中按照有可能达到的情况，可以询问患者："你喜欢这样的牙的样子吗"、"你能接受这样的牙齿吗"、"如果把你的前牙做成这种状态你喜欢吗？"等等。当然，医师要及时准确地判断是否具备可行性（图9-14～图9-16）。

　　但是，最好不要问患者"我按 × × 影星的牙给你做吧……"、"我按照 × × 明星的样子给你做吧……"，这似乎是一种承诺，有可能会给患者带来过高的、不切实际的美学期望。但实际上每个人的实际情况千差万别，这种心理感受有可能给治疗工作带来不必要的麻烦。

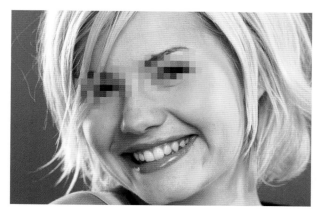

◎图 9-15　她的上中、侧切牙比例较大，看起来很活泼，是你喜欢的样子吗？

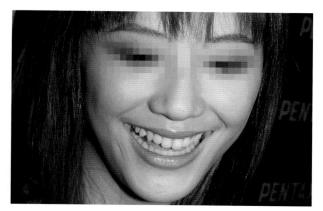

◎图 9-16　她的上中切牙比较长但是笑线很漂亮，你也想是这样吗？

　　5. 数字化微笑美学设计 DSD　　对于比较复杂的病例，在和患者进行了美学设计目标沟通后，就应该结合患者的美学需求，再利用之前拍摄的临床影像，以及研究模型，和其他专业医师进行医医交流、与技师进行医技交流，由医师团队、技师团队共同分析，确定一致的、可行的、具体的美学目标。

　　通过在 Keynote 软件或其他专用软件中对图片进行叠加、匹配、替换，分析牙列与面部整体之间的正确关系，使美学目标与面部整体相协调，这是数字化微笑设计最基础、但也是具有极大临床意义的部分。

　　在图像上对牙齿的形态、轮廓、轴向等美学特征进行调整，充分参考之前沟通中获得的信息，尽量向患者的美学需求靠近，是 DSD 设计效果最形象的部分，可以很清晰地表明治疗的方向。[134]

　　在图像上对牙齿进行"准确的"测量、分析，对牙齿的形态进行"精确的"调整，这是 DSD 最困难的部分，必须基于视角极其统一的、准确的拍摄影像而进行；一旦拍摄视角存在误差，许多"精确的"计算就会失去基础。

　　全面的美学分析后，医师就要制定出相应序列治疗计划，[135] 包括可能需要进行的拔牙、牙髓失活、牙周治疗、牙周手术等治疗及其次序，最后将整体 DSD 设计及治疗计划向患者进行交待，进行下一步沟通（图 9-17 ~ 图 9-20 ）。

　　6. 模型介绍　大部分口腔治疗都是有一定损伤的治疗，尤其是针对健康天然牙的美学修复治疗，经常会带来牙体硬组织磨削，这一点需要让患者有清晰的了解；即使掌握了无预备贴面等微创或无创修复形式，也要让患者认识到修复治疗后经常会存在一定功能上的损失或局限，或者存在口唇感受上的变化。

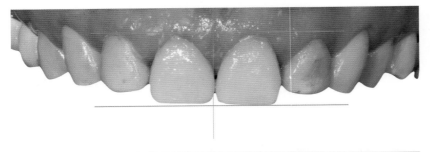

◎图 9-17
经瞳孔连线和面部中线校正后的上牙列影像

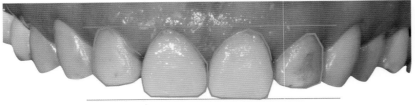

◎图 9-18
勾勒出目前的上前牙形态

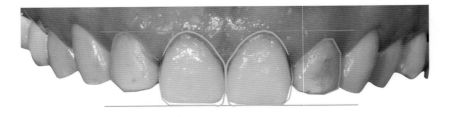

◎图 9-19
针对中切牙的外形设计

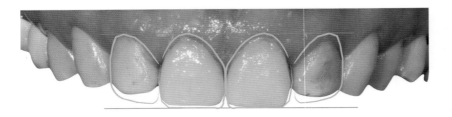

◎图 9-20
针对上前牙的外形设计

（刘峰医师提供病例）

在初步建立美学目标后，要让患者全面地了解达到这种美学目标所需付出的代价，利于患者整体考虑、权衡，确定自己是否愿意接受、能否忍受这些治疗，这也是术前交流的一个重要方面。充分保证患者的知情权，尊重患者自己的选择，是每一位口腔医学工作者需要注意的问题，也是舒适美学牙科CCD非常强调的理念，同时也可以避免一些术后的纠纷。

利用标准的牙体预备模型，或者经过消毒的以往典型工作模型，都可以向患者进行模型介绍，使患者清楚地了解治疗方式、治疗过程可能带来的创伤，为患者做出治疗决定扫平障碍，同时也为今后患者的顺利配合打下基础（图9-21）。

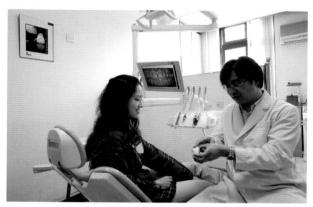

◎图9-21　健康和功能是基础。要让患者明确了解为了美所要付出的牙体损失，保证患者的知情权，避免术后纠纷

7. 诊断蜡型、mock up 和 travel smile　诊断蜡型、mock up 和 travel smile 是一个序列的、递进的最终确定美学目标的过程，并不是针对每个患者都必须进行完整过程，治疗难度越高、患者要求越高，就越需要进行完整的步骤。

诊断蜡型是传统口腔美学修复治疗设计中最核心的步骤，是一个将初步制定的美学目标形象化、固定化的过程（图9-22）；[136]即使是在如今的数码时代，虽然数字化虚拟设计已经被越来越多的医师所接受，但虚拟设计的结果仍然无法逃脱三维物理化的过程，无论是手工雕塑蜡型，还是CAD/CAM方式完成蜡型或设计后效果、甚至是三维打印形成蜡型或者设计后效果，他们的作用和意义是没有分别的（图9-23、图9-24）。

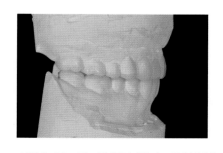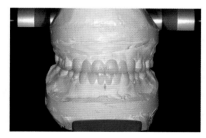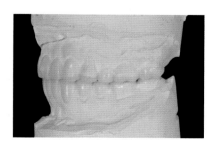

◎图9-22　手工雕塑形成的全牙列诊断蜡型

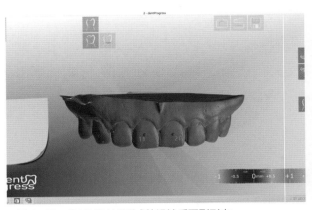

◎图9-23　CAD/CAM 形成的设计后牙列形态

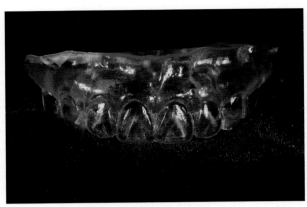

◎图9-24　3D 打印形成的设计后牙列形态

　　需要强调的是，并不是只有治疗范围广泛的病例才是美学设计难度大的病例，有时单颗牙的修复设计难度也很大，也需要完善的蜡形设计。需要制作诊断蜡形的病例，既包括治疗范围较广泛的病例，也包括美学设计难度较大的病例。

　　对于已经进行了 DSD 设计的病例，应根据 DSD 虚拟设计确定的美学目标，在研究模型上制作诊断蜡型，形成可以直观的预期美学效果。

　　如果之前没有进行 DSD 设计，这时就需要医师把临床检查获得的所有信息、患者的美学期望准确、全面地传达给技师，这样技师制作的修复体才能够符合初步美学设计确定的美学目标，这时候临床拍摄的大量影像仍然是传达这些信息最有效的方式。

　　有些临床医师只是将研究模型转给技师，由技师"根据情况"制作诊断蜡形，实际上并不能充分发挥诊断蜡形的意义。

　　依靠诊断蜡型，医师和患者进一步沟通，可以听取患者的意见；[80, 136]但在大部分情况下，诊断蜡型仅仅看是不够的，或者说是太浪费了——既然获得了诊断蜡型，就应该翻制出硅橡胶导板，进行 mock up，使患者在自己口内直观的看到设计思路和预期的大致效果，也能够让口唇感受到治疗后的大体变化，这种感受对于患者来讲是最为直观的，在此基础上医患可以进一步沟通，也可以针对一些细节进行细微的调整（图 9-25 ~图 9-36）。

　　mock up 是美学设计中最为实际、有效的一个步骤。

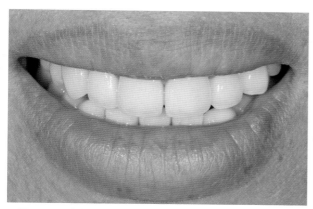

◎图 9-25 多年前其他医师大面积美学修复后，有控制的微笑
情况下美学效果良好

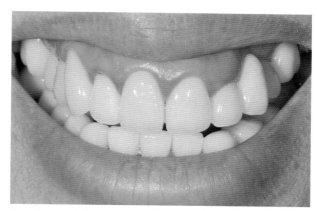

◎图 9-26 大笑时暴露牙龈曲线极度不良，严重影响美学效果，
希望重新修复改善

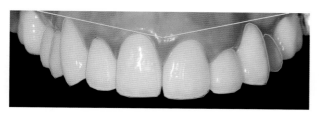

◎图 9-27 利用临床影像，进行数字化设计，针对每个牙齿进
行形态的勾勒，为设计做准备

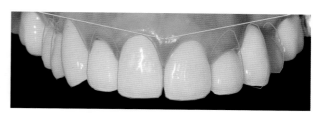

◎图 9-28 在影像上进行牙齿形态的设计，同时也是为牙周医
师处理牙龈形态确定方向

（刘峰医师提供病例）

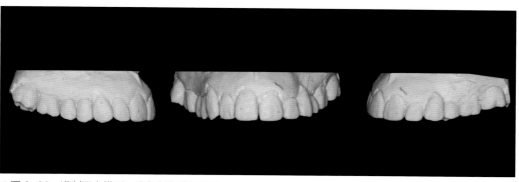

◎图 9-29 灌制研究模型，准备制作诊断蜡型

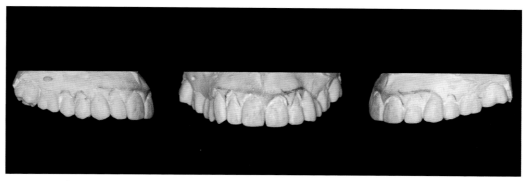

◎图 9-30 根据 DSD 设计思路，在模型上调整牙龈形态

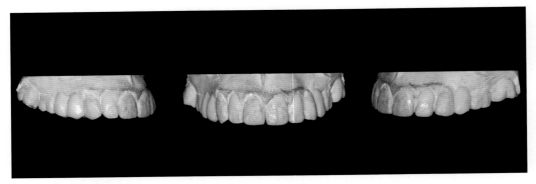

◎图 9-31　完成诊断蜡型

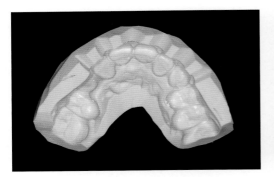

◎图 9-32　利用诊断蜡型翻制硅橡胶导板

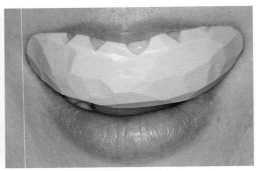

◎图 9-33　利用硅橡胶导板 mock up

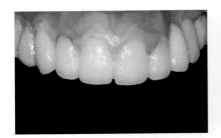

◎图 9-34　mock up 效果，很好地体现
了虚拟设计的思路、想法，
很大程度上呈现出了医师的
设计思路和希望达到的治疗
效果

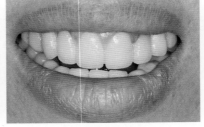

◎图 9-35　患者中等程度的微笑效果得
到了非常大的提升

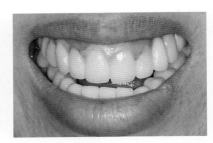

◎图 9-36　患者大笑美学效果同样获得
了明显的改善。由于 mock
up 材料较薄，在颈部延长部
分较通透，因此此时的改善
效果还存在一定的损失。患
者知晓，对治疗充满信心。

　　只要前期进行了非常翔实、有效的沟通，尤其是经过 DSD 虚拟设计以后，大部分
患者对于诊断蜡型、mock up 的设计都会有比较强烈的认同感，容易接受此时的治疗效
果，可以很好地向下一步治疗推进。[82, 137]

　　但是，也会有部分患者对于 mock up 的效果仍然摇摆不定，或者希望更多的家人、
朋友的参考意见，可能就需要给患者制作相对长期能够戴用的临时修复体，这个过程就
叫做微笑体验（travel smile）。

（刘峰医师提供病例）

　　如果是二次修复等情况，可以按照诊断蜡型直接制作较长期戴用的过渡性修复体，给患者较长期的戴用（图9-37～图9-45）；但因有些时候还没有正式进行牙体预备，这时的临时修复体与正式备牙后制作的临时修复体就会具有明显的区别，主要是要对固位、强度等问题认真考虑，而且不能对咀嚼功能产生不良影响。

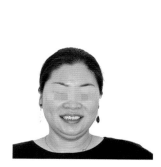
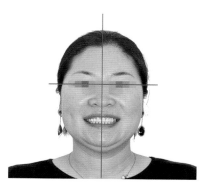
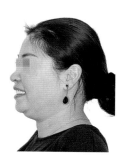

◎图9-37　患者上前牙旧修复体大面积崩瓷，下前牙散在间隙，影响美观，希望改善

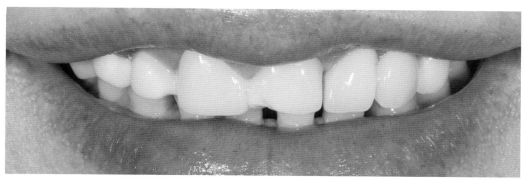

◎图9-38　微笑影像可以非常清晰地看到这些缺陷，上前牙中线偏斜的问题也很清楚

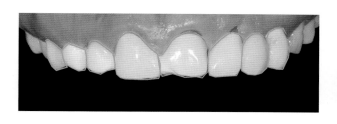
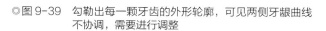

◎图9-39　勾勒出每一颗牙齿的外形轮廓，可见两侧牙龈曲线不协调，需要进行调整

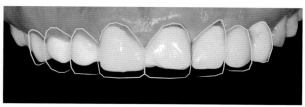

◎图9-40　设计思想为所有牙齿向冠方延长，右侧牙齿同时向龈方延长

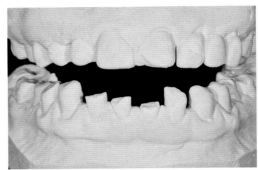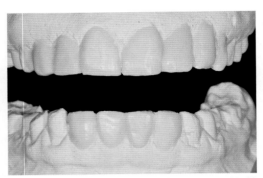

◎图 9-41　笔者本人直接完成的诊断蜡型，将上前牙设计思想体现在诊断蜡型上，下前牙简单增宽，关闭散在间隙

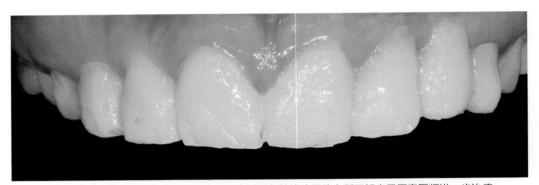

◎图 9-42　第一次就诊即实现了 mock up，患者对医师的治疗思路有所了解表示愿意医师进一步治疗

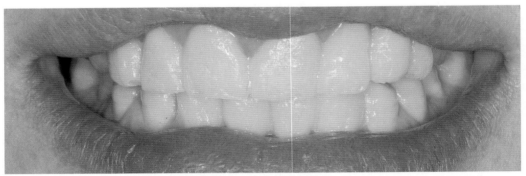

◎图 9-43　由于 mock up 材料所限，并不能达到非常好的美学效果，患者仍有所犹豫；同时患者考虑家人、朋友的感受，希望更长时间戴用临时修复体

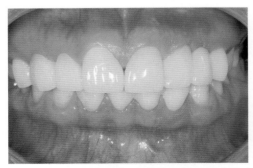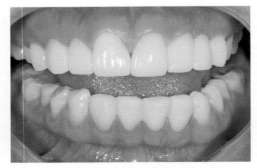

◎图 9-44　依据诊断蜡型提供的思路，技师制作高质量的、较长期戴用的树脂修复体，患者对这个修复体的美学效果表示非常愿意接受

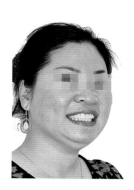 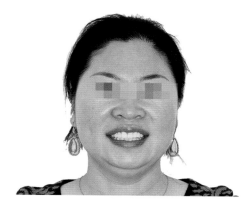 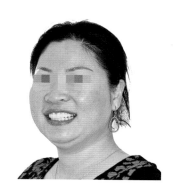

◎图 9-45　经过较长期 travel smile 过程，患者对美学设计完全满意，按此设计完成最终修复

　　经过完善的医患、医技交流，最终应该形成医－技－患多方认可的，能够指导治疗、修复过程的美学目标及治疗方案。在后期的治疗过程中，要时刻以这个美学目标为方向，并且随时对这一目标进行精细的调整，使之达到患者最满意的美学效果。[138]

　　诊断蜡型大部分情况下是由技师完成，尤其是对美观要求很高的患者，高水准技师完成的非常精美的蜡型才能满足他们的需求；但是也有一部分患者，我们需要在第一次接诊时就将自己的想法尽量深入地传达给患者，或者将自己的能力展示给患者，此时等待技师完成蜡型似乎有一些漫长。

　　在很大程度上，对于能力较强的医师来讲，自己动手制作诊断蜡形也是一种非常好的方式，国内外许多高级别的口腔美学大师都具有自己完成蜡型等技师工作的能力。自己完成这一步工作既能够节约很多时间，也能够避免医技美学信息传递的不完整、不精确的问题，可以在诊断蜡形上最大程度地反映既定美学目标。

　　笔者非常建议对口腔美学感兴趣的医师练习自己完成蜡型，因为认真完成诊断蜡形的制作过程，可以令医师更加深入地思考、体会患者的实际情况，并且对于医师后续的临床操作也是一个很好的指导。

三、美学治疗方案的选择

根据患者美学要求的不同，治疗方案通常会有很多种，医师要根据患者的年龄、性别、个性特征、经济情况、口腔情况、美学需求高低等多方面因素，灵活给出不同的设计方案，由患者进行选择。[139]

对于小范围口腔美学治疗病例，由于涉及的牙齿数量较少，受到邻近牙齿排列、形态、颜色、质感的制约比较明显，治疗方案灵活度较小。在这种情况下，也许有些临床医师会劝说患者扩大修复范围，以利于达到与邻牙的匹配的治疗效果。

笔者并不完全赞同这种想法，因为修复体与天然牙在功能上还是有着本质区别的。如果扩大治疗范围可以改善更多的明显缺陷、使患者得到更多的美，患者又愿意接受扩大治疗范围带来的功能损失或局限，那么这种设计方案是成立的；如果扩大了修复范围仅仅是减小了修复难度，而美学效果并没有得到非常明显的提高，同时还给患者带来了额外的功能损失，那么笔者认为这种设计方案就不值得推荐。◎

在任何时候治疗方案的设定都应该是首先建立在健康和功能之上的。

好的医师应当力求在最小的牙体损伤下达到良好的美学效果。

只有在可以明显提高美学效果、患者也非常愿意追求更好的美学效果时，才可以建议患者扩大修复范围。

有些患者确实不愿付出更多牙体损失的代价来换取可以达到的"更美"，只愿得到"更自然"的效果，这时就要尊重患者的选择，充分利用临床影像在个别牙美学修复中的微观美学信息捕捉、交流中的作用，为患者制作自然的修复体（图9-46～图9-54）。

首诊接诊时间： 2003年5月

患者魏女士， 34岁，严重四环素牙，11由于严重的龋坏需要冠修复，其他多牙存在大量充填体。向患者建议考虑前牙列整体美学修复，改善颜色缺陷，但患者不愿接受修复带来的牙体损失和修复后的功能损失，并且认为颜色问题对美观的影响暂时不明显，因此只要求单个牙的修复。

[病 例 + 实 战]

+

（刘峰医师提供病例）

+

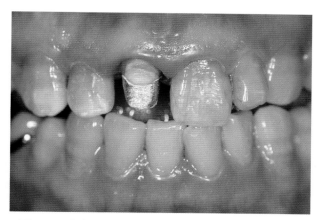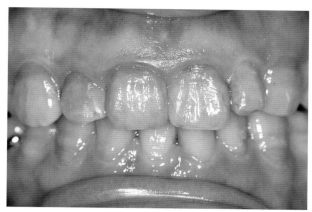

◎图 9-46   根据患者的需求，仅进行单颗牙的修复，力求高度的仿真是病例的难点

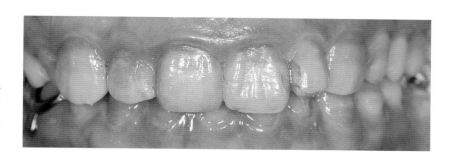

◎图 9-47
利用临床影像传
递患者天然牙的
微观美学信息，
修复体达到高度
仿真的美学效果

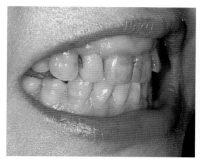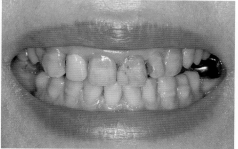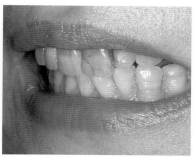

◎图 9-48   时隔十二年后，2015 年，患者由于 12 严重龋坏、根管治疗后再次就诊。此时患者年龄已经 46 岁，人过中年，越来越
感觉自己不再年轻，非常希望通过一些手段帮助自己留住青春。不良的牙齿颜色已经逐渐成为患者的心理障碍；加之多
个牙齿出现了继发龋坏等问题，此时患者产生了较大面积修复、获得美学整体提升的想法。

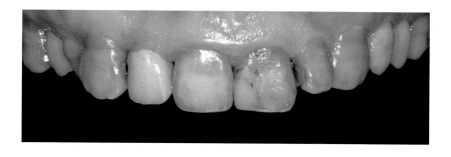

◎图 9-49
多颗上前牙存在
不同程度的继发
龋问题

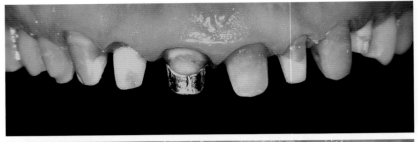

◎图 9-50
桩核修复、牙体
预备后

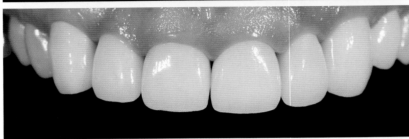

◎图 9-51
上前牙整体修复
完成后即刻戴入

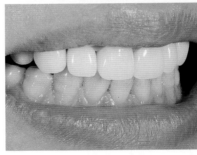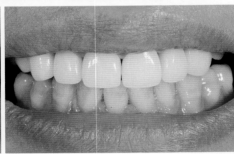

◎图 9-52　牙齿颜色整体改善后，微笑美学效果获得了明显提升，人整体上确实获得了减龄感

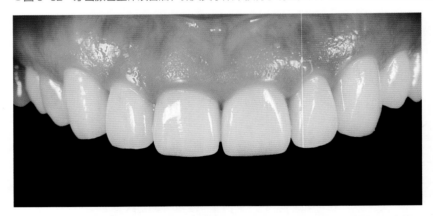

◎图 9-53　修复后四个月复查

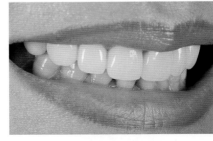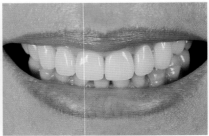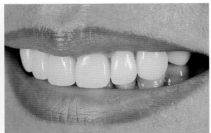

◎图 9-54　修复后四个月复查

对于已经决定好接受大范围美学治疗的患者来讲，有时就是为了"美"而考虑治疗，愿意付出的代价更高，可以接受对功能有损伤的修复治疗，但美学要求通常会更高。

建议此时医师应当至少提出两种设计方案：

1. 美学最佳解决方案：即动用所有手段、治疗方法、修复材料，能达到在患者自身条件下的最好的美学效果。

2. 舒适美学解决方案：即在避免很复杂的治疗过程的前提下，经过相对简单、必要的治疗，以较小的牙体损伤为代价所能得到的美学效果。

在向患者详细介绍两种方案的同时，进一步了解患者美学要求的高低、对治疗的耐受力以及经济承受力，帮助患者选择最适合的修复方案。

笔者一直认为，虽然对于医师来讲最佳的美学效果经常非常诱人，但是对病人来讲最理想的修复方案不一定是能达到最好美学效果的方案，而是最适合患者各方面情况的方案，而这也是舒适美学牙科 CCD 所追求的目标（图 9-55 ~ 图 9-61）。

[病 例]
+
[实 战]
+
（刘峰医师提供病例）
+

首诊接诊时间： 2003 年 9 月

患者剑女士，35 岁，前牙咬合关系不良导致上前牙不均匀磨耗，希望进行修复。如果不进行正畸治疗改善咬合关系，没有空间进行修复治疗，因此建议患者首先进行正畸治疗。

两年以后，患者结束正畸治疗，正畸医师嘱患者可以开始修复治疗，再次就诊。

再次检查，患者经正畸治疗咬合关系已改善，此时考虑患者全牙列颜色不佳，多个牙齿形态缺损，因此建议全前牙列冠、贴面修复，可以达到很好的美学效果。

但是患者不愿承受过大的牙体损失，希望将修复范围仅局限于牙体形态最差的12-22 范围，并且希望修复体的颜色能较天然牙略白、亮、美观一些。经过认真沟通，确认确实是患者的真实想法，于是决定放弃大范围修复、明显改善美学效果的想法，尊重患者的需求，缩小治疗范围。

根据侧面微笑影像，可以看到在较大微笑时上牙龈暴露；根据口内影像可以看到上前牙牙龈曲线存在轻微不协调，决定首先请牙周医师进行 12-22 冠延长牙周手术，形成良好牙龈曲线，然后再行修复。

最终选择 12 贴面修复、11-22 冠修复。修复体制作时遵照患者的期望，11、21 明度调整为略高，12、22 成为过渡，使修复体颜色略白于天然牙，又能与天然牙基本协调一致。[140]

　　本病例虽然最终仅只针对四颗牙齿进行了修复，但由于修复前建议患者进行了正畸治疗改善咬合关系、进行了牙周手术调整了牙龈曲线，再加上最后的四个修复体颜色的灵活设计，使患者的微笑整体美学效果有了明显提高，满足了患者在尽量小牙体损失的代价下取得尽量大的美学变化的愿望。十余年前完成的病例，已经蕴涵着舒适美学牙科的萌芽。

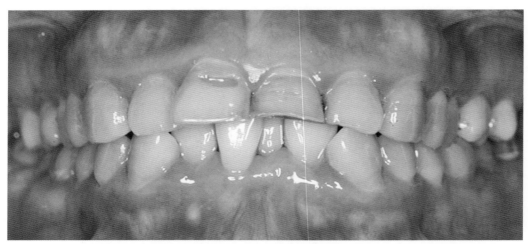

◎图9-55　下前牙拥挤造成上下颌关系异常，上前牙过度磨耗严重

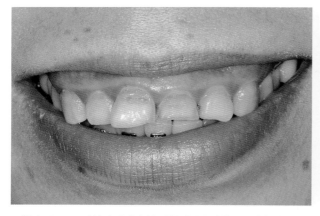 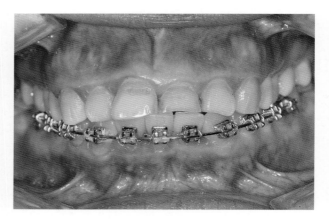

◎图9-56　正畸治疗后咬合关系得到明显改善，牙齿颜色、形态异常需要进一步改善上前牙牙龈曲线存在轻微异常

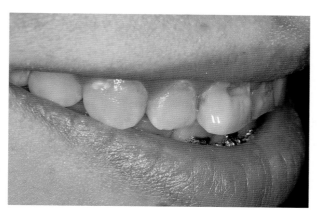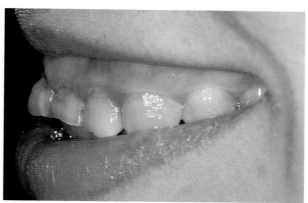

◎图9-57 较大微笑时可见明显露龈，牙龈曲线不协调问题有必要解决

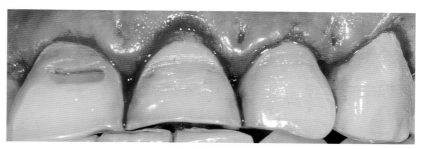

◎图9-58 牙周医师根据修复需要进行牙龈形态的调整塑造

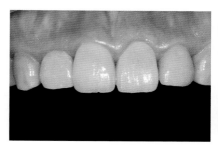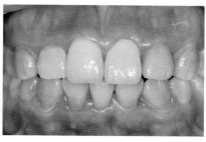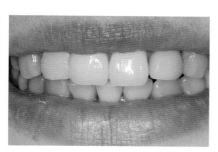

◎图9-59 治疗后上前牙影像　　◎图9-60 治疗后前牙咬合影像　　◎图9-61 治疗后正面微笑影像

第二节　基于临床影像的个别前牙美学治疗

对于小范围美学牙科治疗，美学目标一般是达到与邻牙的高度匹配。临床医师全面捕捉相邻、对称及对颌牙齿的美学信息，是达到理想美学效果的最重要前提。

很多治疗需要技师的参与，技师如果能够直接观察病人牙齿、进行比色设计，则是避免美学信息传递误差的最简单、直接手段。但很多时候由于客观条件所限，技师不能直接进行比色设计，并且即使技师直接进行了比色，如果不是现场烤瓷、修改，也可能存在美学信息的遗忘问题。

因此，美学信息的准确、全面传递，保存和表达是影响治疗美学效果的重要步骤。高放大比例的天然牙临床影像在这一问题上可以发挥非常重要的作用。

有些病例虽然只是小范围美学修复，但仍然涉及形态设计等比较复杂的问题，需要借助临床摄影、诊断蜡形等手段进行分析，以获得最佳的修复效果。

[病 例]
   +
[实 战]
   +
（刘峰医师提供病例）
   +

首诊接诊时间： 2004 年 4 月

患者崔女士， 40 岁，因车祸造成前牙外伤折断，经过根管治疗，观察无不良感受后，要求进行修复，希望修复体尽量自然、美观。

通过术前影像，可以看到牙齿表面具有丰富的细节形态，颜色层次方面也可以看到牙齿内部丰富的颜色条纹，以及不十分透明的切端效果，仿真修复难度相对较大（图 9-62、图 9-63）。

经过医患美学信息交流，确定了尽量模仿对称牙的美学目标。

患者全口牙周健康程度中等，经过牙周治疗准备，达到健康以后，拟进行全瓷桩冠修复。

在 2005 年，纤维桩刚刚在临床上应用，被认为"适应证有限，须谨慎使用"，因此在全瓷冠修复时，为避免修复体透露出金属桩核的颜色而影响美观，因此经常应用"氧化锆桩核"。但由于氧化锆桩核弹性模量过大，易造成牙根折裂，因此在纤维桩核逐渐被接受以后，氧化锆桩核就退出了历史的舞台。针对本病例，笔者在当时选择了全瓷桩核修复，之后进行全瓷冠牙体预备、双线排龈、制取印模（图 9-64、图 9-65）。

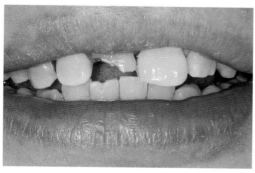

◎图 9-62 治疗前

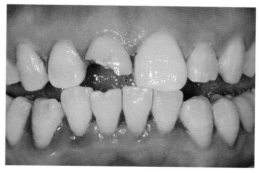

◎图 9-63 治疗前

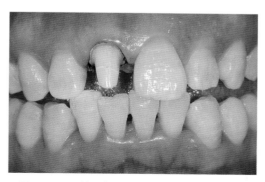

◎图 9-64 牙体预备后

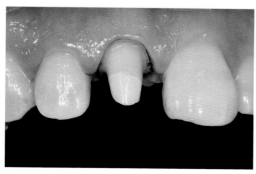

◎图 9-65 牙体预备后

常规比色外，利用技师常用的分层比色板进行分层比色，并拍摄临床影像传递给技师（图9-66～图9-69）。在当时，临床比色照片的拍摄方法还没有摸索到最佳方式，拍照方法不固定、不规范。在此之后笔者逐渐梳理出了最佳的比色照片拍摄方法。

同时拍摄1：1前牙放大临床影像，用以捕捉、传递天然牙的表面形态，切端半透明性等重要的微观美学信息，以利于技师进行仿真效果的制作（图9-70、图9-71）。这些临床影像对于远距离医－技配合的个别牙仿真修复是非常重要的。

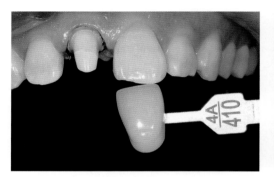

◎图 9-66　基础颜色比色影像

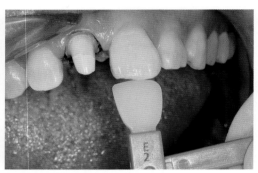

◎图 9-67　釉质效果比色影像

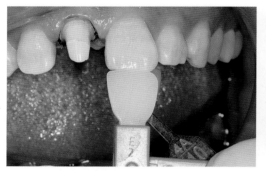

◎图 9-68　釉质效果比色影像

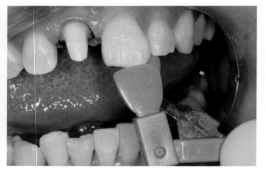

◎图 9-69　颈部牙本质效果比色影像

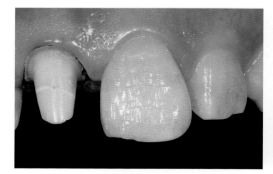

◎图 9-70　反映表面形态

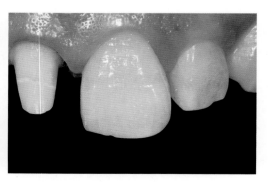

◎图 9-71　反映切端半透明性

　　技师在制作修复体的过程中，根据临床医师提供的各种临床影像所表达的美学信息，通过内插色、外染色、形成精细表面形态等方法，将所能获得的天然牙的美学信息最大程度地复制在修复体上（图9-72～图9-75）。

　　在临床影像的辅助之下，经过医－技双方共同努力，修复体达到了与天然牙自然协调的美学效果（图9-76、图9-77）。如果只采用语言描述和常规比色板进行美学信息的传递，是很难获得这种美学效果的，临床影像在这个病例中发挥的作用非常明显。

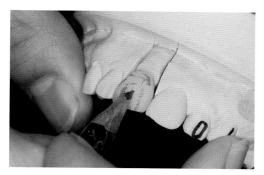

◎图9-72　绘制表面形态

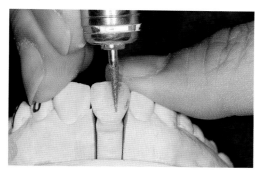

◎图9-73　调磨表面形态

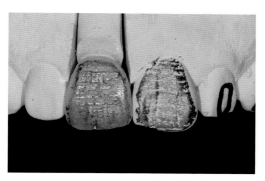

◎图9-74　调磨轮廓形态

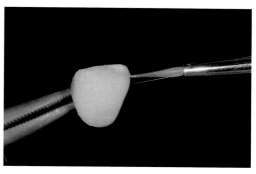

◎图9-75　外染色进行细微调整

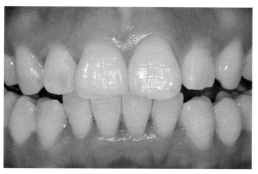

◎图9-76　修复后

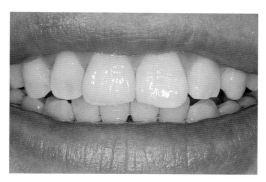

◎图9-77　修复后

[病 例
+
实 战]
+
（刘峰医师提供病例）
+

首诊接诊时间：2005 年 4 月

患者孙小姐，21 岁。健身房运动时不慎从跑步机上跌落，致上下前牙外伤折断。经根管治疗、观察无症状后开始修复（图 9-78）。

首先应用 Vita-Easyshade 比色仪进行比色（图 9-79），再根据比色结果进行人工验证。无论进行何种比色影像的拍摄，正确的比色始终是最关键的因素。如果选择了错误的比色板，即使采用最规范的临床摄影方式，也无法准确的传递天然牙的颜色信息，甚至会给技师带来误导。

术前拍摄不同角度带有黑背景的正面影像是非常重要的，可以清晰地捕捉、传递天然牙的形态、表面结构、切端半透明感等细节特征，这些信息有利于技师理解天然牙的特征，在制作修复体时进行模仿（图 9-80、图 9-81）。

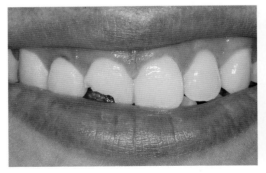

◎图 9-78　治疗前

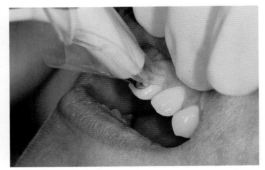

◎图 9-79　比色仪测色

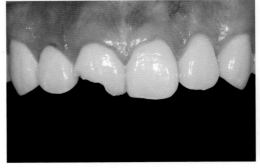

◎图 9-80　表面形态影像

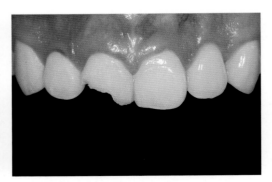

◎图 9-81　切端半透明性影像

　　在 2005 年，笔者已经注意到了拍摄比色照片时应采用灰色背景，避免黑色背景的过大对比度，可以更好地表达和传递颜色信息；但此时仍然未确定比色影像拍摄的规范构图形式。牙体预备后将选择的比色板与目标牙齿采用灰色背景共同拍照（图 9-82、图 9-83）。

　　根据临床拍摄的一系列数码影像所提供的各种微观美学信息，技师虽然没有亲眼见到患者，但可以对患者牙齿的各种特征进行准确的把握，制作的修复体从颜色、表面形态、切端半透明感等各方面都达到高度的仿真效果（图 9-84 ~ 图 9-87）。

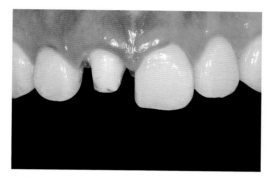

◎图 9-82　牙体预备后

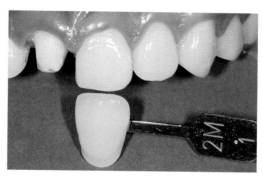

◎图 9-83　比色板比色

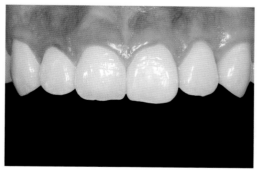

◎图 9-84　修复后

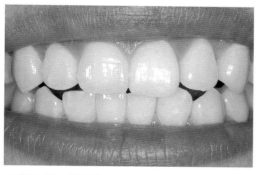

◎图 9-85　修复后

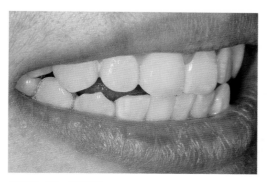

◎图 9-86　修复后

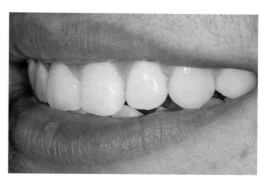

◎图 9-87　修复后

首诊接诊时间： 2008 年 1 月

　　患者张小姐， 26 岁，滑雪时不慎摔伤，左上前牙冠折，经过牙体治疗，要求修复。

　　通过术前影像可以看出，冠折的左中切牙明显唇倾，同时右上中切牙长轴向近中倾斜、移位，造成左上中切牙的修复空间明显不足、双上中切牙牙龈高度不一致（图 9-88 ~ 图 9-91）。

　　向患者提出正畸治疗的建议，患者从疗程、工作需求等具体情况考虑未接受；和患者讨论牙龈曲线不协调的其他处理方法，通过和患者交流，根据患者的要求，确定了不进行牙冠延长手术、忽略牙龈高度问题的整体治疗策略。

　　由于目前近远中修复空间不足，向患者提出调磨右上中切牙近中以调整修复空间的方案，患者从天然牙的健康角度考虑同样没有接受，而是要求直接修复左上中切牙，于是确定了修复体略微向远中、覆盖侧切牙唇面，以达到和对侧牙体宽度一致的效果。

　　在 2008 年 1 月，口腔医师圈里还不流行使用 mac 电脑（笔者自 2008 年 8 月开始使用 mac 电脑），数字化微笑设计 DSD 也还没有被广泛提出（Coachman 在 AACD2012 年会上的讲课使 DSD 为世界所接受）。那时在电脑上进行虚拟设计只能应用 Photoshop 软件，而这远比 DSD 中推荐使用的 Keynote 复杂许多。因此，进行美学设计在那时通常直接采用诊断蜡型、mock up 的形式。

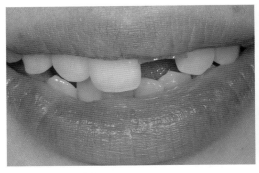

◎图 9-88　治疗前

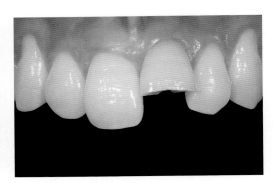

◎图 9-89　治疗前

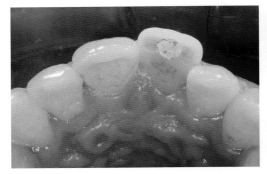

◎图 9-90　治疗前

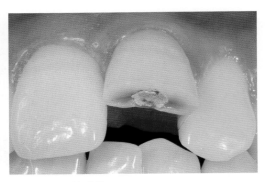

◎图 9-91　治疗前

笔者自 2008 年开始自己制作简单的诊断蜡型。本病例就是笔者自己根据患者的需求制作的诊断蜡型。首先去除必须磨除的牙体组织，之后堆塑、雕刻修复体的形态。患者对诊断蜡形表现出的美学效果满意（图 9-92 ~ 图 9-99）。

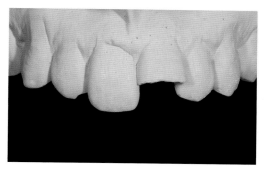

◎图 9-92　研究模型

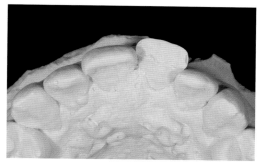

◎图 9-93　研究模型

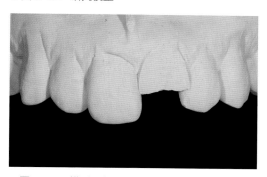

◎图 9-94　模型预备

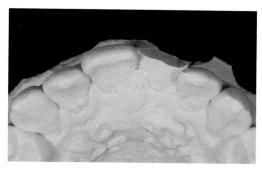

◎图 9-95　模型预备

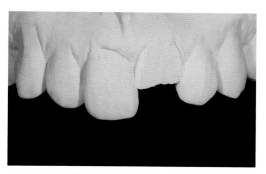

◎图 9-96　模型预备

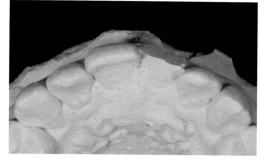

◎图 9-97　模型预备

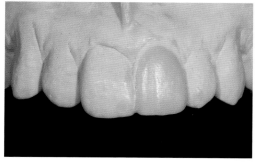

◎图 9-98　诊断蜡形

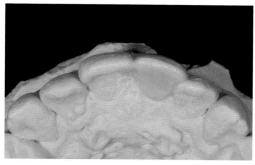

◎图 9-99　诊断蜡形

对患牙进行牙体预备（图9-100~图9-103），然后利用诊断蜡型翻制临时修复体，戴入口内，发现修复体长轴存在远中倾斜的问题，严重影响美观效果（图9-104~图9-107）。

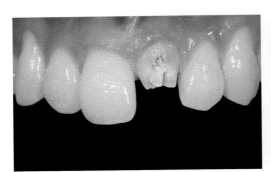
◎图9-100　牙体初步预备

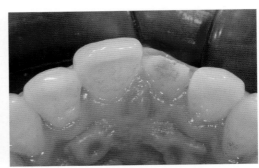
◎图9-101　牙体初步预备

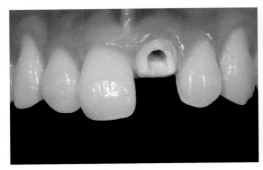
◎图9-102　桩核牙体预备

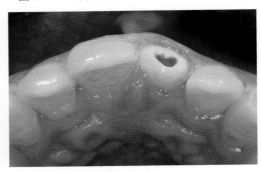
◎图9-103　桩核牙体预备

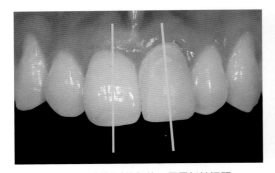
◎图9-104　翻制暂时修复体，暴露长轴问题

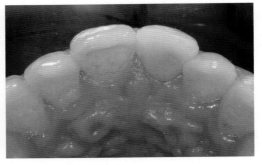
◎图9-105　暂时修复体

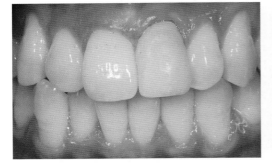
◎图9-106　暂时修复体

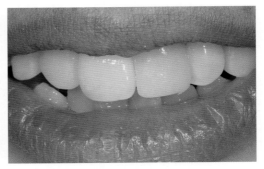
◎图9-107　暂时修复体

　　利用拍摄的影像再次和患者进行美学信息交流，向患者交代改善修复体长轴方向、达到更好美学效果的最佳方式还是调整邻牙的近中部分，[141]患者终于表示接受（图9-108）。

　　为了对邻牙进行准确的调磨，根据交流结果修整诊断蜡型（图9-109）。利用修整后的诊断蜡型翻制硅橡胶导板，指导在口内调磨邻牙，直至硅橡胶导板与邻牙密切吻合（图9-110～图9-113）。

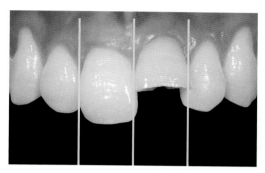

◎图9-108　利用影像再次进行美学信息交流

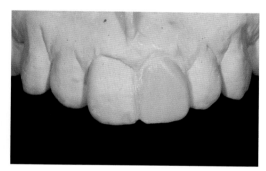

◎图9-109　修整后的诊断蜡形

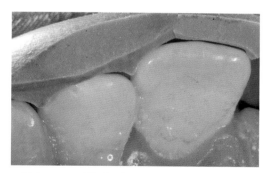

◎图9-110　硅橡胶导板在口内不能复位

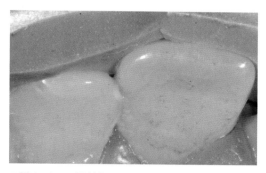

◎图9-111　调整邻牙，至硅橡胶导板完全复位

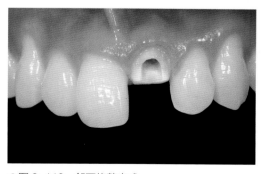

◎图9-112　邻牙修整完成

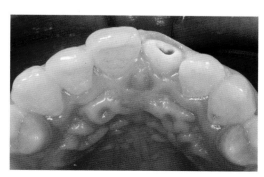

◎图9-113　邻牙修整完成

由于修复体的长轴方向明显改变，因此不适合应用在当时已经成为常规的纤维桩核，而采用了在当时已经逐渐减少应用的贵金属铸造桩核。在技工室制作时也利用硅橡胶导板，控制桩核唇面和舌面的形态（图9-114、图9-115）。

粘接桩核、牙体预备后，翻制临时修复体，可见形态与天然牙列协调（图9-116 ~ 图9-119）。

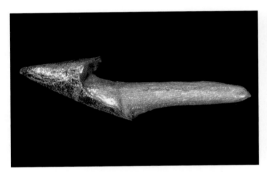

◎图 9-114　制作完成的金属铸造桩核

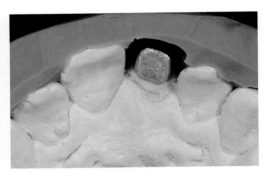

◎图 9-115　制作完成的金属铸造桩核

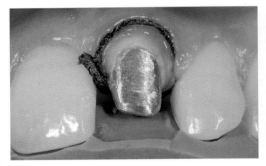

◎图 9-116　硅橡胶导板指导完成牙体预备

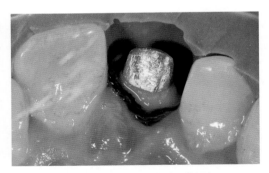

◎图 9-117　硅橡胶导板指导完成牙体预备

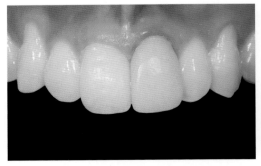

◎图 9-118　重新制作完成的临时修复体

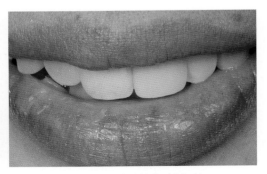

◎图 9-119　重新制作完成的临时修复体

　　拍摄比色照片，在 2006 年已经形成了采用灰色背景板、比色板与天然牙切端对切端的规范构图形式（图 9-120、图 9-121）。

　　诊断蜡型、硅橡胶导板用于指导技师形成修复体形态轮廓，临床影像用于指导技师复制颜色信息和其他个性特征，制作出最终的全瓷修复体（图 9-122 ~图 9-125）。

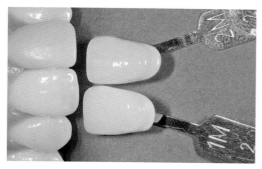

◎图 9-120　比色照片

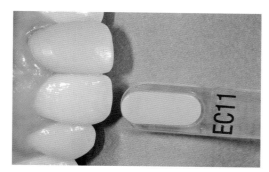

◎图 9-121　分层比色照片

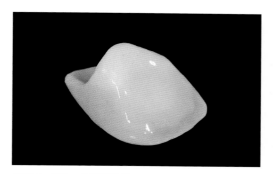

◎图 9-122　全瓷修复体

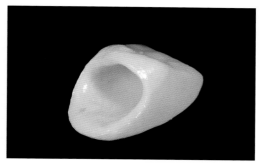

◎图 9-123　全瓷修复体

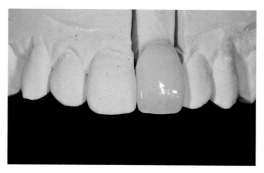

◎图 9-124　全瓷修复体

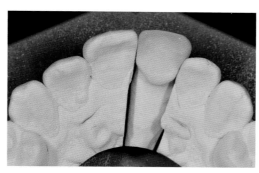

◎图 9-125　全瓷修复体

　　修复后获得与邻牙颜色、形态协调一致的美学效果，牙龈高度不同的问题虽然依然存在，但对整体美学效果没有造成明显影响（图9-126 ~ 9-129）。

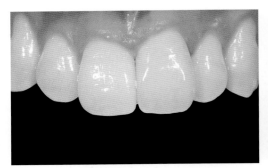

◎图 9-126　修复后

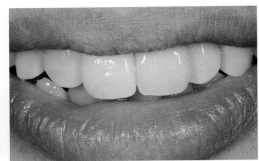

◎图 9-127　修复后

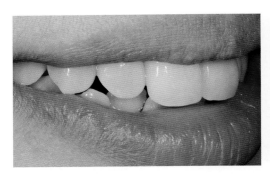

◎图 9-128　修复后

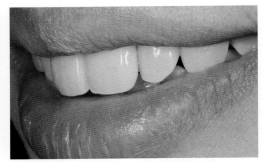

◎图 9-129　修复后

〔病 例
+
实 战〕
+
（刘峰医师提供病例）
+

首诊接诊时间： 2015 年 12 月

患者张先生， 32 岁，十余年前由于外伤左上中切牙近中切角折断，无明显不适。多年来反复树脂修复、反复脱落，影响美观。近期因树脂切角修复体再次脱落就诊，希望采用更美观、持久的治疗方式完成修复。

临床检查无其他问题，经过和患者沟通，选择进行瓷贴面修复，进行牙体预备，取印模。不同视角拍摄的预备体、牙龈组织影像可以很好地表现良好的牙体预备、精确的边缘控制、健康的牙龈状态（图 9-130 ~图 9-133）。

通过上中切牙放大影像还可以很清楚地看到，同名牙远中切角部分有明显白垩色斑块。经过和患者沟通，决定在修复体上对这一缺陷性特征不予模仿。

由于采用了 Eyespecial C-Ⅱ 口腔临床专用照相机，临床比色影像的拍摄较以往简单轻松。拍摄本影像不需要应用牵拉器、背景板，患者小张口暴露全部比色对照天然牙，仅需将选择好的比色板与天然牙切端对切端摆放，只要采用相机的"色彩分离"模式，拍摄出原始影像后相机会自动生成另一张图片，其中包括唇红、牙龈、硬腭等所有红色软组织被自动转换为灰色，也就消除了对颜色识别的影响（图 9-134、图 9-135）。

技师通过对临床比色信息和比色影像的理解，制作出颜色效果和天然牙匹配的修复体。（图 9-136、图 9-137）

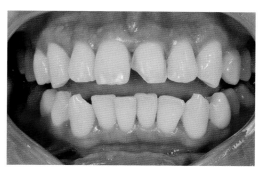

◎图 9-130　左上中切牙瓷贴面牙体预备后

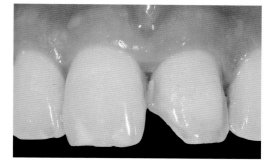

◎图 9-131　上中切牙放大影像

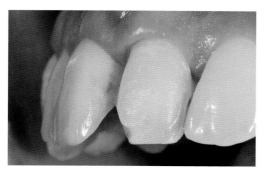

◎图 9-132　预备体和牙龈组织细节影像

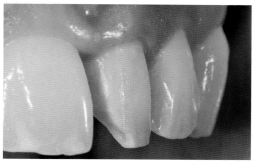

◎图 9-133　预备体和牙龈组织细节影像

　　临床试戴拍摄的细节影像，可以帮助临床医师分析修复体的制作效果（图9-138～图9-140）。

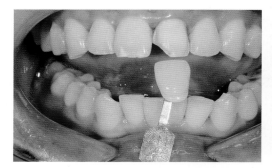

◎图9-134　Eyespecial C-Ⅱ拍摄的比色影像原图

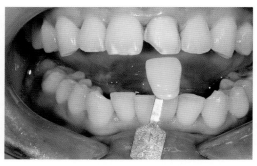

◎图9-135　比色影像自动色彩分离处理后

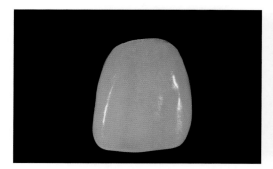

◎图9-136　修复体

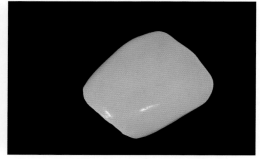

◎图9-137　修复体

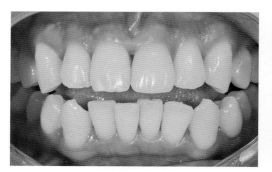

◎图9-138　临床试戴影像

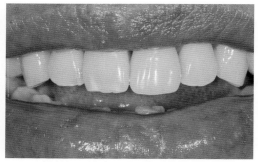

◎图9-139　临床试戴影像

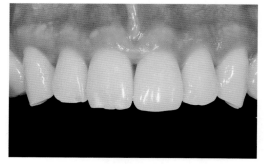

◎图9-140　临床试戴影像

在橡皮障隔离的条件下进行正式粘接，修复体就位后使用光固化灯的点固化头进行初步固化，之后初步清洁粘接剂，再进行整体固化。临床操作过程中拍摄的影像可以很好地展示操作细节，可以成为教学工作中的重要素材（图9-141～图9-144）。

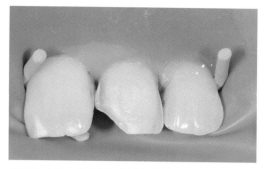

◎图 9-141　橡皮障隔离准备粘接

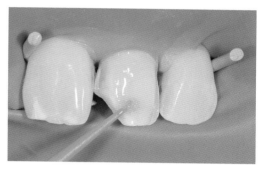

◎图 9-142　粘接前处理

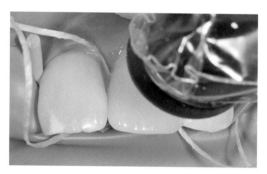

◎图 9-143　初步点状光固化处理

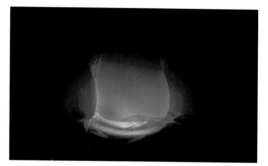

◎图 9-144　最终光固化处理

粘接完成即刻影像可见修复体边缘密合，牙龈健康状态非常好（图9-145）。

修复后两个月复查，可见修复体颜色、形态、质感均很好的融入天然牙列。由于未模仿同名牙的缺陷性特征，修复体呈现了"更健康的天然牙"状态，患者的微笑美学效果获得了最大程度的改善（图9-146、图9-147）。

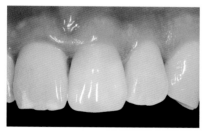

◎图 9-145　修复体粘接后即刻

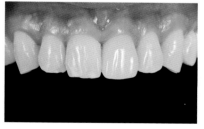

◎图 9-146　修复两个月复查

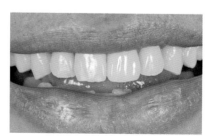

◎图 9-147　修复两个月复查

第三节　基于临床影像的较大范围前牙美学治疗

　　较大范围口腔美学治疗包括很多种治疗形式，简单到漂白治疗，复杂到包含多种治疗形式相结合的较大范围美学修复。在所有涉及美学效果的治疗形式中，临床摄影都可以在美学信息交流中发挥非常重要的作用。

　　漂白治疗是改善牙齿颜色缺陷的一种基础治疗方式，治疗过程对牙齿硬组织没有损伤，患者的痛苦一般也很小，可以算是一种操作简单、安全的美学治疗形式。

　　漂白治疗中一个相对较大的风险是患者对治疗效果的认可问题。漂白治疗对不同的患者疗效可能存在较大的差异，有些患者经过一次漂白治疗就可以获得非常明显的治疗效果，也有些患者在治疗后牙齿颜色变化并不十分明显，并且疗效是否明显目前在术前还无法准确预测。

　　而且，一次椅旁漂白治疗一般持续1小时左右，在此过程中患者通常是戴着有色护目镜休息、睡觉，治疗完成后，患者很可能早就忘记了牙齿本来的颜色，此时看到漂白后的牙齿颜色，有些患者会怀疑牙齿颜色究竟是否发生了变化；家庭漂白更是如此，一个疗程通常会持续两周左右，牙齿的颜色变化也是渐进式发生的，治疗结束后患者更无法记住治疗前自己牙齿的颜色。

　　虽然在漂白治疗前医师通常都会对牙齿进行比色且经患者确认。但更有把握的方法，是在术前、术后分别拍摄比色照片，进行对比，就可以确切地说明治疗前后牙齿颜色的变化，避免一些治疗效果不甚明显、或者期望值过高的患者产生纠纷。

对于较大范围美学治疗的病例，临床影像除了可以起到捕捉邻近天然牙的微观美学信息的作用，更重要的是可以帮助医师通过影像进行微笑分析、美学设计、与患者进行交流，以确定最适合的治疗方案，并且可以对制作诊断蜡形给予指导，达到精确控制美学目标的效果。

<table>
<tr><td rowspan="2">［ 病　例 ］
＋
［ 实　战 ］
＋
（刘峰医师提供病例）
＋</td></tr>
</table>

首诊接诊时间： 2006 年 7 月

患者韦先生， 25 岁，牙齿颜色略黄，希望进行美学治疗，改善牙齿颜色。

经过检查可见牙齿整体颜色为 3M1 ～ 3M2，对于年轻人来讲确实对美观有一定的影响；但患者全口牙齿排列、形态都基本正常，没有明显龋坏等病变，如果采取全瓷冠、瓷贴面等修复形式会给患者带来明显的功能损失。因此，建议患者考虑漂白治疗，患者接受。

术前术后拍摄的比色照片可以直观的说明漂白治疗取得的明显效果（图9-148、图9-149）。

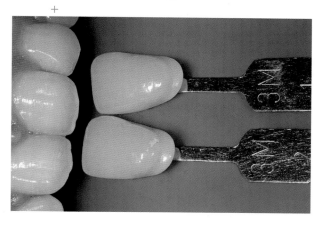

◎图 9-148　漂白治疗前

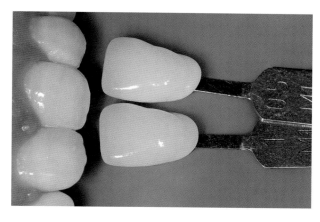

◎图 9-149　漂白治疗后

［病 例
＋
实 战］
＋
（刘峰医师提供病例）
＋

首诊接诊时间： 2007 年 9 月

患者王女士， 36 岁，全部前牙暗黄明显，要求漂白治疗。

按照常规治疗过程进行比色、拍摄比色照片、漂白治疗。

治疗结束后，可见患者的牙齿颜色变化相对比较轻微，漂白效果并不是非常明显，而患者也对治疗效果表示了疑义。

拍摄术后比色照片时仍采用术前的比色板，在完全相同的拍摄条件下的两张照片后，可以看出术前患者的天然牙齿颜色较比色板基本一致，而在术后患者的天然牙齿颜色还是较比色板色浅、更亮，于是患者接受了治疗效果（图 9-150 ~ 图 9-153）。

通过这个病例的展示，可以再次证明前文中强调的规范拍摄方法——采用拍摄比例控制拍摄范围、对应固定的曝光参数的基本拍摄方法，可以帮助我们获得拍摄范围准确、曝光量恒定的影像，有利于进行术前术后对比等临床工作。

很多复杂口腔美学治疗的疗程都很长，达到几周甚至几个月时间，个别情况会持续几年。在不同时期拍摄的影像如果曝光量互不相同，就很难令人客观的对比、分析；如果都达到同等的曝光状态，在进行治疗前后对比时就会令观者感到非常统一、规范，而做到这一点的最简单办法，就是我们所强调的手动曝光、手动对焦，将一切变化都掌握在拍摄者手里。

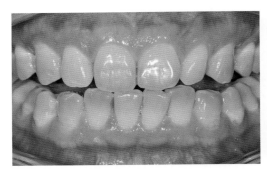

◎图 9-150　漂白治疗前

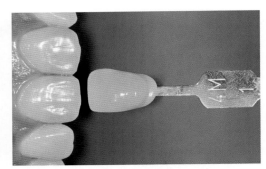

◎图 9-151　漂白治疗前比色照片

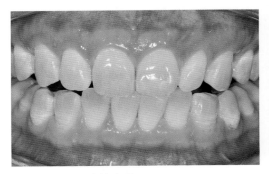

◎图 9-152　漂白治疗后

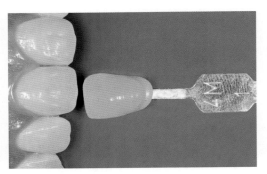

◎图 9-153　漂白治疗后比色照片

[病　例]
[实　战]
+
（刘峰医师提供病例）
+

首诊接诊时间： 2009 年 11 月

患者张小姐， 28 岁，左上侧切牙缺失，多年前行固定桥修复，无不适感。目前自觉不美观，希望重新修复改善美观效果（图 9-154）。

首先需要确定整体治疗方案。

本类二次修复病例存在"重新固定桥修复"或改为"单冠 + 种植"两种修复方案。客观地讲，在此情况下两种方案都是成立的，并没有唯一的正确答案，因此就更需要和患者进行深入的交流，最终需要患者在深入认识两种治疗方式的区别后进行选择。

"单冠 + 种植"更容易对牙冠和牙龈外形进行塑造，修复后更有利于患者自洁，并且天然牙无需承担自身之外的咬合力量，因此常规上临床医师更希望将其作为首选方案。

但"单冠 + 种植"方案存在手术创伤，并不是所有患者都愿意承担。如果缺失牙两侧都是非常健康的活髓牙，为了避免对活髓牙进行有创伤的磨削，我们倾向于说服患者接受种植手术；但在此时，缺牙两侧的牙齿已经是预备体，此时是否愿意接受种植手术则是患者的选择。

鉴于临床检查发现本患者存在比较严重的深覆𬌗问题（图 9-155），同时由于牙齿缺失时间较长、存在一定程度的骨量不足（图 9-156），如采用种植修复可能会存在一定的困难和风险。通过和患者进行深入交流，患者倾向于采用创伤更小、治疗过程更简单、治疗感受更舒适的"重新固定桥修复"的设计，故考虑采用氧化锆全瓷桥修复。

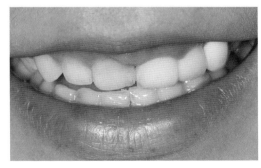

◎图 9-154　术前严重的露龈笑

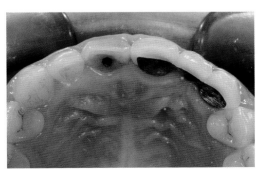

◎图 9-155　𬌗面像

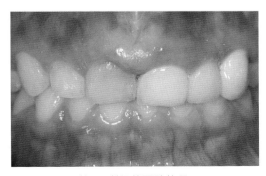

◎图 9-156　前牙区较深的覆𬌗状况

　　由于右上中切牙为死髓变色牙，存在较大范围充填体，因此考虑同期修复，以获得更统一的美学效果；从健康、功能和舒适考虑，治疗范围不再扩大。由于右上2存在比较明显的个性颜色特征，因此最终修复体制作中个性化仿真也会成为一个挑战。

　　临床检查可见患者还存在严重露龈笑、上前牙长宽比不协调等明显的美学缺陷（图9-157），根据临床影像和患者进行交流，确定通过牙冠延长手术调整牙龈高度和曲线（图9-158）。

　　首先需制取研究模型，并根据美学信息交流结果在模型上制作诊断蜡型（图9-159、图9-160）。诊断蜡型可以用以和患者沟通对治疗效果的期望，进一步确定治疗的美学目标；还可以翻制硅橡胶导板，进行临时修复体的制作；还可以用其制作透明导板，指导牙周医师围绕修复目标进行精确的手术。

　　确定治疗方案后，首先进行牙冠延长手术。手术八周后，牙龈高度获得了改善，形成了较协调的牙龈曲线，前牙的整体轮廓得到了明显的改善（图9-161）。

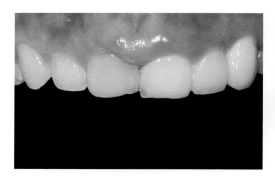
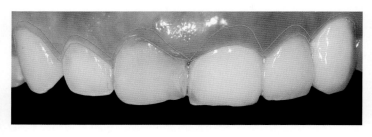

◎图9-157　牙龈曲线形态不良

◎图9-158　牙龈曲线现状和美学设计希望达到的状态

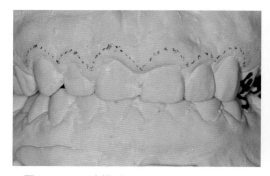
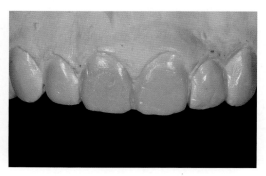

◎图9-159　研究模型

◎图9-160　诊断蜡型

目前缺牙区牙龈形态美学效果欠佳，牙龈组织厚度良好，但缺乏龈乳头形态（图9-162、图9-163）。对缺牙区牙龈形态的引导、塑造，将成为本病例能否成功的最重要因素，也是会影响治疗后美学效果的重要因素。

拆除原修复体后，首先对桥体牙龈组织进行修整，初步形成卵圆窝形态的雏形。可以采用大直径的球型车针直接进行磨削，健康的牙龈在磨削时不会有大量的出血，仅会有很少量的渗血，之后采用含有氧化铝成分的止血剂涂擦，很容易就获得止血的效果（图9-164）。之后牙龈形态更细节的调整，就要依靠临时修复体的不断压迫和引导。

接下来对双上中切牙、左上尖牙进行纤维桩核修复、牙体预备（图9-165、图9-166）。

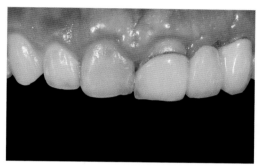

◎图9-161　牙冠延长手术后

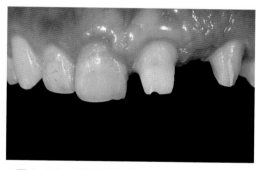

◎图9-162　拆除原修复体、进行初步预备后

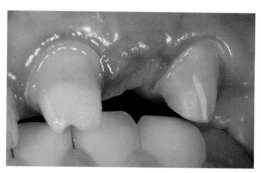

◎图9-163　缺牙区牙龈组织形态

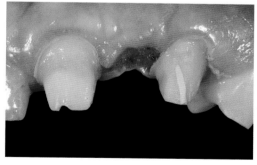

◎图9-164　缺牙区牙龈组织修整、止血后

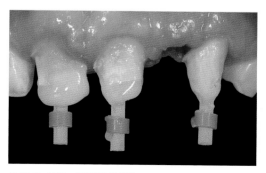

◎图9-165　纤维桩核制作

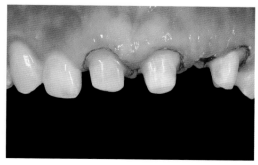

◎图9-166　初步牙体预备完成

　　之后通过对牙龈组织形态的直接修整、利用临时桥对牙龈组织进行压迫和引导、反复修整临时桥的组织面形态、精细塑造牙龈形态等手段，经过一个较长期的过程，可以使缺牙区牙龈获得卵圆窝形态的牙龈袖口（图9-167～图9-174）。

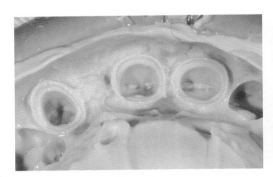

◎图9-167　制取印模

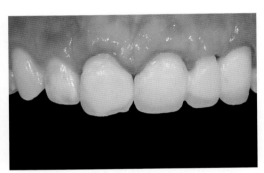

◎图9-168　临时冠

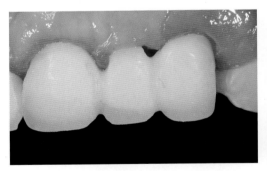

◎图9-169　临时冠初戴，调磨龈外展隙创造牙龈生
　　　　　长空间

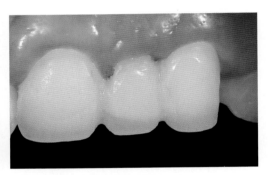

◎图9-170　临时冠戴用2周

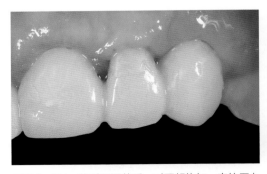

◎图9-171　临时冠调整后，对牙龈施加一定的压力

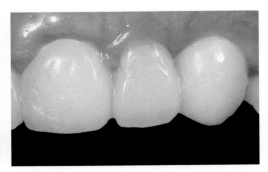

◎图9-172　调整过的临时冠戴用4周后

　　本病例采用氧化锆全瓷材料制作内冠，具有良好的透光性，并且与牙本质颜色接近（图9-175、图9-176）。修复体戴入后可见颜色与全牙列协调一致，良好的透光性使其外观逼真自然；包括缺牙区在内的整体牙龈形态良好，牙龈高度、牙龈曲线获得了非常明显的改善，露龈笑程度明显减轻，患者微笑的整体美观效果获得了明显提升（图9-177～图9-182）。

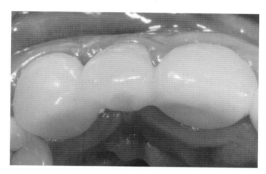

◎图9-173　调整过的临时冠戴用4周后

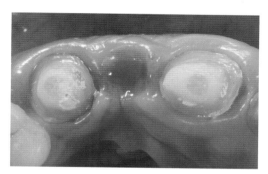

◎图9-174　形成的牙龈袖口

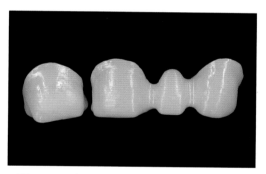

◎图9-175　氧化锆内冠

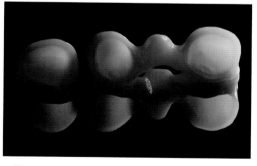

◎图9-176　氧化锆内冠的透光性

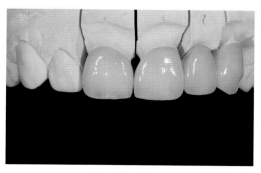

◎图9-177　氧化锆全瓷冠桥

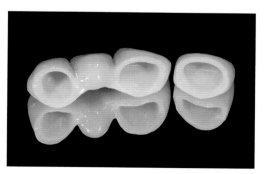

◎图9-178　氧化锆全瓷冠桥

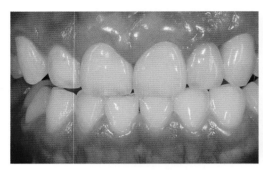

◎图 9-179　修复体颜色与全牙列协调一致

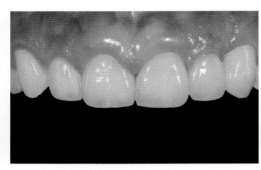

◎图 9-180　牙龈曲线良好

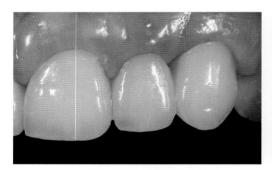

◎图 9-181　缺牙区形成了良好的牙龈形态

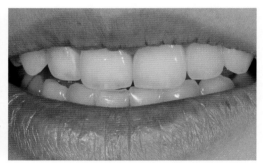

◎图 9-182　微笑效果获得了明显改善

首诊接诊时间：2010 年 5 月

　　患者孟小姐，27 岁，因前牙不美观就诊，希望通过较小创伤和较舒适治疗过程得以较快速解决，故来求诊。临床初步检查见前牙闭锁，牙长轴倾斜，露龈笑，影响美观，左侧尖牙区反𬌗（图 9-183～图 9-190）。

　　针对牙齿排列缺陷的病例，首选治疗方案为正畸，尤其是对于 27 岁的年轻患者，正畸治疗必定是首选。但本患者自十余年前开始咨询正畸，对正畸治疗的疗程、预后非常清楚，但一直未下决心付出实践，目前由于工作、家庭等问题，仍无法接受正畸治疗，强烈希望通过美学修复较快速地解决前牙的美观问题。

　　应用临床影像与患者进行美学信息交流，患者对于露龈笑感觉可以接受，不愿通过牙周手术改善。制取研究模型，进行模型预备分析和诊断蜡型制作，决定只进行左下尖牙失活处理，即可改善咬合关系，其他牙齿采用瓷粘接修复（图 9-191～图 9-201）。

［病 例＋实 战］

＋

（刘峰医师提供病例）

＋

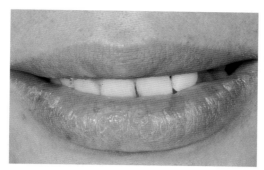

◎图 9-183　治疗前休息位影像

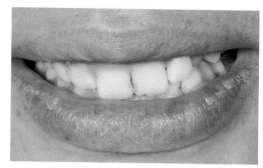

◎图 9-184　治疗前正面微笑影像

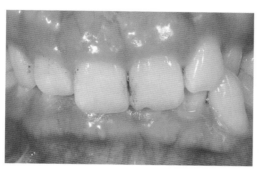

◎图 9-185　治疗前前牙咬合影像

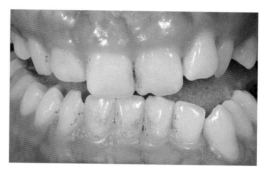

◎图 9-186　治疗前前伸殆影像

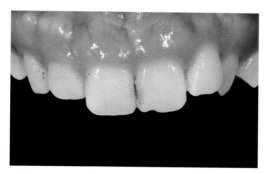

◎图 9-187　治疗前上前牙影像

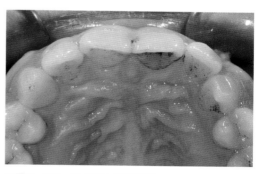

◎图 9-188　治疗前上前牙影像

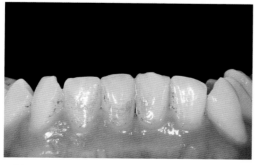

◎图 9-189　治疗前下前牙影像

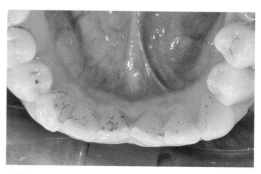

◎图 9-190　治疗前下前牙影像

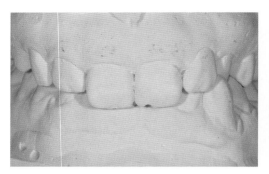

◎图 9-191　研究模型正面观

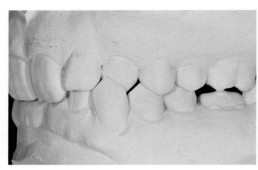

◎图 9-192　研究模型左面观

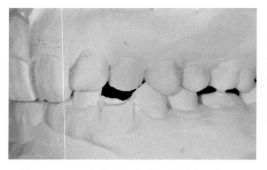

◎图 9-193　研究模型上对目标牙齿进行预备

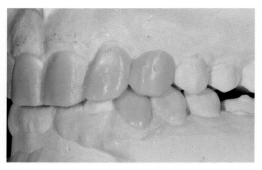

◎图 9-194　制作诊断蜡形

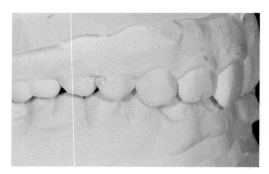

◎图 9-195　研究模型右面观

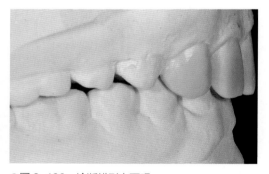

◎图 9-196　诊断蜡形右面观

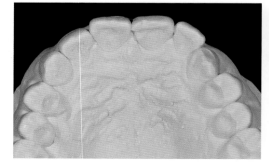

◎图 9-197　研究模型𬌗面观

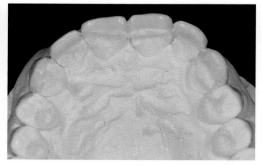

◎图 9-198　诊断蜡形𬌗面观

完成诊断蜡形，患者接受诊断蜡形的美学效果，利用诊断蜡形翻制的硅橡胶导板制作临时修复体，拍摄临时修复照片，进一步进行口内美学目标确认（9-202～图9-204）。

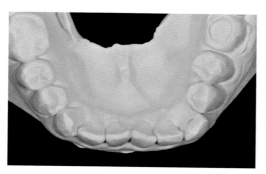

◎图9-199　下颌研究模型

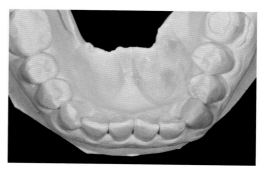

◎图9-200　下颌诊断蜡形

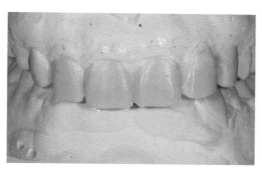

◎图9-201　诊断蜡形正面观

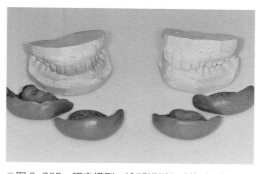

◎图9-202　研究模型、诊断蜡形和硅橡胶导板

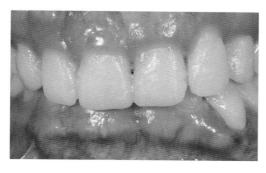

◎图9-203　口内确认美学目标

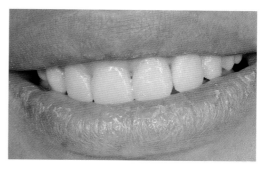

◎图9-204　口内确认美学目标

  首先对左下尖牙进行牙髓处理，之后通过硅橡胶导板检查，确认只需在有限的部位进行很微量的牙体预备即具有足够的修复体制作空间（图9-205、图9-206）。

  完成的修复体很好地改善了患者的微笑美学效果（图9-207～图9-215）。

  修复后一周复查，修复体已经和邻近软、硬组织融为整体（图9-216、图9-217）。

  治疗结果虽未从本质上改善患者的咬合状态，但从美学角度讲，完全满足了患者的求医需求，并且是在相对微创的基础上实现的。

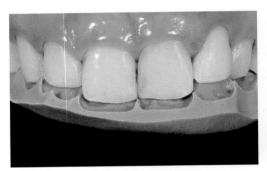

◎图 9-205　硅橡胶导板检查修复体制作空间

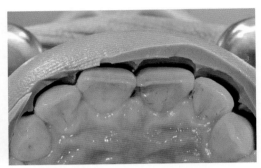

◎图 9-206　硅橡胶导板检查修复体制作空间

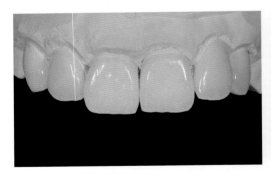

◎图 9-207　修复体正面观

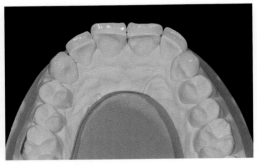

◎图 9-208　修复体𬌗面观

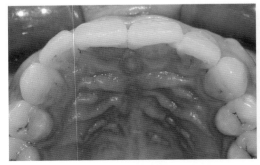

◎图 9-209　上颌牙列修复后𬌗面观

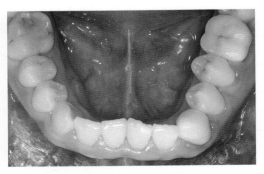

◎图 9-210　下颌尖牙修复后𬌗面观

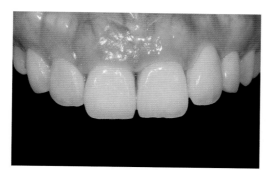

◎图 9-211　修复后即刻正面观

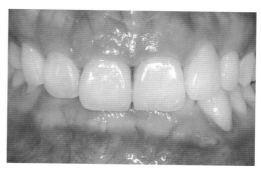

◎图 9-212　修复后即刻正面咬合影像

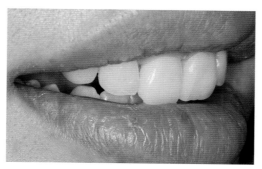

◎图 9-213　修复后即刻侧面微笑影像

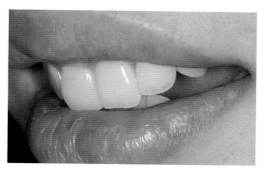

◎图 9-214　修复后即刻侧面微笑影像

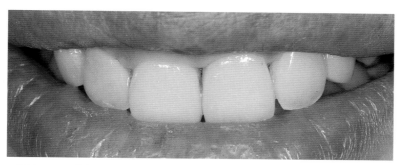

◎图 9-215　修复后即刻正面微笑影像

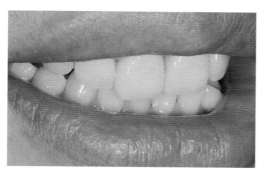

◎图 9-216　修复一周后复查侧面微笑影像

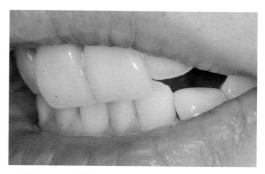

◎图 9-217　修复一周后复查侧面微笑影像

首诊接诊时间：2008 年 5 月

患者朱女士，48 岁，身体健康，主诉为修复前牙缺损牙齿。

患者上前牙由于龋坏造成缺损，已经经过根管治疗，无不适，要求修复牙齿缺损，尽量达到美观效果，但对于牙齿其他问题没有治疗愿望和经济能力。

检查可见患者左上侧切牙缺失，左尖牙近中移位，双上中切牙和右上侧切牙牙体缺损明显；左上中切牙、右上侧切牙牙根明显偏腭侧、牙冠偏腭倾，右上中切牙牙根轻微偏腭侧、牙冠偏腭倾；前牙深覆𬌗深覆盖；牙龈曲线明显不协调；微笑口唇不对称明显（图 9-218 ~ 图 9-221）。

针对牙齿排列不齐的患者，首选的治疗方案为正畸改善排列，然后再进行牙体修复治疗。但患者由于经济原因和时间原因，无法接受正畸治疗，只要求进行缺损牙齿的修复治疗。由于患者牙龈曲线明显不协调，强烈影响微笑的美学效果，在牙冠修复前，需要考虑适当的手段进行牙龈形态的改善。

［病例＋实战］＋（刘峰医师提供病例）＋

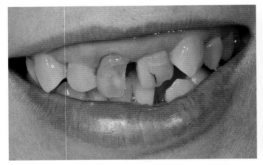

◎图 9-218　术前正面微笑影像

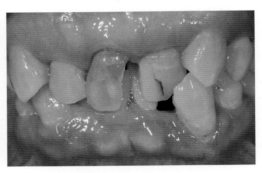

◎图 9-219　术前前牙咬合影像

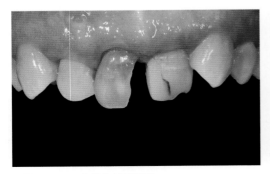

◎图 9-220　术前上前牙影像

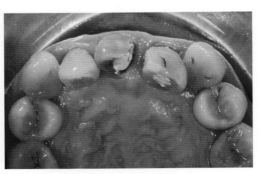

◎图 9-221　术前上前牙弓𬌗面影像

牙冠延长手术是通常应用的最广泛的改善牙龈曲线的治疗形式。但由于该患者的牙根位置偏向腭侧，即使通过手术在垂直向上改善了牙龈曲线，但牙龈在矢状面上过于偏向腭侧的位置会造成牙体长轴过度倾斜，仍然难以获得美观的修复效果（图9-222）；理想的治疗目标是修复体的唇面整体向唇侧移动，同时牙龈曲线高度提高（图9-223）。因此，需要考虑更加适合的治疗手段。

经过进一步检查，可见患者属厚型牙龈，且左上中切牙、右上侧切牙龈沟深度3mm，右上中切牙龈沟深度1mm（图9-224、图9-225）。

种植修复中，对于穿龈深度较大的厚型牙龈，利用修复体穿龈轮廓调整、塑造牙龈形态可以获得良好的效果；对于天然牙修复，虽然在当时还没有证据可以完全按照种植修复的方式进行牙龈塑形，但术者认为这种治疗思路值得借鉴。

为了表达设计思想，同时对后续治疗发挥指导、引导作用，首先进行诊断蜡型的制作。

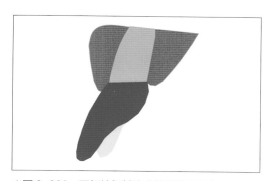

◎图 9-222　牙长轴倾斜造成美观效果不良

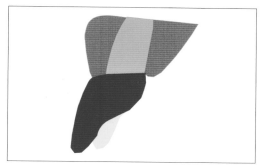

◎图 9-223　唇面向唇侧整体移动

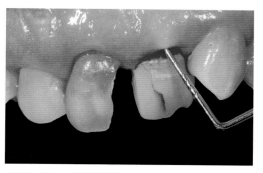

◎图 9-224　探诊龈沟深度 3mm

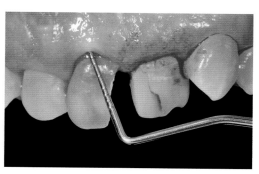

◎图 9-225　探诊龈沟深度 1mm

　　首先确定上中切牙切缘位置。上中切牙切缘在下唇干湿线明显偏向腭侧的位置，应向唇侧移动 2mm；为了在一定程度上改善患者深覆𬌗深覆盖的问题，决定在唇齿关系允许的范围内提高上中切牙的切缘位置 2mm；根据龈沟深度不同，右上侧切牙、右上中切牙、左上中切牙牙龈顶点分别向根方移动 2.5mm、0.7mm、2.5mm，以保证不损伤龈沟底结合上皮；为改善牙根偏向腭侧的美学缺陷，将整个唇面向唇侧移动 1.5-2mm（图 9-226～图 9-231）。

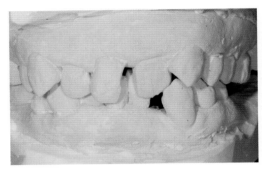

◎图 9-226　术前模型正面观

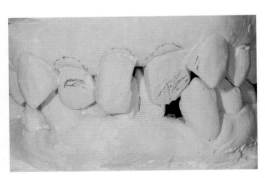

◎图 9-227　模型上标记牙龈形态

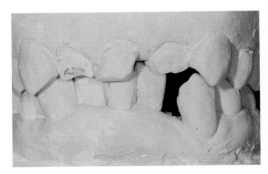

◎图 9-228　模型上调整牙龈曲线

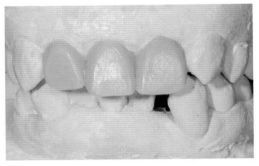

◎图 9-229　完成诊断蜡型，牙龈曲线上移

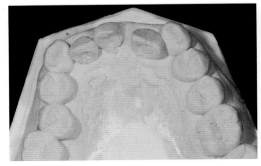

◎图 9-230　诊断模型𬌗面观

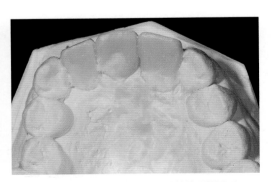

◎图 9-231　完成诊断蜡型，唇面整体唇侧移动

　　根据诊断蜡型制作两副硅橡胶印模：其中一副分割为唇、舌导板，指导进行基牙的牙体预备，肩台预备暂时位于龈下 0.5mm（图 9-232、图 9-233）；应用另一幅硅橡胶印模制作临时修复体，可以看到直观的美学改善。

　　但是，临时修复体并非为牙齿自然萌出的状态，而是唇侧颈部覆盖在牙龈唇侧（图 9-234 ~ 图 9-238）。之后需要较长时间的塑形和改建，通过不断调整临时冠的穿龈轮廓，才能够逐步形成牙齿自然萌出的状态（图 9-239、图 9-240）。

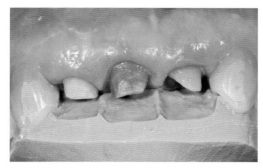

◎图 9-232　导板指导下牙体预备

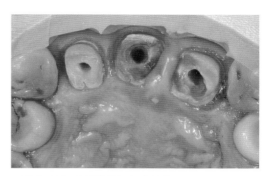

◎图 9-233　导板指导下牙体预备

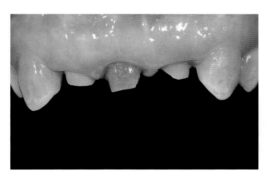

◎图 9-234　牙体预备后

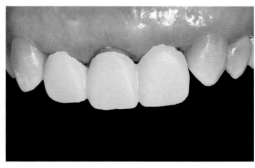

◎图 9-235　临时修复体唇侧覆盖牙龈

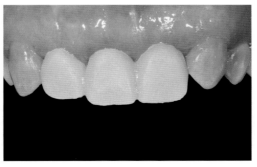

◎图 9-236　临时修复体初戴正面影像

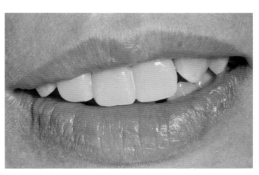

◎图 9-237　临时修复体初戴

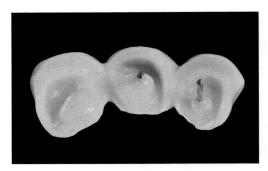

◎图 9-238　临时修复体唇侧覆盖牙龈

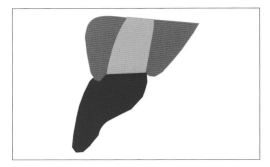

◎图 9-239　修复体唇侧覆盖牙龈的状态

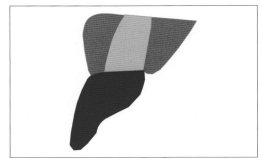

◎图 9-240　修复体从龈沟内萌出的效果

　　本次治疗同时制取桩核印模。由于修复体向唇向调整量较大，选择金合金桩核。

　　临时冠佩戴两周以后复查，左上中切牙、右上侧切牙唇侧牙龈形成了较为明显的压痕，肩台暴露；右上中切牙牙龈健康，肩台暴露（图 9-241）。

　　本次治疗戴入金合金桩核，进一步进行牙体预备，降低边缘位置，移向更偏根方。

　　修整临时修复体，增加颈部穿龈部分凸度，向龈端压迫牙龈组织；同时根据患者要求，略微延长切端长度 1mm（图 9-242、图 9-243）。

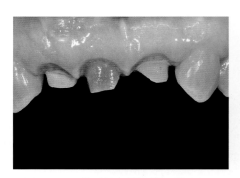

◎图 9-241　临时修复体佩戴两周，牙
　　　　　　龈初步塑形，肩台暴露

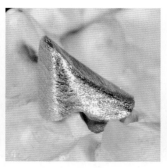

◎图 9-242　金合金铸造桩，
　　　　　　调整基牙方向

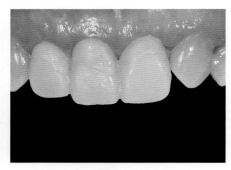

◎图 9-243　第二个临时修复体，进一
　　　　　　步塑形

又过两周再次复查，牙龈改建明显，穿龈效果基本形成，健康状况良好（图9-244）。对穿龈部分再次进行调整；同时患者对于切牙长度感到过长，于是进行切端长度调磨（图9-245）。

临时修复体再次佩戴两周后复查，牙龈形态、切端位置和形态患者均表示满意（图9-246）；取下临时冠，可见天然基牙周围形成了类似种植上部修复的牙龈袖口，其中12、21最终牙体预备后没有形成明确的肩台，11最终牙体预备后形成了常规的肩台（图9-247～图9-249）。

制取工作模型，精确复制牙龈袖口形态，制作全瓷修复体。

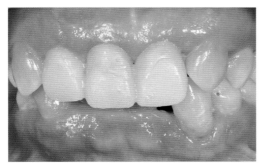

◎图9-244 第二个临时修复体，进一步塑形

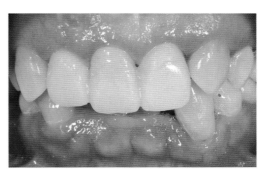

◎图9-245 佩戴两周后，进一步调整

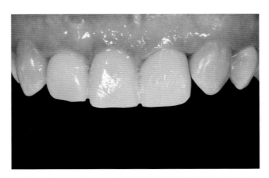

◎图9-246 第二个临时修复体佩戴四周，牙龈曲线、牙齿外形均达到满意

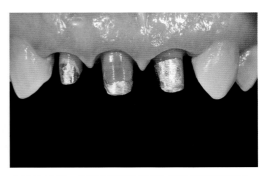

◎图9-247 去除临时修复体后可见牙龈曲线良好

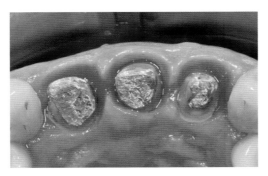

◎图9-248 天然基牙上明显的牙龈袖口

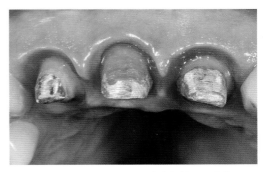

◎图9-249 12、21并未形成常规的明显肩台

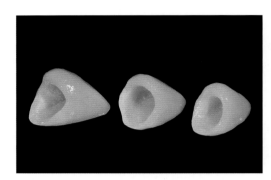

◎图 9-250　带有明显穿龈凸度的修复体

修复体完成，均具有较为明显的穿龈轮廓，在模型上与牙龈袖口形态一致（图 9-250～图 9-252）。

临床试戴除检查边缘密合度、形态、咬合接触等外，还需要仔细检查修复体穿龈轮廓与牙龈袖口的吻合程度，既保证维持牙龈形态，又不增加对牙龈的压力，此时牙龈处于健康状态，并且利于牙龈形态的长期保持（图 9-253～图 9-256）。

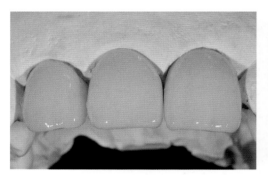

◎图 9-251　修复体穿龈轮廓与模型上的牙龈袖口密切吻合

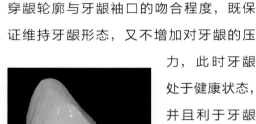
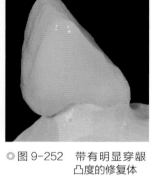

◎图 9-252　带有明显穿龈凸度的修复体

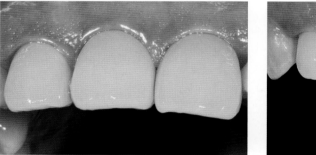

◎图 9-253　修复体穿龈轮廓与临时冠引导形成的牙龈袖口密切吻合

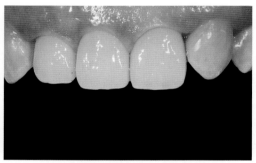

◎图 9-254　修复体初戴上前牙列

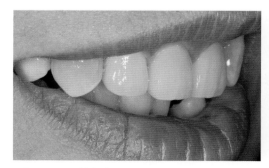

◎图 9-255　修复体初戴右侧面微笑

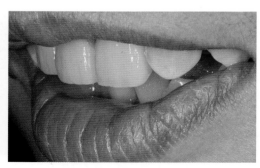

◎图 9-256　修复体初戴左侧面微笑

一周以后复查，牙龈状态稳定、健康，牙龈形态良好，与术前比较美学效果改善明显（图9-257～图9-262）。患者修复后7年内再未按要求复查，在修复七年后第一次复查。全口卫生状况欠佳，牙石（++），软垢（+），牙龈广泛轻度红肿，但三个上前牙牙龈健康状态明显好于其他天然牙；左上中切牙、右上侧切牙牙龈位置完全稳定，未发生任何变化，牙龈健康状况极佳；右上中切牙牙龈位置略微降低，轻微红肿；牙龈曲线美观效果仍然良好（图9-263～图9-266）。

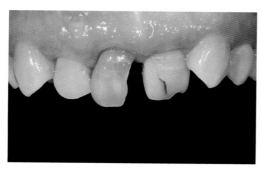
◎图9-257 术前上前牙影像

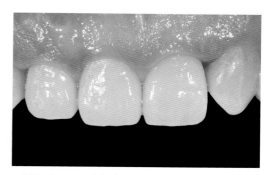
◎图9-258 一周复查上前牙影像

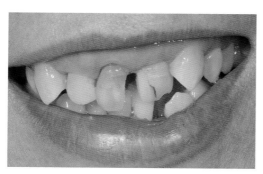
◎图9-259 术前正面微笑

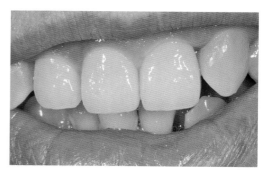
◎图9-260 一周复查正面微笑

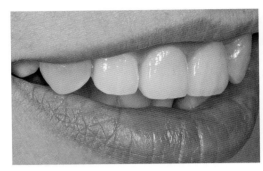

◎图 9-261　一周复查侧面微笑

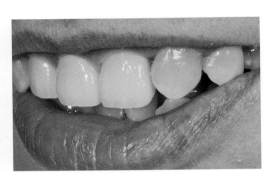

◎图 9-262　一周复查侧面微笑

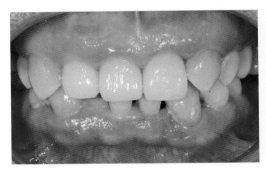

◎图 9-263　7 年复查，12、11、21 牙龈健康状况
　　　　　 好于其他牙齿

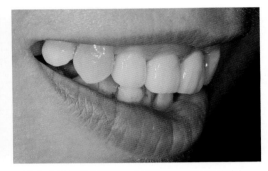

◎图 9-264　7 年复查，上前牙牙龈健康程度良好

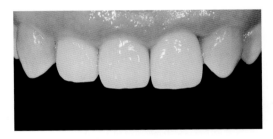

◎图 9-265　7 年复查，上前牙牙龈健康程度良好

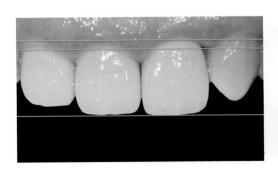
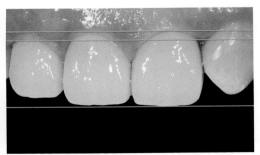

◎图 9-266　7 年复查（左）与修复后即刻（右）对比，12、21 牙龈形态位置完全稳定

利用修复体的穿龈轮廓促使牙龈形态改建，是种植修复中的常用技术；利用个性化转移杆精确的转移牙龈袖口的形态，在永久修复体上复制穿龈轮廓的准确形态，可以保证牙龈形态和位置的长期稳定。

本病例的治疗方法借鉴了种植上部修复的思路，利用较深的龈沟深度、较厚的牙龈厚度，通过临时修复体的穿龈轮廓塑形牙龈形态，获得了牙龈形态在三维位置上的调整，改善了修复后的美学效果。

通过长期观察，龈下深度更大、穿龈凸度更大的左上中切牙、右上侧切牙形态牙龈位置非常稳定，稳定性超过了龈下深度较小、穿龈凸度较小的右上中切牙，并且牙龈健康程度优秀，证明本病例的治疗策略是成功的。

本病例的治疗形式介于近年来开始被逐渐接受的 BOPT 和 BTA 理念之间。

BOPT（biologically oriented preparation technique）[142] 是由意大利 Ignazio Loi 医生所提出，在欧洲受到一定的认可，很多医师使用这种理念完成病例，并广泛宣传（图 9-267）。该理念主张通过临时修复体对牙龈塑形，获得满意的牙龈形态后再在永久修复体上复制穿龈部分的准确形态。

BOPT 理念建议牙体预备中并不形成明确的肩台，以利于更加自由地调整牙龈形态。

本病例中左上中切牙、右上侧切牙预备后没有形成肩台，与 BOPT 理念要求的预备情况接近；但是 BOPT 理念中最终的修复体的穿龈凸度与天然牙接近，具有"重塑釉牙骨质界"的效果，并不形成过凸的穿龈轮廓，而本病例中最终修复体都具有明显凸形的穿龈轮廓，与 BOPT 理念的要求存在差异。

BTA（biological tissue adaptation）是日本医师平田健嗣所提出，在日本地区受到一定的关注和认可（图 9-268）。BTA 的处理方式是首先进行牙龈切除修整，获得适宜的牙龈曲线，再通过制作具有大凸度的临时修复体塑形牙龈，待牙龈曲线稳定、满意之后，制作与临时修复体穿龈部分一致的永久修复体，获得牙龈曲线的长期稳定。

在 BTA 的理念中，直接切除的牙龈部分有可能破坏生物学宽度，因此牙龈存在重新生长的动力；但由于临时修复体或永久修复体存在很大凸度，阻止了牙龈向冠方的垂直生长，因此只能沿着修复体的凸起边缘生长，于是形成了非常密闭的龈沟，以及和修复体边缘密切吻合的状态。在 BTA 理念中，这种牙龈－牙槽嵴顶关系成为"3D 生物学宽度"，而这种牙龈－修复体状态的长期稳定性更高。本病例的治疗过程与 BTA 理念并不相同，但最终形成的修复体效果与 BTA 理念中的修复体接近。

BOPT 和 BTA 都是近年来具有创新性的牙龈美学治疗理念。本病例介于该两种理念之间，通过 7 年观察，在自身对照中左上中切牙、右上侧切牙的治疗效果超过了接近常规修复体的右上中切牙，该结果值得我们思考。

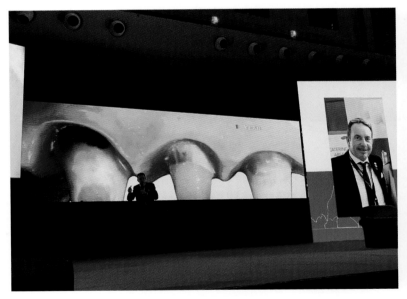

◎图 9-267　来自意大利的 Mauro 医师在中国宣讲 BOPT 理念与方法

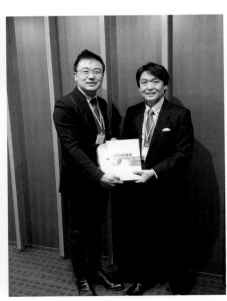

◎图 9-268　BTA 理论的创始人平田健嗣医师

第四节　基于数字化微笑设计 DSD 的口腔美学治疗

对于涉及范围很广、缺陷问题复杂的临床病例，经常需要多学科专家配合，共同讨论治疗方案，确定合理的治疗程序；有些情况下即使是仅限于 1～2 个学科，但由于治疗难度大、风险高，需要很多前期准备或者反复验证，才可以进行实质性的治疗。这些治疗如果还掺杂有美学上的考虑，就会成为临床上治疗难度最大的临床病例。[143]

在处理这一类难度最大的临床病例过程中，数字化微笑设计 DSD 作为一种虚拟化的设计，可以很好地起到医患美学信息沟通、医技美学信息沟通、医医美学信息沟通的作用，已经越来越成为临床上必不可少的治疗步骤之一。[144]

根据病例的难度，患者对医生的信任度和依从性不同，DSD 的介入时机和应有目的也会有所区别。

首诊接诊时间：2014 年 10 月

患者刘先生，38 岁，因全口牙磨耗非常严重、影响美观和功能就诊，希望修复全部牙齿。所有牙齿及关节尚未出现不适。具有干燥综合征病史、夜磨牙病史。

检查见全部前牙牙齿切端磨损严重，牙冠高度损失 1/2 ~ 2/3，均未露髓，磨耗面探诊无明显敏感；全部后牙殆面磨损严重，牙冠高度损失约 1/3 ~ 1/2，均未露髓，部分磨耗面探诊敏感（图 9-269 ~ 图 9-283）。

口腔内唾液稀少、干燥，自洁能力差；多牙曾行树脂充填，老化变色；但口腔卫生维护良好，未见严重龋坏；开口型正常，大张口关节无弹响，关节检查及肌肉触诊无异常。息止殆间隙较大，咬合时嚼肌收缩明显。

经过和患者沟通，初步确定设计思路为抬高咬合、全牙列咬合重建；基本治疗过程路线为：[145]

1. 制作诊断性殆垫，试戴 6 个月（图 9-284 ~ 图 9-287）

2. 待关节、肌肉完全适应诊断性合垫确立的新的咬合位置，患者自身接受新的位置关系。制取模型，面弓转移，转移新的咬合位置；技师初步蜡型设计，分配间隙（图 9-288 ~ 图 9-292）

3. 技师制作后牙临时树脂修复体（图 9-293 ~ 图 9-297）

4. 临床临时粘接后牙树脂修复体，口内前牙 mock up，大体确定美学目标（图 9-298 ~ 图 9-302）

5. 由于患者具有干燥综合征病史，故考虑全口全瓷冠修复，以减少远期继发龋坏风险；分段牙体预备，口内分段制作临时修复体，稳定转移咬合关系，再次面弓转移（图 9-303 ~ 图 9-317）

6. 评估临时修复体，DSD 微笑美学设计，确定美学目标（图 9-318 ~ 图 9-327）

7. 按照 DSD 设计制作过渡性树脂修复体，戴入评价（图 9-328 ~ 图 9-340）

8. 树脂过渡修复体戴用 3 个月，再次评价；对树脂修复体美学、功能均满意后，开始正式修复（图 9-341 ~ 图 9-344）

9. 制作全瓷修复体，修复体试戴、粘接，制作夜间殆垫保护修复体（图 9-345 ~ 图 9-361）

10. 定期复查（图 9-362、图 9-363）

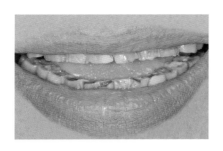
◎图9-269 治疗前正面微笑像

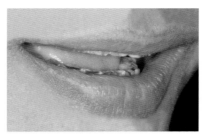
◎图9-270 治疗前侧面微笑像

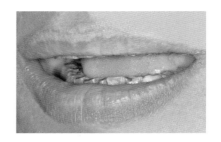
◎图9-271 治疗前侧面微笑像

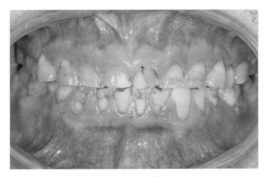
◎图9-272 治疗前正面咬合像

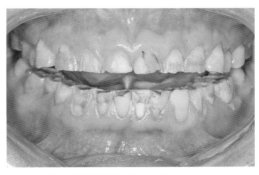
◎图9-273 治疗前正面非咬合像

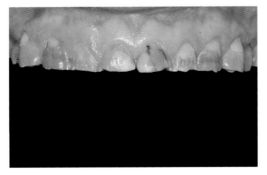
◎图9-274 治疗前上前牙列正面像

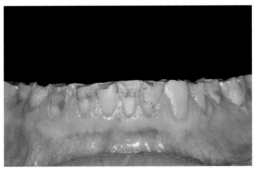
◎图9-275 治疗前下前牙列正面像

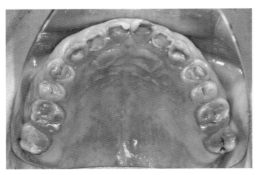
◎图9-276 治疗前上牙弓殆面像

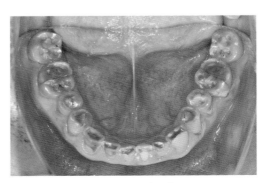
◎图9-277 治疗前下牙弓殆面像

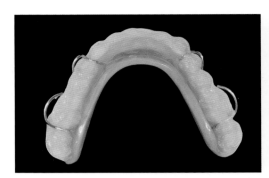

◎图 9-278　诊断性𬌗垫

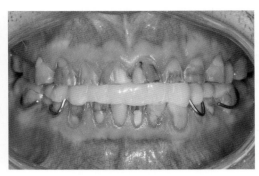

◎图 9-279　诊断性𬌗垫口内就位

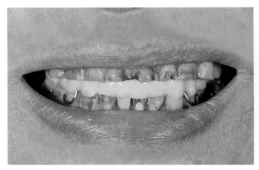

◎图 9-280　诊断性𬌗垫戴用六个月后完全适应，
咬合稳定，无任何不适，开始下一步
治疗

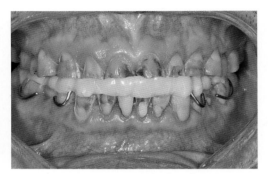

◎图 9-281　诊断性𬌗垫戴用六个月后完全适应，
咬合稳定，无任何不适，开始下一步
治疗

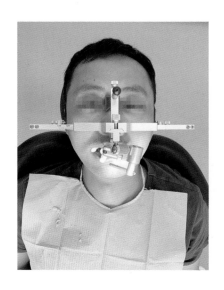

◎图 9-282
面弓转移

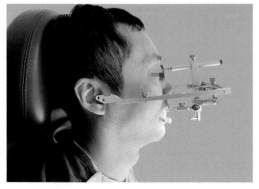

◎图 9-283
面弓转移

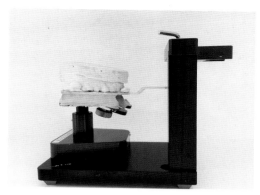

◎图 9-284 　上颌模型上转移台

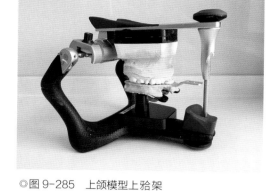

◎图 9-285 　上颌模型上𬌗架

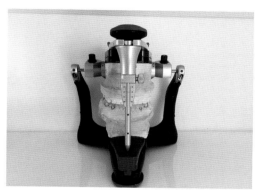

◎图 9-286 　利用诊断性𬌗垫上下颌模型，转移抬高后的咬合关系

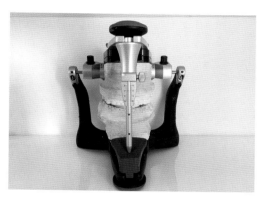

◎图 9-287 　完成上颌架，转移抬高后的咬合关系

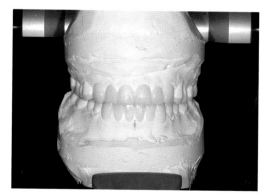

◎图 9-288
诊断蜡型正面观

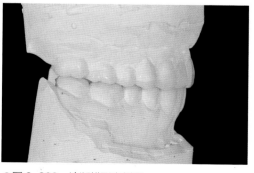

◎图 9-289 　诊断蜡型右侧观

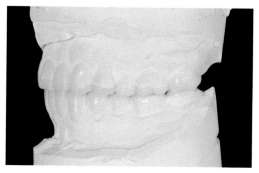

◎图 9-290 　诊断蜡型左侧观

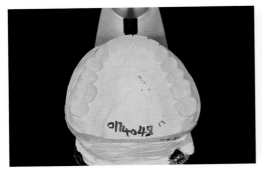

◎图 9-291　上颌诊断蜡型𬌗面观

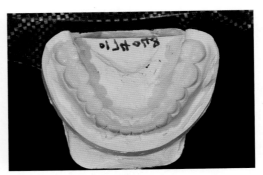

◎图 9-292　下颌诊断蜡型𬌗面观

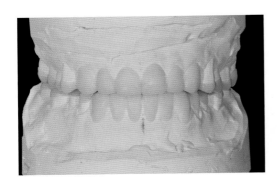

◎图 9-293
技师在另一幅
模型上同时完
成前牙蜡型、
后牙树脂临时
修复体

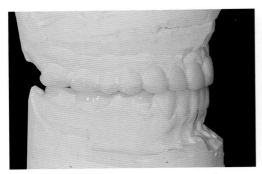

◎图 9-294　前牙蜡型、后牙树脂临时修复体

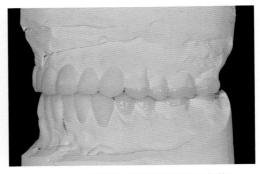

◎图 9-295　前牙蜡型、后牙树脂临时修复体

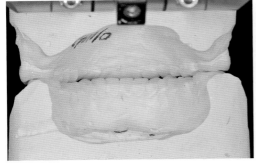

◎图 9-296　前牙蜡型、后牙树脂临时修复体

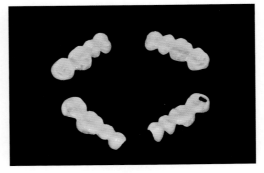

◎图 9-297　后牙树脂临时修复体

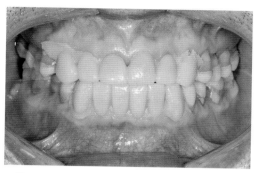

◎图 9-298　后牙临时粘接树脂修复体，前牙 mock up，初步确定美学目标

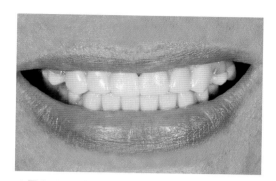

◎图 9-299　初步确定美学目标，可见上前牙长度仍显不足

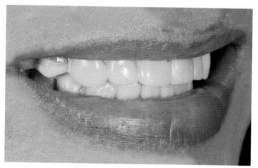

◎图 9-300　初步确定美学目标

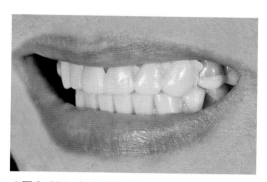

◎图 9-301　初步确定美学目标

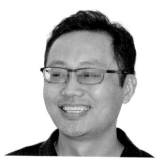

◎图 9-302　初步确定美学目标，患者感到基本满意，在此基础上进行牙体预备

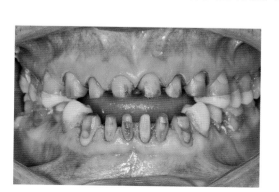

◎图 9-303　上下前牙牙体预备

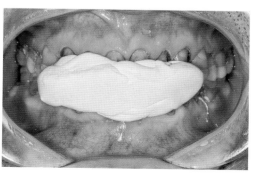

◎图 9-304：转移前牙区咬合关系

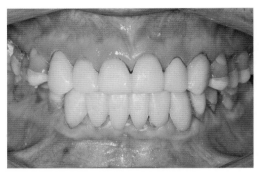

◎图 9-305　制作前牙区树脂临时冠

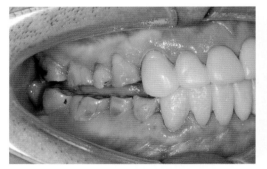

◎图 9-306　右侧后牙去除临时修复体后

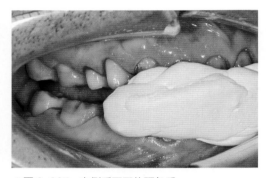

◎图 9-307　右侧后牙牙体预备后

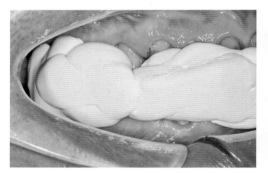

◎图 9-308　转移右侧后牙咬合关系

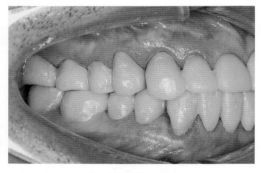

◎图 9-309　制作右侧后牙临时修复体

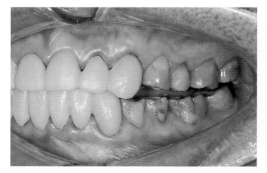

◎图 9-310　左侧后牙临时修复体去除后

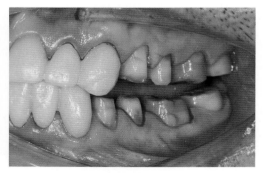

◎图 9-311　左侧后牙牙体预备后

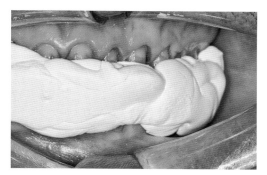

◎图 9-312　转移左侧后牙咬合关系

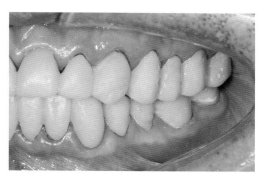

◎图 9-313　制作左侧后牙临时修复体

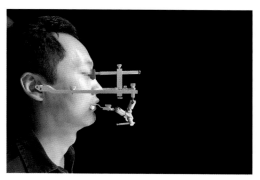

◎图 9-314　再次面弓转移

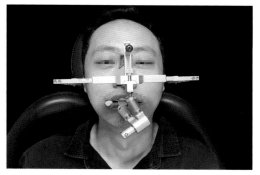

◎图 9-315　再次面弓转移

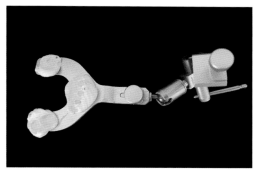

◎图 9-316　转移出的万向节

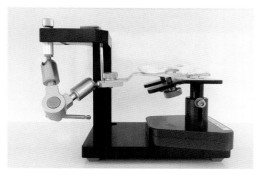

◎图 9-317　万向节上转移台

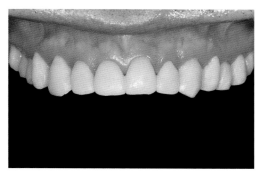

◎图 9-318　上颌临时修复体

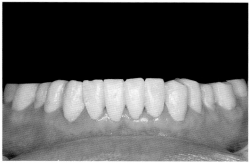

◎图 9-319　下颌临时修复体

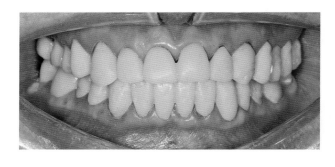

◎图 9-320
全部牙齿戴入临
时修复体

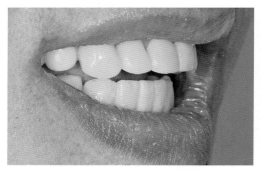

◎图 9-321　戴入临时修复体后侧面微笑

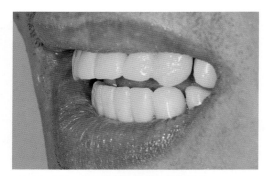

◎图 9-322　戴入临时修复体后侧面微笑

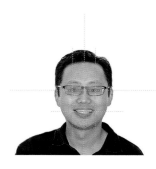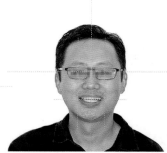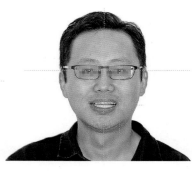

◎图 9-323
戴入临时修复体
后，开始数字化
微笑设计 DSD

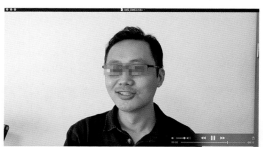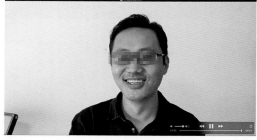

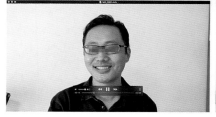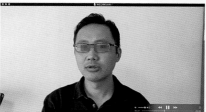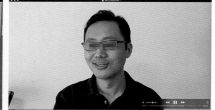

◎图 9-324
录制视频，更全
面美学分析，以
利于进一步美学
设计

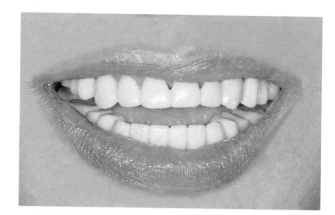

◎图 9-325
对微笑进行美学
分析

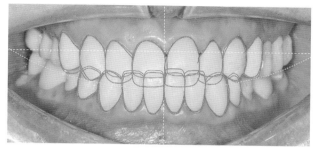

◎图 9-326　数字化微笑美学设计 DSD

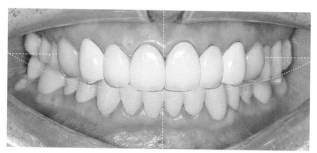

◎图 9-327　数字化微笑美学设计 DSD

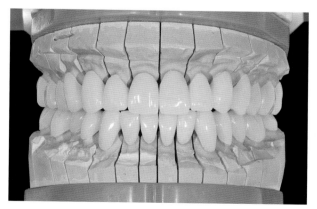

◎图 9-328
技师根据 DSD 设
计制作完成的树
脂过渡修复体，
加长上前牙，全
部单冠

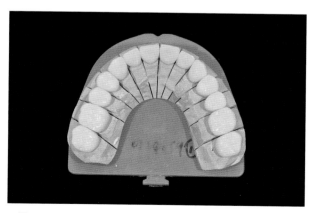

◎图 9-329　上颌树脂过渡修复体

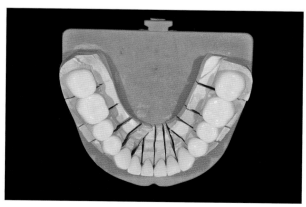

◎图 9-330　下颌树脂过渡修复体

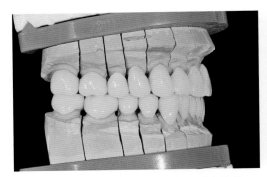

◎图 9-331　树脂过渡修复体右侧后牙咬合情况

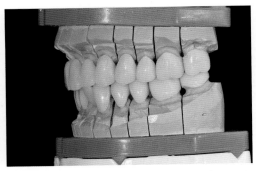

◎图 9-332　树脂过渡修复体左侧后牙咬合情况

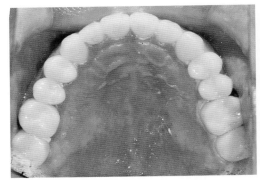

◎图 9-333　上颌树脂过渡修复体口内影像

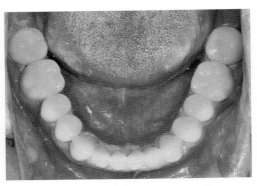

◎图 9-334　下颌树脂过渡修复体口内影像

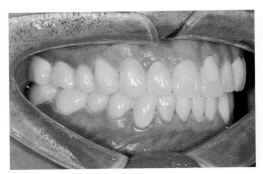

◎图 9-335　树脂过渡修复体右侧后牙咬合像

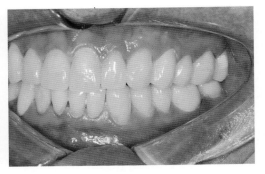

◎图 9-336　树脂过渡修复体左侧咬合像

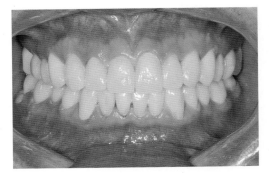

◎图 9-337　树脂过渡修复体戴入后正面咬合影像

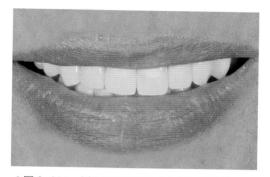

◎图 9-338　树脂过渡修复体戴入后正面微笑影像，美学效果进一步改善

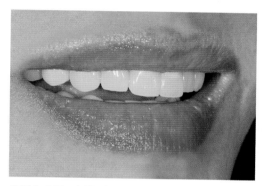

◎图 9-339　树脂过渡修复体侧面微笑影像

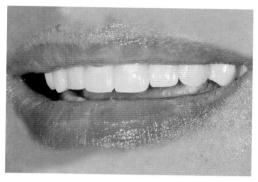

◎图 9-340　树脂过渡修复体侧面微笑影像

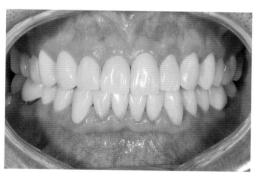

◎图 9-341　树脂过渡修复体戴用三个月，美观、功能状况良好

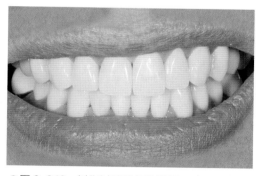

◎图 9-342　树脂过渡修复体戴用三个月，美观、功能状况良好

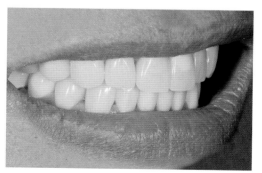

◎图 9-343　树脂临时修复体戴用三个月后

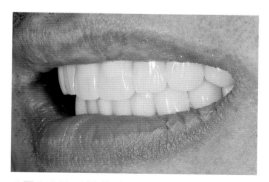

◎图 9-344　树脂临时修复体戴用三个月后

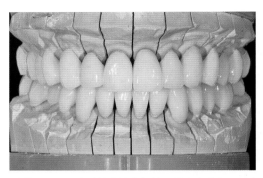

◎图 9-345　完成的全瓷修复体正面咬合（E-max）

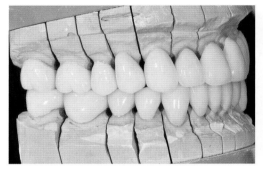

◎图 9-346　全瓷修复体右侧咬合

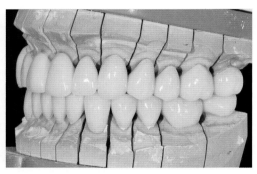

◎图 9-347　全瓷修复体左侧咬合

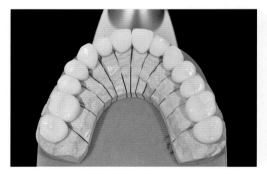

◎图 9-348　上颌全瓷修复体

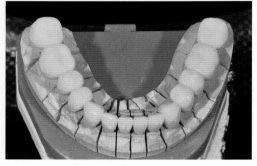

◎图 9-349　下颌全瓷修复体

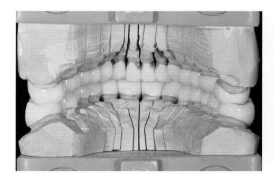

◎图 9-350　完成的修复体腭侧观

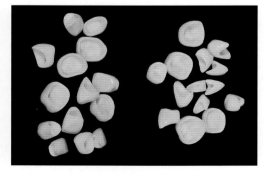

◎图 9-351　全部全瓷修复体

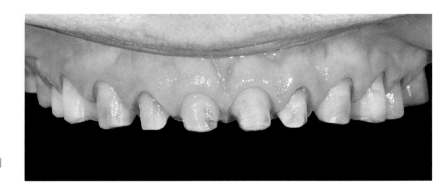

◎图 9-352
粘接前的上牙列
基牙情况

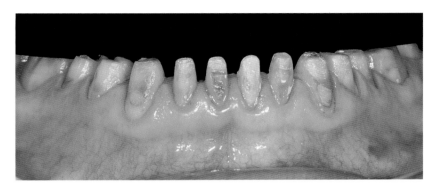

◎图 9-353
粘接前的下牙列
基牙情况

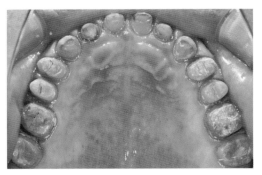

◎图 9-354　粘接前的上牙列基牙情况

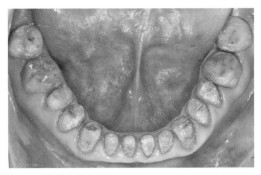

◎图 9-355　粘接前的下牙列基牙情况

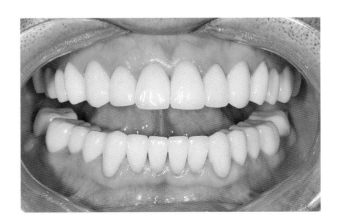

◎图 9-356
粘接完成即刻

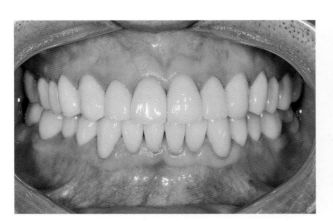

◎图 9-357　治疗后正面咬合影像

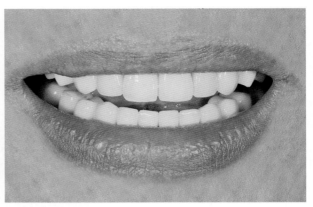

◎图 9-358　治疗后正面微笑影像

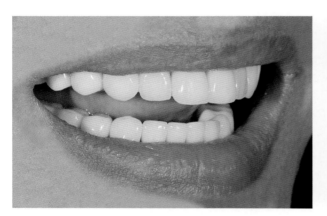

◎图 9-359　治疗后侧面微笑影像

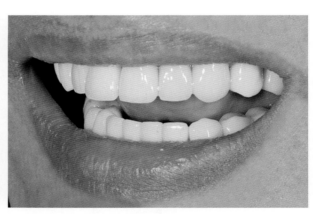

◎图 9-360　治疗后侧面微笑影像

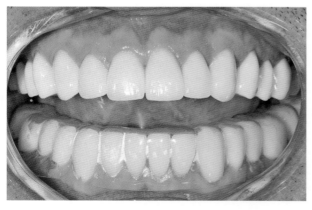

◎图 9-361　制作下颌软𬌗垫，保护修复体，防止夜磨牙等口
腔副功能对修复体和基牙造成伤害

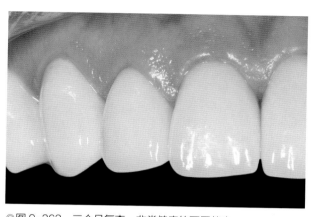

◎图 9-362　三个月复查，非常健康的牙周状态

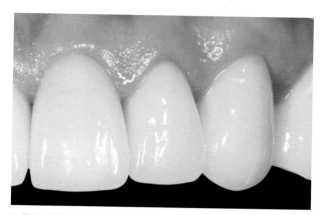

◎图 9-363　三个月复查，非常健康的牙周状态

[病 例 + 实 战]
+
（何畏医师提供病例）
+

首诊接诊时间： 2013 年 5 月

患者顾女士， 十年前在外院做烤瓷冠修复，因为不美观、牙龈出血前来就诊，希望可以重新修复，无其他症状。

检查见上颌 14-24 不良修复体，边缘不密合，11、22、23 间存在间隙，唇舌面形态均欠佳；患者诉 11、21 间隙于修复完成后半年出现，渐进式发展，近 5 ~ 6 年间隙无增加。

后牙磨耗正常，部分磨耗面敏感，未见严重龋坏；关节未见不适，开口型正常，大张口关节无弹响，关节区扪诊正常，无压痛，无夜磨牙病史。

牙龈红肿，探诊出血。

经与患者充分沟通，确定治疗方案为 14 - 24 牙周手术后氧化锆全瓷冠二次修复。具体治疗过程如下：

1. 术前 DSD 美学照片的拍摄，其中三张核心照片的拍摄需要非常精确：自然最大微笑影像、上牙列正面影像、发 "M" 音影像（图 9-364 ~ 9-366）

2. DSD 设计，确定冠延长的高度位置，这一步尤其重要。如果没有严谨的美学设计，牙周手术中需要医师凭借经验或借助于美学比例尺估计延长距离；在经过 DSD 设计的病例中，医师可以根据患者拍摄的精准美学照片、借助于 DSD 设计评估切端和龈方的空间高度，确定切端加长、减短和龈方冠延长的具体高度。在本病例中，因为患者没有露龈笑，所以首先需要考虑切端的加长对美学和咬合的改变，而龈方只需要考虑恢复健康生物学宽度的最少延长量。即使手术设计比较简单，DSD 依然能够提供精确的牙齿 "Z" 点位置指示。（图 9-367 ~ 9-383）

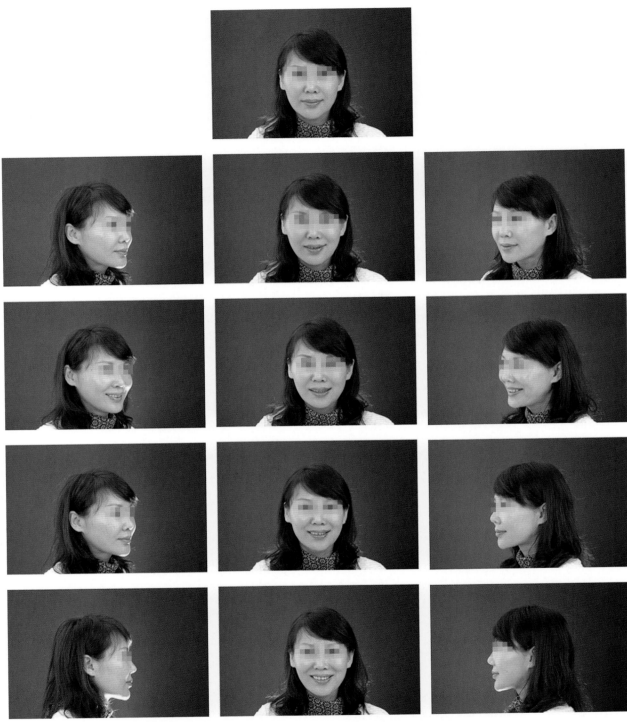

◎图 9-364　术前拍摄的系列面部肖像，用于观察、分析与评估，可见切牙暴露量不足，无露龈笑

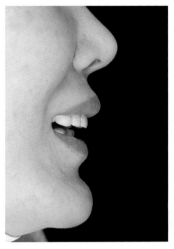
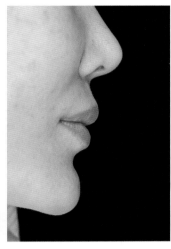
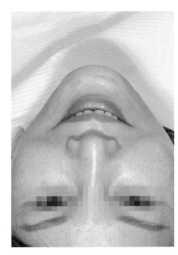

◎图 9-365　术前拍摄的面部侧面轮廓影像、俯视拍摄的面部影像，可见 E 线较完美，切牙位于干湿界限内，说明唇侧厚度有足够的空间

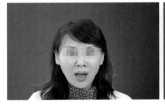
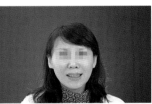
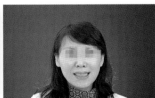
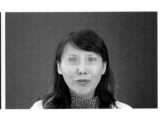

◎图 9-366　术前拍摄的"M、E、S、V"发音影像，用于进行精确的唇齿关系分析。通过分析再次确定前牙列长度不够，会让人显得衰老

3. 拆除不良修复体，制作临时修复体，牙龈恢复 2 周（图 9-384、图 9-385）

4. 根据 DSD 设计制作诊断蜡型（图 9-386）。

5. 实施冠延长手术：DSD 指导下的冠延长手术有两种实施方式，一种是将 DSD 指导下的牙周专用诊断蜡型翻制石膏模型后压模，手术时在口内复位，在压模的指导下实施手术；第二种是熟练医师可以在口内根据 DSD 电子设计单上计划的高度在口内直接定点，这样的方式对医师要求较高，适合熟练医师（图 9-387）。

6. 手术后 6 周，初步预备基牙，采用硅橡胶导板检查牙体预备量，采用 mock up 形式在口内复制诊断蜡型，形成临时过渡修复体（图 9-388 ~ 图 9-391）。

7. 过渡修复体佩戴 6 周后，与患者对过渡修复体的美学效果做再次评估、调整，直到患者对临时修复体完全满意（图 9-392 ~ 图 9-396）。

8. 进行最终制备，连同个性化调整后的参考模型一同送交给技师，完成最终修复（图 9-397 ~ 图 9-400）

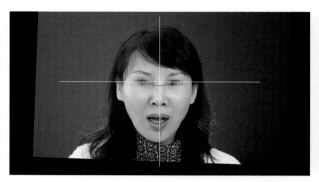

◎图 9-367　根据 Ma 音分析，上中切牙切端暴露量只有 1mm
　　　　　　左右，可考虑适当增加长度

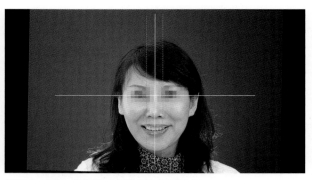

◎图 9-368　在图像中勾勒出上下唇轮廓

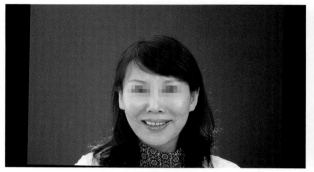

◎图 9-369　在图像中描绘出笑线轮廓

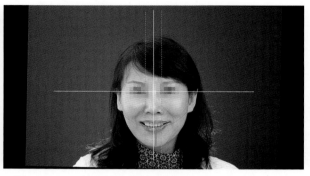

◎图 9-370　评估上前牙需要加长的量

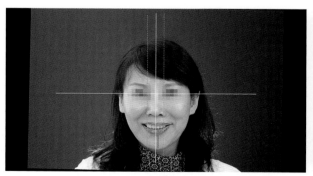

◎图 9-371　确定的术后设计笑线位置

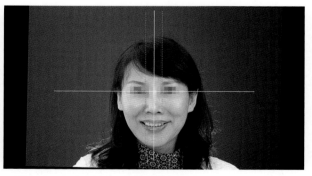

◎图 9-372　确定的术后设计笑线位置

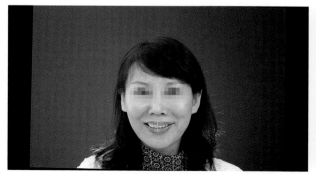

◎图 9-373　删除影像中不必要的辅助线条

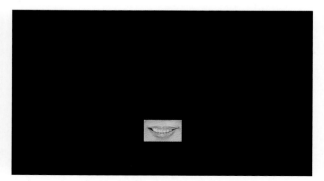

◎图 9-374　图像范围缩小至口周区

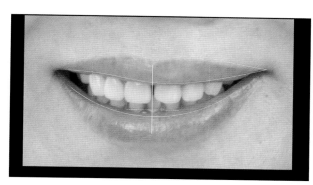

◎图 9-375　放大口周区影像，保留辅助线条

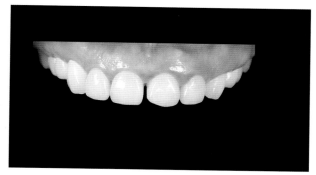

◎图 9-376　导入上前牙黑背景照片

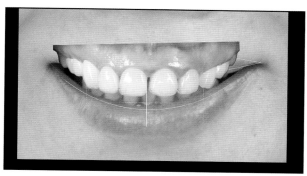

◎图 9-377　上前牙黑背景照片与口周区影像重叠

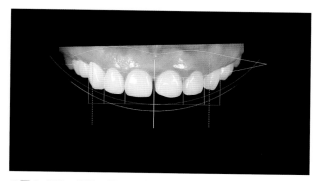

◎图 9-378　删除口周区影像，保留辅助线条

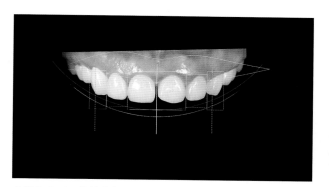

◎图 9-379　设计上前牙修复后的长宽比例

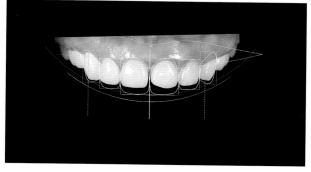

◎图 9-380　依据长宽比例确定上前牙大体轮廓 [146]

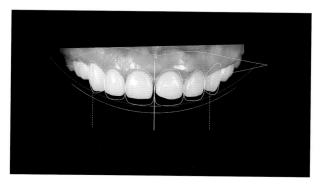

◎图 9-381　删除长宽比例

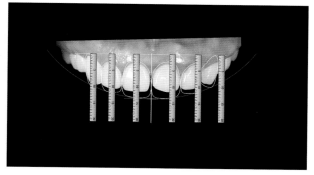

◎图 9-382　导入数码尺，测量需要牙冠延长的量、切端加长的量

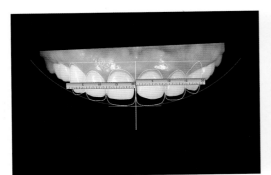

◎图 9-383　测量设计后上前牙的宽度

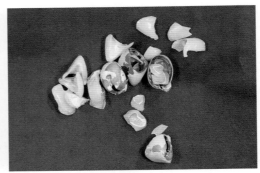

◎图 9-384　拆除原有牙冠

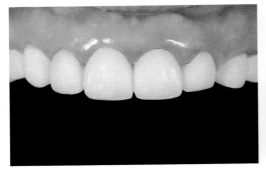

◎图 9-385　制作暂时修复体

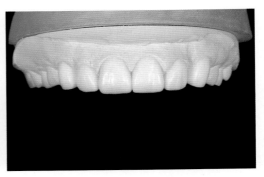

◎图 9-386　根据 DSD 设计制作的诊断蜡型

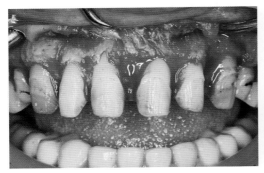

◎图 9-387　根据 DSD 设计指导进行牙冠延长手术

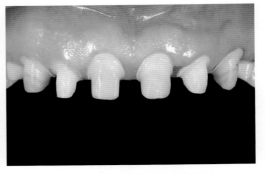

◎图 9-388　手术后 6 周进行初步牙体预备

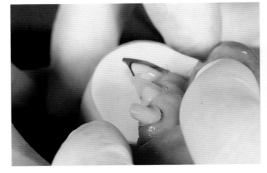

◎图 9-389　使用硅橡胶导板检查牙体预备量

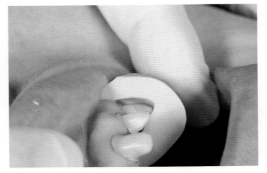

◎图 9-390　使用硅橡胶导板检查牙体预备量

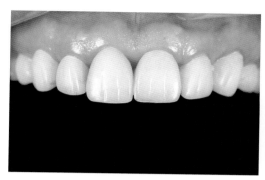
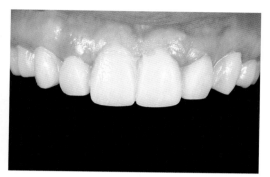

◎图 9-391　mock up 形成临时修复体

◎图 9-392　临时修复体戴用 6 周后进行美学评价

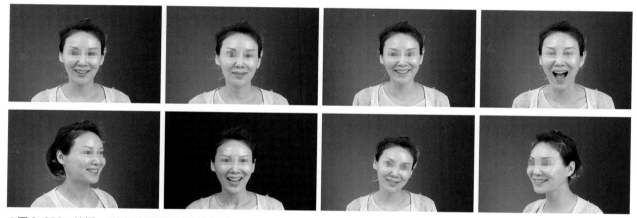

◎图 9-393　拍摄一系列面部肖像进行美学评价，可以发现，设计后的前牙列下 1/3 的表现较完美

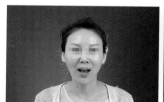
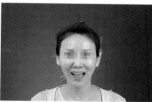
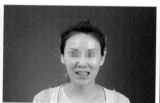
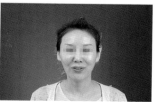

◎图 9-394　拍摄"M、E、S、F"发音影像，进行美学和功能评价，饱满而均衡的前牙列为患者增加了魅力

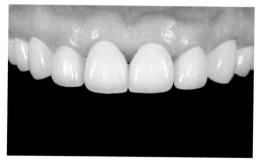
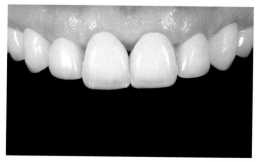

◎图 9-395　根据术前 DSD 设计和美学评价制作的
　　　　　　过渡树脂修复体

◎图 9-396　按照患者的要求略微加长过渡修复体，
　　　　　　患者对此修复效果满意，开始永久修
　　　　　　复体的制作

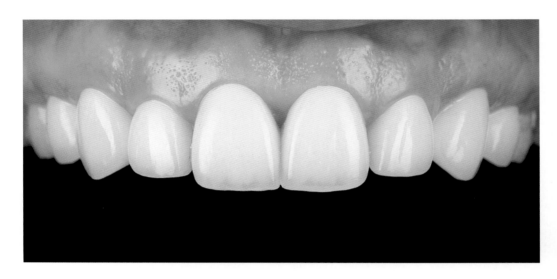

◎图 9-397
修复完成后上前
牙列正面影像

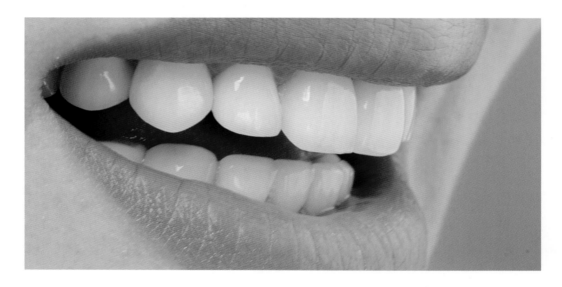

◎图 9-398
修复完成后正面
微笑影像

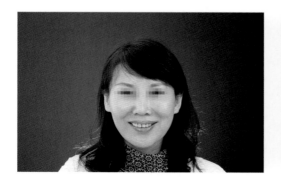

◎图 9-399　修复前正面微笑影像

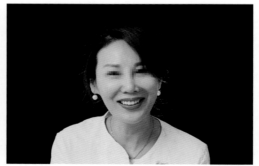

◎图 9-400　修复后正面微笑影像

[病 例]
+
[实 战]
+
（张振生医师提供病例）
+

首诊接诊时间： 2015 年 11 月

患者张女士， 35 岁，主诉牙齿颜色黄、不美观，要求牙齿美学修复。

现病史：患者自诉从小就感觉牙齿黄，不美观，近 2 年发觉牙齿表面有粗糙感、不平，颜色黄加重，平时不爱笑，无疼痛感，要求牙齿美学修复。

即往史：体健。童年有高氟地区生活史。

检查：面部双侧基本对称，关节区扣诊无弹响及压痛，张口度及张口型无异常。上下颌牙齿排列基本正常，全牙列牙齿颜色暗黄，有明显氟斑，14—24 表面白垩色斑及黄色斑交叉相间，表面釉质发育不全。11 与 21 外形稍有不对称，21 稍唇倾且轻度伸长；后牙咬合面有轻度磨耗。下颌牙齿表面白垩色相对均匀，无明显釉质缺损。口腔卫生中等，牙石（＋），色素（＋），软垢（＋），牙龈缘轻度发红，探及牙龈稍出血。

X 光检查：骨小梁密度均匀，牙体组织影像未见异常。

诊断：1. 氟斑牙

　　　　2. 14—24 釉质发育不全

治疗方案：上前牙列瓷贴面修复，改善微笑美学效果。

与患者进行沟通，因患者因工作非常忙，出差非常频繁，很难多次复诊，希望可以在最少的治疗次数、最简短的治疗流程下，获得微笑美学效果的改善，因此考虑采用 CEREC 椅旁即刻修复技术进行修复。数字化技术的应用可以简便并优化治疗流程，牙齿美学修复可以在当日完成，虽然增加了单日的诊疗时间及工作量，但可以为患者省去佩戴临时修复体及等待多日的困扰，满足患者的治疗需求。

考虑到患者完全为了美学效果的改善而就医，希望对治疗后的美学效果有一个直观的预期，因此首先需要进行数字化的微笑美学设计，确定治疗后的大体目标。具体治疗流程如下：

1. 收集患者的面部照片及影像资料，和患者进行术前沟通（图9-401～图9-404）。[147~149]

2. 并进行 DSD 数字化微笑设计（图9-405～图9-407）。

3. 利用椅旁 CEREC（瓷睿刻）进行修复体的设计和加工，在 CEREC 的微笑设计功能中进行修复后的模拟评估，并与 DSD 设计重叠，对修复设计进行检验（图9-408～图9-416）。

4. 当日完成美学修复，获得满意的美学改善（图9-417～图9-419）。

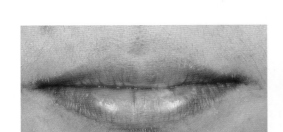

◎图 9-401　患者口唇自然放松状态，可以评估口唇的外形、凸度

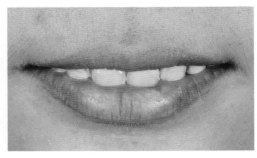

◎图 9-402　微笑正面影像，评估唇齿关系，重点观察上前牙切端与上下唇之间的位置关系

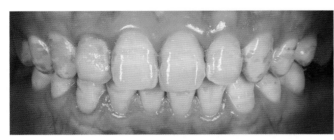

◎图 9-403
前牙列咬合影像，评估牙弓形态、前牙凸度、覆合覆盖、牙齿排列、外形、长宽比

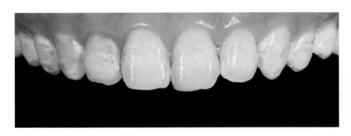

◎图 9-404
上前牙列正面影像，评估上前牙的排列、外形、长宽比、前牙间比例关系、牙体长轴等

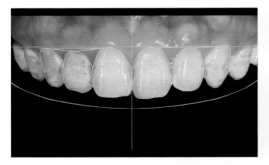

◎图 9-405　描出牙齿轮廓及笑线外形

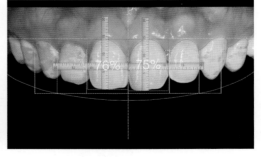

◎图 9-406　测量牙齿长宽比

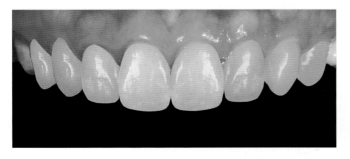

◎图 9-407
在 DSD 设计中确定的牙齿形态和比例

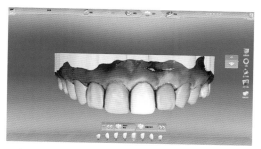

◎图 9-408　在 CEREC 中设计进行修复体设计

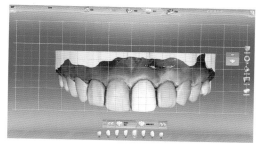

◎图 9-409　参考 CEREC 中的辅助线评估设计

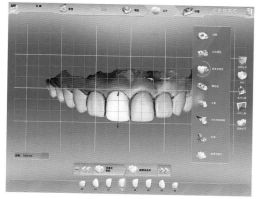

◎图 9-410　在 CEREC 中测量牙齿长度

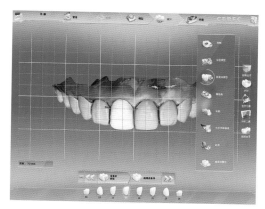

◎图 9-411　在 CEREC 中测量牙齿宽度

◎图 9-412
将患者正面微笑
影像输入 CEREC
软件，在微笑设计
功能中模拟修复体
戴入后的效果

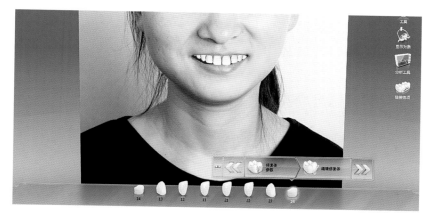

◎图 9-413
在 CEREC 软件中
预测评估俯视状
态下美观效果

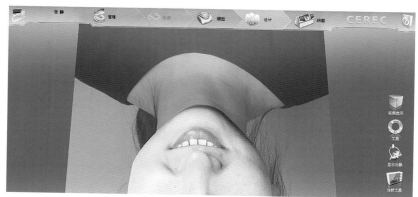

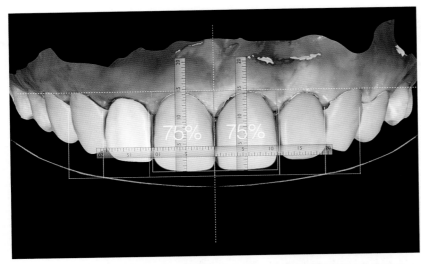

◎图 9-414
将 CEREC 设计与
DSD 设计重叠，检
查 CEREC 的设计
结果

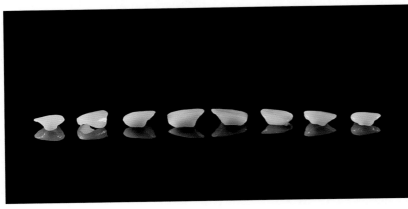

◎图 9-415
即刻制作完成的
CEREC 贴 面 修
复体

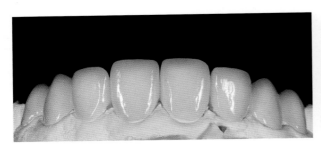

◎图 9-416　即刻制作完成的 CEREC 贴面修复体

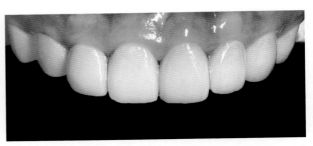

◎图 9-417　瓷贴面修复后即刻，牙齿颜色、质感获得明显改善

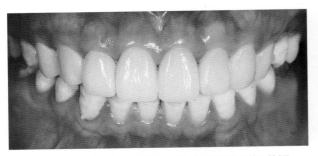

◎图 9-418　瓷贴面修复后即刻，修复体与下颌天然牙协调

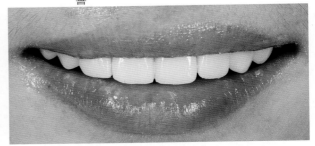

◎图 9-419　瓷贴面修复后即刻，患者的微笑美观获得了明显的改善

附录
临床常用影像

全部临床常用影像

附录 1

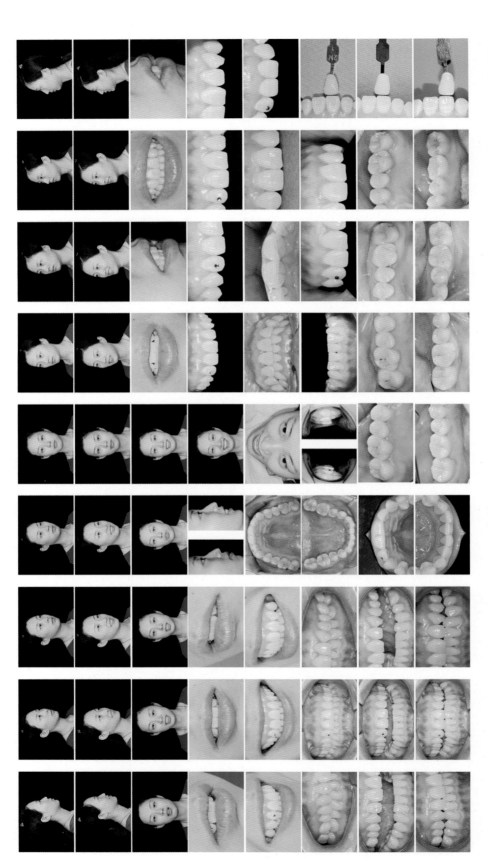

综合口腔各专业医师常用资料留存、美学设计、咬合设计、细节表现与设计等口腔治疗需求，本书总结出以上口腔常用临床影像，详细拍摄要求及拍摄方法请见前文详述。

附录 2

口腔正畸专业影像拍摄简表

影像名称	影像	使用工具	拍摄比例	闪光灯	快门	光圈指数	拍摄距离	牵拉方法	拍摄范围及拍摄要点
面部影像		均一中性背景、双点闪光灯、柔光箱、背光灯	1：18	最大	100	8	200		包含头、颈、肩范围 瞳孔连线为水平线 眶耳平面为水平线 双耳暴露，范围一致
		双点或环形闪光灯		M					
口唇微笑影像		双点闪光灯 + 反光镜	1：2.4	M/2	125	25	45		两侧口角内内的范围 真实反映粭平面与水平线的关系
全牙列咬合影像		大拉钩一对	1：3	M/4	125	25	50		上下颌全部牙齿 真实反映粭平面与水平线的关系
后牙咬合影像		大拉钩 颊侧拉钩或颊侧反光板	1：2	M/4	125	36	40		包含一侧全部后牙 尽量多暴露牙龈 真实反映粭平面与水平线的关系
上、下颌全牙弓影像		指状拉钩叉一个、大反光板	1：3.5	M/4	125	22	55		上颌或下颌全牙弓牙齿 尽量从切端方向拍摄 避免舌体组织对下颌牙齿的遮挡
覆粭覆盖影像		侧方拉钩一对、黑色背景板	1：2	M/4	125	36	40		90° 正侧面拍摄 真实反映粭平面与水平线的关系

附录 3

AACD 推荐影像拍摄简表

影像名称	影像	使用工具	拍摄比例	闪光灯	快门	光圈指数	拍摄距离	牵拉方法	拍摄范围及拍摄要点
面部影像		均一背景、双点闪光灯 + 柔光箱、背景灯	1:18	最大	100	8	200		包含头、颈、肩范围；瞳孔连线为水平线；眶耳平面为水平线；双耳暴露，范围一致
口唇微笑影像		双点或环形闪光灯	1:2.4	M	125	25	45		两侧口角内的范围；真实反映殆平面与水平线的关系
小开口影像		双点闪光灯 + 反光铲	1:3	M/2	125	25	50		上下颌全部牙齿；真实反映殆平面与水平线的关系；暴露下颌牙齿的切端和咬合面
侧面小开口		大拉钩一对	1:2.4	M/4	125	25	45		包含一侧全部牙齿；殆平面为水平线；可见对侧尖牙的近中
上前牙正面影像		大拉钩一对	1:1.5	M/4	125	40	36		上颌全部前牙；真实反映切缘曲线与水平线的关系
上前牙侧面影像		大拉钩一对	1:1.5	M/4	125	40	36		单侧上颌前牙；可变换拍摄角度观察不同区域
上、下颌全牙影像		指状拉钩或殆叉一个、大反光板	1:3.5	M/4	125	22	55		上颌或下颌牙弓全部牙齿；尽量从切端方向拍摄；避免舌体组织对下颌牙齿的遮挡

附录 4

ESCD 推荐影像拍摄简表

影像名称	影像	使用工具	拍摄比例	闪光灯	快门	光圈指数	拍摄距离	牵拉方法	拍摄范围及拍摄要点
面部正面休息位影像		均一中性背景、双点闪光灯、柔光箱、背光灯	1 : 18	最大	100	8	200		包含头、颈、肩范围 瞳孔连线为水平线 眶耳平面为水平线 双耳暴露,范围一致
面部正侧面微笑影像		双点或环形闪光灯		M					
口唇休息影像		双点闪光灯 + 反光铲°	1 : 2.4	M/2	125	25	45		两侧口角内的全部范围 真实反映口角连线与水平线的关系 包含人中,不包含鼻子
口唇微笑影像		双点闪光灯 + 反光铲°	1 : 2.4	M/2	125	25	45		两侧口角内的范围 真实反映咬粉平面与水平线的关系
全牙列咬合影像		大拉钩一对	1 : 3	M/4	125	25	50		上下颌全部牙齿 真实反映咬粉平面与水平线的关系
前牙正面咬合影像		大拉钩一对	1 : 2	M/4	125	36	40		上下颌前牙牙齿 真实反映咬粉平面与水平线的关系

附录 4

ESCD 推荐影像拍摄简表

影像名称	影像	使用工具	拍摄比例	闪光灯	快门	光圈指数	拍摄距离	牵拉方法	拍摄范围及拍摄要点
上颌、下颌前牙影像		改良拉钩一对、大黑背景板	1:2	M/4	125	36	40		上颌或下颌全部前牙真实反映切缘曲线与水平线的关系
前牙舌侧		改良拉钩一对、大反光板	1:2	M/4	125	36	40		上颌或下颌全部前牙真实反映牙舌侧牙体组织及牙龈情况
后牙咬合影像		大拉钩、颊侧拉钩或颊侧反光板	1:2	M/4	125	36	40		包含一侧全部后牙尽量多暴露牙龈真实反映牙合平面与水平线的关系
上颌后牙咬合面影像		一个大拉钩、小反光板	1:2	M/4	125	36	40		包含一个象限内全部后牙近远中连线为水平线 可变换角度拍摄不同区域
下颌后牙咬合面影像		一个大拉钩、小反光板	1:2	M/4	125	36	40		包含一个象限内全部后牙近远中连线为水平线 可变换角度拍摄不同区域
上、下颌全牙弓影像		指状拉钩或叉又一个、大反光板	1:3.5	M/4	125	22	55		上颌或下颌牙弓全部牙齿尽量从切端方向拍摄 避免舌体组织对下颌牙齿的遮挡

附录 5

CSED 推荐影像拍摄简表

影像名称	影像	使用工具	拍摄比例	闪光灯	快门	光圈指数	拍摄距离	牵拉方法	拍摄范围及拍摄要点
面部影像		均一背景、双点闪光灯 + 柔光箱、背光灯	1 : 18	最大	100	8	200		包含头、颈范围 正面像瞳孔连线为水平线、面部中线为纵线、鼻尖为中心，双耳暴露范围一致展现最大自然笑容 侧面像以眶耳平面为水平线，眶下区为中心，展现自然微笑
		双点或环形闪光灯		M					
正面口唇休息影像		双点闪光灯 + 反光铲	1 : 2.4	M/2	125	25	45		瞳孔连线为水平线，面部中线纵线 包含口角内的全部范围，包含人中、不暴露鼻子自然放松，处于息止颌位轻发"M"音诱导休息位
口唇微笑影像		双点闪光灯 + 反光铲	1 : 2.4	M/2	125	25	45		瞳孔连线为水平线，面部中线纵线 包含口角内的全部范围，包含人中、不暴露鼻子展现自然的微笑
上颌牙齿正面影像		双点闪光灯 + 反光铲、指状拉钩一对、黑色背景板	1 : 2.4	M/2	125	25	45		瞳孔连线为水平线，面部中线纵线 至少包含上颌全部前牙、前磨牙 患者略低头 上颌牙齿形态、排列唇侧牙龈情况
下颌前牙影像		指状拉钩一对、黑色背景板、双点闪光灯 + 反光铲	1 : 2.4	M/2	125	25	45		至少包含下颌全部前牙 患者略抬头 下颌前牙齿形态、排列唇侧牙龈的状态

附录 5

CSED 推荐影像拍摄简表

影像名称	影像	使用工具	拍摄比例	闪光灯	快门	光圈指数	拍摄距离	牵拉方法	拍摄范围及拍摄要点
正面咬合影像		大拉钩一对	1:3	M/4	125	25	50		瞳孔连线为水平线，面部中线线纵线，包含上下颌全部的牙齿咬合时全部牙齿、牙龈的整体状况
正面非咬合影像		大拉钩一对	1:3	M/4	125	25	50		上下颌全部牙齿真实反映𬌗平面与水平线的关系，暴露下颌牙齿、牙龈的整体状况全部牙齿、下颌牙齿切端咬合面的形态
后牙咬合影像		大拉钩一个、颊侧拉钩一个	1:2	M/4	125	36	40		相机以患者的咬合线为水平线以双尖牙为中心，包含一侧上下颌全部的后牙后牙牙齿、颊侧牙龈、咬合等情况
上颌前牙切端影像		黑背景板、大反光板	1:2	M/4	125	36	40		包含上颌全部前牙上颌前牙放大影像上颌前牙的切端形态、牙齿形态上前牙唇侧牙龈轮廓
上、下颌牙弓影像		指状拉钩一对或拾叉一个、大反光板	1:3.5	M/4	125	22	55		上颌或下颌牙弓全部牙齿从切端方向拍摄，可见前牙唇侧避免舌体组织对下颌牙齿的遮挡上下颌牙弓的形态、牙齿的排列咬合面的情况硬腭和口底黏膜情况

附录 2 注释

正畸专业影像

正畸专业是口腔临床专业中最早应用口腔摄影的学科，确立了口腔正畸常用影像，得到广泛的认可，在专业医生中广泛使用。正畸专业推荐影像中包括 14 张影像，主要关注于面型咬合关系的诊断、设计和治疗。[68]

附录 3 注释

AACD 美学影像规范

AACD（美国美容牙科学会）是目前国际上口腔美学比较权威的学术组织，该组织最早发布美学影像规范，是口腔美学领域内最早被认可的标准。AACD 美学影像包括 12 张影像。本影像规范主要关注于前牙区美学的诊断设计和治疗。

附录 4 注释

ESCD 美学影像规范

ESCD（欧洲美容牙科学会）是国际上口腔美学有代表性的学术组织之一。ESCD 推荐影像共 16 张影像。如果病例涉及到特殊区域，还需提供额外的相应影像共 8 张。本影像规范比较注重病例整体的诊断设计和治疗。

附录 5 注释

CSED 美学推荐影像

中华口腔医学会口腔美学专业委员会（CSED）是中国大陆地区权威的口腔美学学术组织。该组织于 2016 年广泛征求了国内各院校知名口腔美学专家的意见和建议，推出了属于中国的、符合中国美学牙科需求的推荐美学影像。CSED 推荐美学影像包括 16 张影像。主要关注于美学和功能的设计、诊断和治疗。

附录 6　我的口腔临床摄影参数简表

影像名称	影像	使用工具	拍摄比例	闪光灯	快门	光圈指数	拍摄距离	牵拉方法	拍摄范围及拍摄要点
面部影像									包含头、颈、肩范围 瞳孔连线为水平线 眶耳平面为水平线 双耳暴露，范围一致
口唇休息影像									两侧口角内的全部范围 真实反映口角连线与水平线的关系 包含人中，不包含鼻子
口唇微笑影像									两侧口角内的范围 真实反映粉平面与水平线的关系
全牙列咬合影像		大拉钩一对							上下颌全部牙齿 真实反映粉平面与水平线的关系
小开口影像		大拉钩一对							上下颌全部牙齿 真实反映粉平面与水平线的关系 暴露下颌牙齿的切端和咬合面
前伸咬合影像		大拉钩一对							包含一个象限内全部后牙 近远中连线为水平线 可变换角度拍摄不同区域

附录 6　我的口腔临床摄影参数简表

影像名称	影像	使用工具	拍摄比例	闪光灯	快门	光圈指数	拍摄距离	牵拉方法	拍摄范围及拍摄要点
前牙切端咬合影像		大拉钩一对							包含全部前牙，可包含前磨牙 低视角拍摄 拍摄中心为上前牙的切端
侧面咬合影像		大拉钩一对							包含一侧全部前牙 粭平面为水平线 可见对侧尖牙的近中
侧方咬合影像		大拉钩一对							侧面拍摄 包含一侧尖牙至侧方牙的范围 观察患者侧方咬合关系
后牙咬合影像		大拉钩 颊侧拉钩或颊侧反光板							包含一侧全部后牙 尽量多暴露牙龈 真实反映粭平面与水平线的关系
前牙覆粭覆盖影像		侧方拉钩一对 黑色背景板							90° 正侧面拍摄 真实反映粭平面与水平线的关系
上颌、下颌前牙影像		改良拉钩一对 大黑背景板							上颌或下颌全部前牙 真实反映切缘曲线与水平线的关系

附录 6　我的口腔临床摄影参数简表

影像名称	影像	使用工具	拍摄比例	闪光灯	快门	光圈指数	拍摄距离	牵拉方法	拍摄范围及拍摄要点
上、下颌全牙弓影像		指状拉钩一对或殆叉一个 大反光板							上颌或下颌牙弓全部牙齿 尽量从切端方向拍摄 避免舌体组织对下颌牙齿的遮挡
上、下颌前牙弓影像		指状拉钩一对或殆叉拉钩 大反光板							上颌或下颌全部前牙 可变换拍摄角度观察不同区域
后牙腭侧、咬合面影像		一个大拉钩 小反光板							包含一个象限内全部后牙 近远中连线为水平线 可变换角度拍摄不同区域
细节影像		指状拉钩一对或殆叉 黑、灰背景板							1~2颗牙齿 观察牙齿的细节 可从不同角度拍摄观察牙齿的不同特征和表面结构
比色影像、偏振光颜色影像		指状拉钩一对 灰背景板 Polareye							比色，比色板接近牙齿，不接触 比色板与天然牙同一平面 拍摄范围包括比色板色号 偏振光影像滤镜标志与地面平行

附录 6　我的口腔临床摄影参数简表

影像名称	影像	使用工具	拍摄比例	闪光灯	快门	光圈指数	拍摄距离	牵拉方法	拍摄范围及拍摄要点
"么"、"衣"音影像									两侧口角内的全部范围包含人中，不包含鼻子嘱患者发"么"、"衣"音正面拍摄
"夫/乌"、"丝"音影像									两侧口角内的全部范围包含人中，不包含鼻子嘱患者发"夫/乌"、"丝"音侧面60°拍摄
面部中线影像									患者躺于牙椅上，从头上方拍摄，嘱患者微微笑。面部中线为影像中线，包括眉弓至颏部的面部组织。可见瞳孔内反光
干湿线影像									患者躺于牙椅上，从侧方拍摄，除去患者唇部润唇膏。拍摄患者自然张唇影像。反映上颌前牙切端和下唇干湿线的关系

这是需要您亲自完成的任务！

请根据您所选用的临床摄影器材组合完成此表。

完成了这张表，也就完全掌握了口腔临床摄影！

参考文献

1. Nathanson O. Dental imaging by a computer: a look at the future. JADA. 1991;122(1):45-46

2. Rashid R, Claman LF. Equipment for Dental Photography. In: Vetter JP(ed.):Biomedical Photography. Boston:Butterworth-Heinemann. 1992

3. 顾铮.世界摄影史.浙江摄影出版社,2006年7月

4. 张文学,郑丽萍,任建玲.浅谈医学摄影.武警医学,2002,13(3),161-162

5. Vela Desai DB. Digital Dental Photography:A Contemporary Revolution. International Journal of Clinical Pediatric Dentistry. 2013,6(3):193-196

6. Hansell P. A Guide to Medical Photography. Lancaster:MTP Press. 1979

7. Blaker AA. Handbook for Scientific Photography. 2nd ed. Boston:Focal Press. 1989

8. 梁爽.浅谈医学摄影的基本特性.现代医院管理杂志.2008,6(4):91-92

9. 厉周,方素珍,何井华.数码相机在外科医疗、教学和科研中的应用.中国医学教育技术.2003,17(1):60-62

10. Ahmad I. Library of Congress Cataloging-in-Publication Data. USA:Quintessence Publishing Co. 2004

11. Gehrman RE. Dental Photography. Tulsa:PennWell. 1982

12. DiSaia JP. Digital Photography for the plastic surgeon. Plast Reconstr Surg. 1998,102(2):569-573

13. Riedel. H. Digital Dental Photography. Pankey Dental Foundation. 2004

14. Clark JR. Digital photography. Journal of Esthetic & Restorative Dentistry. 2004,16(3):147-148

15. Snow SR. Assessing and achieving accuracy in digital dental photography. Journal of the California Dental Association. 2009,37(3):185-191

16. Giovanni E, Martina W, Heidrun S, et al. Standards for digital photography in cranio-maxillo-facial surgery–Part I:Basic views and guidelines. European Association for Cranio-Maxillo-Facial Surgery. 2006,34(2):65-73

17. Sandler J, Gutierrez RJ, Murray A. Clinical photographs:The Gold Standard, an update. Progress in Orthodontics. 2012,13(3):296-303

18. Bengel W. Digital photography in the dental practice–an overview (II). International Journal of Computerized Dentistry. 2000,3(3):25-32

19. Goodlin R. Photographic-assisted diagnosis and treatment planning. Dent Clin North Am. 2011;55(2):211-227

20. Thomas JR. Analysis of patient response to preoperative computerized video imaging. Arch Otolaryngol Head Neck Surg. 1989,115(7):793-796

21. McLaren EA, Terry DA. Photography in Dentistry. J Calif Dent Assoc. 2001,29(10):735-742

22. 宿志刚,林黎,刘宁.中国摄影史略.北京:中国文联出版社.2009

23. Lazarescu F. Comprehensive esthetic dentistry. Quintessence Verlags GmbH. 2015

24. Mladenovi D, Mladenovi L, Mladenovi S. Importance of Digital Dental Photography in the Practice of Dentistry. Acta Facultatis Medicae Naissensis. 2010,27(2):75-79

25. 燕军.医学摄影的特性与作用.医学信息,2006,19(3):403-404

26. Rosenstiel SF, Pappas M, Pulido MT, Rashid RG. Quantification of the esthetics of dentists' before and after photographs. Journal of Dentistry. 2009,37(Suppl 1):e64-e69

27. Christensen GJ. Important clinical uses for digital photography. Journal of the American Dental Association. 2005,136(1):77-79

28. Shorey R, Moore KE. Clinical digital photography today: integral to efficient dental communications. Journal of the California Dental Association. 2009, 37(3): 175-177

29. Koirala S. Minimally invasive cosmetic dentistry—Concept and treatment protocol. Cosmetic Dentistry 2009, 4: 28-33

30. Olga SP, Dan N. Computer Imaging versus Conventional Esthetic Consultation: A Prospective Clinical Study. Journal of Esthetic Dentistry. 2000, 12(2): 72-77

31. Sajjadi SH, Khosravanifard B, Moazzami F, et al. Effects of Three Types of Digital Camera Sensors on Dental Specialists’ Perception of Smile Esthetics: A Preliminary Double-Blind Clinical Trial. Journal of Prosthodontics. 2015, 668: 31-45

32. New York Institute. New York Institute of Photography. New York, USA: New York Institute. 1999

33. Freeman M. The Photographer's Studio Manual. London: Collins. 1984

34. Shagam J, Kleiman A. Technological updates in dental photography. Dental Clinics of North America. 2011, 55(3): 627-633

35. Sharland MR. An update on digital photography for the general dental practitioner. Dental Update. 2008, 35(6): 398-400, 402-404

36. Takashi K. The latest Intraoral Photographic Techniques. Tokyo, Japan: Ishiyaku Publishers. 2007

37. Terry DA, Snow SR, Mclaren EA. Contemporary dental photography: selection and application. Compendium of Continuing Education in Dentistry. 2008, 29(8): 37-46

38. Snow SR. Dental Photography Systems: Requeired Features for Equipment Selection. Compendium May. 2005, 26

39. Kumar M, Modi TG, Patel J, Sathvara N. Mastering camera systems in dentistry. International Journal of Dental Clinics. 2014

40. Siono H. Dental Imagination-A Record of Techniques and Feelings. Tokyo: Quintessence. 1988

41. Snyder TC. Refine Your Dental Photography. Journal of Cosmetic Dentistry. 2013

42. 厉松, 白玉兴. 口腔正畸用数码相机及其选择. 中华口腔正畸学杂志. 2004, 11(3): 126-128

43. 陈敏, 张凌, 孙玮. 谈医学摄影的几点经验体会. 中国医学教育技术. 2005, 19(3): 234-235

44. 张春宝, 张蓉, 马轩祥, 等. 数码相机在口腔摄影中的选择与应用. 中国美容医学. 2003, 12(4): 397-399

45. Bister D, Mordarai F, Aveling RM. Comparison of 10 digital SLR cameras for orthodontic photography. Journal of Orthodontics. 2006, 33(3): 223-230

46. Grey T. Color Confidence. Sybex, Alameda CA. 2004

47. Peck JJ, Roofe SB, Kawasaki DK. Camera and lens selection for the facial plastic surgeon. Facial Plastic Surgery Clinics of North America. 2010, 18(2): 223-230

48. Garber DA, Salama MA. The aesthetic smile: diagnosis and treatment. Periodontology. 1996, 11(1): 18-28

49. Claman LF, Rashid R. Techniques for Dental Photograpphy. In: Vetter Jp(ed.): Biomedical Photography. Boston: Butterworth-Heinemann. 1992

50. Vetter JP. Biomedical Photography. Boston: Butterworth-Heinemann. 1992

51. Williams AR, Newuwenhuis G. Clinical and Operating Room Photography. In: Vetter JP: Biomedical Phogotaphy. Boston: Betterworth-Heinemann. 1992

52. Meneghini F. Clinical facial photography in a small office: lighting equipment and technique. Aesthetic Plastic Surgery. 2001, 25(25): 299-306

53. Ahmad I. Library of Congress Cataloging-in-Publication Data.

USA：Quintessence Publishing Co. 2004

54. Bazos P，Magne M. Demystifying the Digital Dental Photography Workflow. Journal of Cosmetic Dentistry. 2013

55. 于海洋.口腔微距摄影速成.北京：人民卫生出版社.2014

56. Yu S，Kan S，Futaki M，et al. Evaluation of the optimal exposure settings for occlusal photography with digital cameras. Pediatric Dental Journal. 2014，24（2）：89-96

57. 吕仁蓉，孙茜.医学摄影的应用与展望.实用医技杂志. 2003，10（11）：1319-1320

58. Gerard C，Alain P. Esthetics of Anterior Fixed Prosthodontics. USA：Quintessence Publishing Co. 1994

59. Goldstein CE，Goldstein RD，Garber DA：Imaging in Esthetic Dentistry. Chicago：Quintessence. 1998

60. Larsson P，John MT，Nilner K，et al. Development of an Orofacial Esthetic Scale in prosthodontic patients. International Journal of Prosthodontics. 2010，23（3）：249-256

61. Erdal I，Serpil H，Sercan A. Smile esthetics：perception and comparison of treated and untreated smiles. American Journal of Orthodontics & Dentofacial Orthopedics. 2006，129（1）：8-16

62. Kattadiyil MT，Goodacre CJ，Naylor WP，et al. Esthetic smile preferences and the orientation of the maxillary occlusal plane. Journal of Prosthetic Dentistry. 2012，108（6）：354-361

63. Kerns LL，Silveira AM，Kerns DG，et al. Esthetic Preference of the Frontal and Profile Views of the Same Smile. Journal of Esthetic Dentistry. 1997，9（2）：76-85

64. Hasanreisoglu U，Berksun S，Aras K，et al. An analysis of maxillary anterior teeth：Facial and dental proportions. Journal of Prosthetic Dentistry. 2005，94（94）：530-538

65. Iyarint I，Chalermpol L. Anterior space management：interdisciplinary concepts. Journal of Esthetic & Restorative Dentistry. 2013，25（1）：16-30

66. Sandeep N，Satwalekar P，Srinivas S，et al. An Analysis of Maxillary Anterior Teeth Dimensions for the Existence of Golden Proportion：Clinical Study. Journal of International Oral Health Jioh. 2015，7（9）：18-21

67. Borges ACG，Seixas MR，Machado AW. Influence of different width/height ratio of maxillary anterior teeth in the attractiveness of gingival smiles. Dental Press Journal of Orthodontics. 2012，17（5）：115-122

68. 贾培增.口腔医学数码摄影.北京：中国科学技术出版社， 2007

69. Miro AJ，Shalman A，Morales R，Giannuzzi NJ. Esthetic Smile Design：Limited Orthodontic Therapy to Position Teeth for Minimally Invasive Veneer Preparation. Dental Clinics of North America. 2015，59（3）：675-687

70. Silberberg N，Goldstein M，Smidt A. Excessive gingival display-etiology，diagnosis，and treatment modalities. Quintessence International. 2010，40（10）：809-818

71. Mattos CML，Santana RB. A quantitative evaluation of the spatial displacement of the gingival zenith in the maxillary anterior dentition. Journal of Periodontology. 2008，79（10）：1880-1885

72. Chu SJ，Tarnow DP，Tan JHP，et al. Papilla proportions in the maxillary anterior dentition. International Journal of Periodontics & Restorative Dentistry. 2009，29（4）：385-393

73. 葛起敏，张富强.数码摄影应用于牙科比色可行性的研究. 实用口腔医学杂志.2009，25（1）：5-8

74. Sluzker A，Knösel M，Athanasiou AE. Sensitivity of digital dental photo CIE L*a*b*analysis compared to spectrophotometer clinical assessments over 6 months. American Journal of Dentistry. 2011，24（5）：300-304

75. Alvin GW，Dewin TL，Shanlun K，at al. Color accuracy of commercial digital cameras for use in dentistry. Dental Materials.

2006,22(6):553-559

76. Tam WK,Lee HJ. Dental shade matching using a digital camera. Journal of Dentistry. 2012,40(8):3-10

77. Zyman P,Etienne JM,Recording and communicating shade with digital photography:concepts and considerations. Pract Proceed Aesthet Dent. 2002,14(1):49-51

78. Cal E,Sonugelen M,Guneri P,et al. Application of a digital technique in evaluating the reliability of shade guides. Journal of Oral Rehabilitation. 2004,31(5):483-491

79. Yehuda Z,Hadas O,Amy P,et al. Evaluation of oral mucosal diseases:inter- and intra-observer analyses. Journal of Oral Pathology & Medicine. 2012,41(1):68-72

80. Fradeani M. Esthetic Rehabilitation in Fixed Prosthodontics. Vol 1:Esthetic Analysis:A Systematic Approach to Prosthetic Treatment. Chicago:Quintessence,2004

81. 田宇. 口腔显微摄影技术要点和进展. 中国实用口腔科杂志. 2015,8(7):400-404

82. 凌均棨. 显微牙髓治疗学. 北京:人民卫生出版社,2014

83. 刘峰,李祎. 口腔临床摄影口袋宝典. 北京:人民卫生出版社, 2016

84. Gürel G. Porcelain Laminate Veneers:Minimal Tooth Preparation by Design. Dental Clinics of North America. 2007,51(2):419-431

85. 吴庆庆,龚婷,宫苹,等. 口腔种植手术摄影的要求与基本流程. 中国实用口腔科杂志,2015,8(7):394-400

86. Mclaren EA,Garber DA,Figueira J. The Photoshop Smile Design technique(part 1):digital dental photography. Compendium of Continuing Education in Dentistry. 2013,34(10):772-779

87. Kelby S. The photoshop CS book for digital photraphers. New Riders Publishing. 2003

88. Adobe. Adobe Photoshop CS-User Guide. Adobe Systems Inc.

San Jose CA 2003

89. Pieter VDG,Paul O,Jan S,Anne Marie KJ. Smile line assessment comparing quantitative measurement and visual estimation. American Journal of Orthodontics & Dentofacial Orthopedics. 2011,139(2):174-180

90. Zimmermann M,Mehl A. Virtual smile design systems:a current review. International Journal of Computerized Dentistry. 2015,18 (4)

91. Beuer F,Schweiger J,Edelhoff D,Sorensen JA. Reconstruction of esthetics with a digital approach. Journal of Esthetic & Restorative Dentistry. 2011,31(2):185-193

92. Fasbinder D. Using digital technology to enhance restorative dentistry. Compendium of Continuing Education in Dentistry, 2012,33(9):666-668,670,672

93. Zaccaria M,Squadrito N. Photographic-assisted prosthetic design technique for the anterior teeth. International Journal of Esthetic Dentistry. 2015,10(1)

94. Mclaren ED,Rifkin R. Macroesthetics:facial and dentofacial analysis. Journal of the California Dental Association. 2002,30 (11):839-846

95. Culp L,Mclaren EA,Swann LC. Smile Analysis Converting Digital Designs to the Final Smile:Part 2. Journal of Cosmetic Dentistry. 2013

96. Mclaren EA,Schoenbaum T. Digital photography enhances diagnostics,communication,and documentation. Compendium of Continuing Education in Dentistry. 2011,32 spec no 4

97. Coachman C,Calamita M. Digital Smile Design:A Tool for Treatment Planning and Communication in Esthetic Dentistry. Quintessence of Dental Technology,2012

98. Coachman C,Van Dooren E,Gürel G,Landsberg CJ,Calamita MA,Bichacho N. Smile design:From digital treatment planning

to clinical reality. In: Cohen M (ed). Interdisciplinary Treatment Planning. Vol 2: Comprehensive Case Studies. Chicago: Quintessence, 2012: 119-174

99. Pinho S, Ciriaco C, Faber J, et al. Impact of dental asymmetries on the perception of smile esthetics. American Journal of Orthodontics & Dentofacial Orthopedics. 2007, 132 (6): 748-753

100. Méthot A. SPRINGING from Diagnosis ESTHETIC DENTISTRY: Photographic diagnosis and treatment planning. Journal of Cosmetic Dentistry. 2012

101. Ercus S, Chung E, Mclaren Ed. Esthetics with minimal tooth preparation achieved through a digital approach. Compendium of Continuing Education in Dentistry. 2013, 34 (6): 428-431

102. Samorodnitzky-Naveh GR, Geiger SB, Liran L. Patients' satisfaction with dental esthetics. Journal of the American Dental Association. 2007, 138 (6): 805-808

103. Jose-Luis R. Achieving predictable, beautiful smiles using a dento-facial esthetic diagnosis system. Compendium of Continuing Education in Dentistry. 2007, 28 (1): 50-55

104. Arias DM, Trushkowsky RD, Brea LM, et al. Treatment of the Patient with Gummy Smile in Conjunction with Digital Smile Approach. Dental Clinics of North America. 2015, 59 (3): 703-716

105. Walder JF, Katherine F, Lipp MJ, et al. Photographic and video-graphic assessment of the smile: Objective and subjective evaluations of posed and spontaneous smiles. American journal of orthodontics and dentofacial orthopedics. 2013, 144 (6): 793-801

106. Christopher M, Ravindra N. Dynamic smile analysis in young adults. American Journal of Orthodontics and Dentofacial Orthopedics. 2007, 132 (3): 307-315

107. Cosendey VL, Drummond S, Capelli Junior J. Capture, analysis and measurement of images of speech and smile dynamics. Dental Press Journal of Orthodontics. 2012, 17 (5): 151-156

108. Pieter AAM, Marinus AJ, Oosterveld P, et al. Digital video-graphic measurement of tooth display and lip position in smiling and speech: reliability and clinical application. American journal of orthodontics and dentofacial orthopedics. 2007, 131 (3): 301. e1-301.e8

109. Sackstein M. A digital video photographic technique for esthetic evaluation of anterior mandibular teeth. Journal of Prosthetic Dentistry. 2007, 97 (4): 246-247

110. Hasanreisoglu U, Berksun S, Aras K, et al. An analysis of maxillary anterior teeth: Facial and dental proportions. Journal of Prosthetic Dentistry. 2005, 94 (94): 530-538

111. Kirkham NC. Esthetic treatment planning: the grid analysis system. Journal of Esthetic & Restorative Dentistry. 2002, 14 (2): 76-84

112. Hochman MN, Chu SJ, Tarnow DP. Maxillary anterior papilla display during smiling: a clinical study of the interdental smile line. International Journal of Periodontics & Restorative Dentistry. 2012, 32 (32): 375-383

113. Polack MA, Mahn DH. Biotype Change for the Esthetic Rehabilitation of the Smile. Journal of Esthetic & Restorative Dentistry. 2013, 25 (3): 177-186

114. Minoo M, Alireza K, Masoud V, et al. Evaluation of "golden proportion" in individuals with an esthetic smile. Journal of Esthetic & Restorative Dentistry. 2004, 16 (3): 185-192

115. Vanderlei Luiz G, Luiz Carlos G, Marcio Magno C, et al. Interalar distance to estimate the combined width of the six maxillary anterior teeth in oral rehabilitation treatment. Journal of Esthetic & Restorative Dentistry. 2009, 21 (1): 26-35

116. Ward DH. Proportional Smile Design : Using the Recurring Esthetic Dental Proportion to Correlate the Widths and Lengths

of the Maxillary Anterior Teeth with the Size of the Face. Dental Clinics of North America. 2015,59(3):623-638

117. De Castro MV, Santos NC, Ricardo LH. Assessment of the "golden proportion" in agreeable smiles. Quintessence International. 2006,37

118. Meshramkar R, Patankar A, Lekha K, Nadiger R. A study to evaluate the prevalence of golden proportion and RED proportion in aesthetically pleasing smiles. European Journal of Prosthodontics & Restorative Dentistry. 2013,21(1):29-33

119. Murthy BVS, Ramani N. Evaluation of natural smile: Golden proportion, RED or Golden percentage. Journal of Conservative Dentistry. 2008,11(1):16-21

120. Alhabahbeh R, Alshammout R, Aljabrah O, Alomari F. The effect of gender on tooth and gingival display in the anterior region at rest and during smiling. European Journal of Esthetic Dentistry. 2009,4(4):382-395

121. Sackstein M. Display of mandibular and maxillary anterior teeth during smiling and speech: age and sex correlations. International Journal of Prosthodontics. 2008,21(2):172

122. Ritter DE, Jr GL, Pinto AS, et al. Analysis of the smile photograph. World Journal of Orthodontics. 2006,7(3):279-285

123. Mistry S. Principles of Smile Demystified Design. Journal of Cosmetic Dentistry. 2012

124. Aby A, Jinu G, Elbe P, et al. Establishment of a new relationship between posed smile width and lower facial height: A cross-sectional study. European Journal of Dentistry. 2015,9(3):394-399

125. Desai S, Upadhyay M, Nanda R. Dynamic smile analysis: Changes with age. American Journal of Orthodontics & Dentofacial Orthopedics. 2009,136(3):310.e1-310.e10

126. Pini NP, Demarchi LM, Gribel BF, et al. Digital analysis of anterior dental esthetic parameters in patients with bilateral maxillary lateral incisor agenesis. Journal of Esthetic & Restorative Dentistry. 2013,25(3):189-200

127. Marcuschamer E, Tsukiyama T, Griffin TJ, et al. Anatomical crown width/length ratios of worn and unworn maxillary teeth in Asian subjects. International Journal of Periodontics & Restorative Dentistry. 2011,31(5):495-503

128. Bengel W. Digital Photography and the Assessment of Therapeutic Results after Bleaching Procedures. J EsthetRestor Dent. 2003,15(1):21-32.

129. Spear FM, Kokich VG. A Multidisciplinary Approach to Esthetic Dentistry. Dental Clinics of North America, 2007,51(2):487-505

130. Ron G. Photographic-assisted diagnosis and treatment planning. Dental Clinics of North America. 2011,55(2):211-227

131. Vishnu R. Esthetic paradigms in the interdisciplinary management of maxillary anterior dentition-a review. Journal of Esthetic & Restorative Dentistry. 2013,25(25):295-304

132. Rufenacht CR. Principles of Esthetic Integration. Chicago: Quintessence,2000

133. Frese C, Staehle HJ, Wolff D. The assessment of dentofacial esthetics in restorative dentistry. Journal of the American Dental Association. 2012,143(5):461-466

134. Morley J, Eubank J. Macroesthetic elements of smile design. Journal of the American Dental Association. 2001,132(1):39-45

135. Garber DA, Salama MA. The aesthetic smile: diagnosis and treatment. Periodontology. 1996,11(1):18-28

136. Magne P, Belser U. Bonded Porcelain Restorations in the Anterior Dentition: A Biomimetic Approach. Chicago: Quintessence,2002

137. Gürel G. The Science and Art of Porcelain Laminate Veneers. Chicago: Quintessence,2003

138. Greenberg JR, Bogert MC. A dental esthetic checklist for treatment planning in esthetic dentistry. Compendium of Continuing Education in Dentistry. 2010, 31 (8): 630-4, 636, 638

139. Calamia JR, Levine JB, Mitchell L, et al. Smile design and treatment planning with the help of a comprehensive esthetic evaluation form. Dental Clinics of North America. 2011, 55 (2): 187-209

140. Wolfart S, Thormann HS, Kern M. Assessment of dental appearance following changes in incisor proportions. European Journal of Oral Sciences. 2005, 113 (2): 159-165

141. Paolucci B, Calamita M, Coachman C, et al. Visagism: The Art of Dental Composition. Quintessence of Dental Technology, 2012

142. Loi L, Di FA. Biologically oriented preparation technique (BOPT): a new approach for prosthetic restoration of periodontically healthy teeth. European Journal of Esthetic Dentistry Official Journal of the European Academy of Esthetic Dentistry, 2013, 8 (1): 10-23

143. Lyarint I, Chalermpol L. Anterior space management: interdisciplinary concepts. Journal of Esthetic & Restorative Dentistry. 2013, 25 (1): 16-30

144. Rakhshan V. Image Resolution in the Digital Era: Notion and Clinical Implications. Journal of Dentistry. 2014, 15 (4): 153-155

145. Dawson PE. Functional Occlusion: From TMJ to Smile Design. St Louis: Mosby, 2007

146. Saraswathi P. The golden proportion and its application to the human face. European Journal of Anatomy. 2015, 11 (3): 177-180

147. Sodagar A, Rafatjoo R, Borujeni DG, et al. Software design for smile analysis. Journal of Dentistry. 2010, 7 (4): 170-178

148. Meereis C, De SG, Albino L, et al. Digital Smile Design for Computer-assisted Esthetic Rehabilitation: Two-year Follow-up. Operative Dentistry. 2015

149. Andreas K, Susanne K. Cerec Smile Design—a software tool for the enhancement of restorations in the esthetic zone. International Journal of Computerized Dentistry. 2013, 16 (3): 255-269

第三版后记

——时光的印记

这两天的一大新闻，是迪卡普里奥·莱昂纳多，人称"小李子"获得了奥斯卡奖，这一天也成了全球影迷狂欢的日子。莱昂纳多在 1993 年时年仅 19 岁就获得第一次奥斯卡提名，但是在等待了 22 年以后，才终于获得了学院派的奥斯卡评审团的认可。

1997 年，我刚刚大学毕业后第二年，正是青春年少时，电影院上演了泰坦尼克号沉没大戏。震撼的场面、凄婉的爱情，让年轻的我也为之心动。性感的温斯莱特自然吸引着每一个年轻的少年，但俊俏风流的杰克的风头显然压过了美女，莱昂纳多火遍全球，在当时成为全球男女老少心中的"偶像"。

然而，奥斯卡评选落选了，提名都没有，学院派的奥斯卡并没有接受莱昂纳多。

将近二十年过去了，小李子从奶油小生，悄悄的修炼成了大叔。不一样的天空、泰坦尼克号、飞行家、血钻、盗梦空间、华尔街之狼……一部部佳作，都没有把小李子送上奥斯卡的奖台。人生已到淡定之时，演技臻至炉火纯青之际，小李子终于获得了这个属于学院派的奖项。岁月将他眼神中的迷离与浮华，化作了眉宇间的坚毅和内敛。时光在这个男人脸上雕琢了鲜明的印记，更在人的每个的心里刻画了岁月的年轮。

又是一个五年匆匆走过，又是三个月的闭关修订，《口腔数码摄影》第 3 版终于修订完成。从第 1 版的青涩笔触，到第 2 版的流畅论述，再到第 3 版融入更多的思考回顾，《口腔数码摄影》这本书也在逐渐成熟。

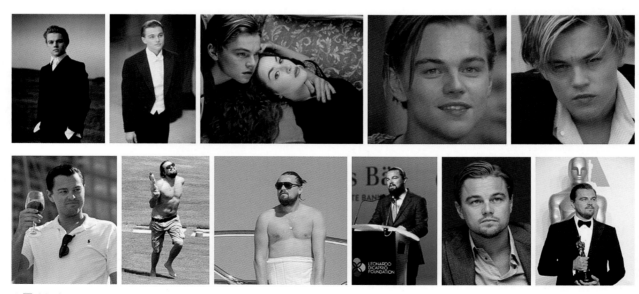

◎图 11-1

这本书的定位，既要让初学者能够作为工具书迅速掌握入门捷径，又要让希望提高者能够据此梳理清晰思想脉络；由于本书同期将出版英文版，因此既要让中国的读者感受到相关领域的国际发展前沿，又要让国外的读者能够了解到中国发展的现状与动态。这样的定位书写是有难度的，需要更强的文字把控能力。

好在时光的沉淀让我有了这样一点点自信。

今年是大学毕业二十年，弹指一挥间，人生半场已过，职业生涯一半也已度过。从一个人废寝忘食奋斗的毛头小伙，到带领一个不断壮大团队的中年男人，共同成长带来的内心满足感不言而喻；从把不断学习、引进国外"先进技术"作为发展方向，到以宣传、推广中国的发展与理念为己任，思想的成熟与坚定令人愈发的平和与淡然。但仍显年轻的外表，与过于平静的内心，有时会形成令自己都存在距离感的差异。

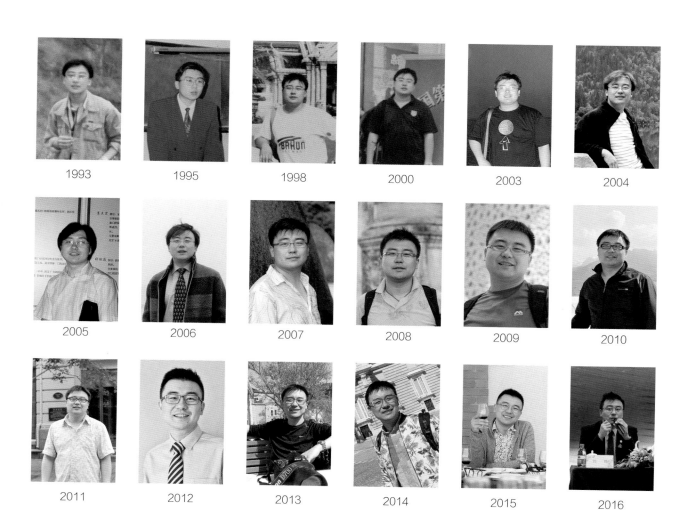

1993   1995   1998   2000   2003   2004

2005   2006   2007   2008   2009   2010

2011   2012   2013   2014   2015   2016

回顾二十年，满足于时光在雕琢脸庞时的稍显轻盈，感谢时光在刻画心灵时的毫不留情。

经过三个月夜以继日的修订，今天终于将全书梳理完毕。又要交稿了，心情又有些激动，因为，这是一本将要面对全世界的书；同时心情也有一些忐忑，也是因为，这将是一本面向全世界的书，也许会在一定程度上代表中国在这个领域的发展。不过我想，这以后可能会成为一个常态。

今天是一个有趣的日子，4年才只有一次。就到此为止吧，未全、未尽的表达，留待下一本书，或者再下一版书。到那时，岁月又会给我们留下更多的印记，我们也许会拥有更加丰富、更加深刻的思想。

夜深了，期待明天太阳的升起，体会时光的流淌，欣赏生命的怒放。

刘　峰

2016 年 2 月 29 日

感谢本书中所有模特、助手的无私配合和奉献！

图书在版编目（CIP）数据

口腔数码摄影：从口腔临床摄影到数字化微笑设计 / 刘峰主编 . —3 版 . —北京：人民卫生出版社，2017
ISBN 978-7-117-23262-3

Ⅰ. ①口… Ⅱ. ①刘… Ⅲ. ①数字照相机 - 摄影技术 - 应用 - 口腔科学 - 诊断 Ⅳ. ①R78

中国版本图书馆 CIP 数据核字（2016）第 215732 号

人卫智网　www.ipmph.com　医学教育、学术、考试、健康，购书智慧智能综合服务平台

人卫官网　www.pmph.com　人卫官方资讯发布平台

口腔数码摄影（第 3 版）
　　　——从口腔临床摄影到数字化微笑设计

主　　编　刘　峰
出版发行　人民卫生出版社（中继线 010-59780011）
地　　址　北京市朝阳区潘家园南里 19 号
邮　　编　100021
E － mail　pmph @ pmph.com
购书热线　010-59787592　010-59787584　010-65264830

印　　刷　北京盛通印刷股份有限公司
经　　销　新华书店
开　　本　889 × 1194　1/16　　印张：33
字　　数　753 千字
版　　次　2006 年 5 月第 1 版　　2017 年 1 月第 3 版
　　　　　2019 年 7 月第 3 版第 2 次印刷（总第 5 次印刷）
标准书号　ISBN 978-7-117-23262-3/R·23263
定　　价　298.00 元

打击盗版举报电话：010-59787491　　E-mail：WQ @ pmph.com
（凡属印装质量问题请与本社市场营销中心联系退换）